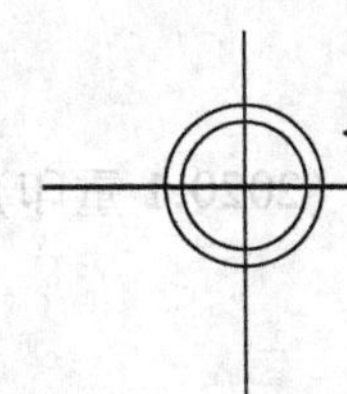

全国中医药行业高等教育“十二五”创新教材

中药方剂学

（供中医药类专业用）

主　编　彭　欣　王均宁
副主编　王　欣　王加锋　王诗源
主　审　张少华

中国中医药出版社
·北　京·

图书在版编目(CIP)数据

中药方剂学/彭欣，王均宁主编. —北京：中国中医药出版社，2015.2（2020.1 重印）
全国中医药行业高等教育“十二五”创新教材
ISBN 978－7－5132－2310－2

Ⅰ.①中… Ⅱ.①彭… ②王… Ⅲ.①方剂学－中医药院校－教材 Ⅳ.①R289

中国版本图书馆 CIP 数据核字（2015）第 012149 号

中国中医药出版社出版
北京经济技术开发区科创十三街 31 号院二区 8 号楼
邮政编码 100176
传真 010 64405750
河北纪元数字印刷有限公司印刷
各地新华书店经销
*
开本 787×1092 1/16 印张 18 字数 438 千字
2015 年 2 月第 1 版 2020 年 1 月第 3 次印刷
书 号 ISBN 978－7－5132－2310－2
*
定价 55.00 元
网址 www.cptcm.com

如有印装质量问题请与本社出版部调换（010－64405510）

社长热线 010 64405720
购书热线 010 64065415 010 64065413
微信服务号 zgzyycbs
书店网址 csln.net/qksd/
官方微博 http://e.weibo.com/cptcm
淘宝天猫网址 http://zgzyycbs.tmall.com

全国中医药行业高等教育“十二五”创新教材

《中药方剂学》编委会

主　　编　彭　欣　王均宁

副 主 编　王　欣　王加锋　王诗源

编　　委　（以姓氏笔画为序）

于　鹰　于华芸　王　欣

王加锋　王均宁　王诗源

平　静　朱　姝　刘西建

孙敬昌　李明蕾　张　艳

梁晓东　彭　欣　窦迎春

主　　审　张少华

主编单位　山东中医药大学

前　言

教材建设是高等中医药院校培养高级专业人才的关键环节之一。本书作为“全国中医药行业高等教育‘十二五’创新教材”，之所以定名为《中药方剂学》，是以其采用方药同条、比类相附的新的编写形式，将中药学与方剂学的内容精选融合而成。在具体编写中，我们借鉴古代本草学著作的特点，将中药与方剂紧密结合，突出“以药类方”的特点；并吸取了全国高等中医药院校规划教材《中药学》《方剂学》，以及历年出版的相关教材的编写经验，力求既能体现中药方剂学的传统理论与特色，又能体现时代气息，着意于说理清楚、重点突出、通俗易懂、简明实用。本教材可供高等中医药院校本、专科学生使用，尤其是针对中医药院校多学科发展的需求，适宜用作中药学、制药工程学、中西医结合、中医护理、中医心理学、市场营销、养生康复、食品卫生与营养等专业的本、专科授课教材。本教材还可供自学中医和从事中医药研究者参考。

全书总体采取以用类药、以药类方的编写体例，共分27章，其中中药计358味，方剂计202首。全书分总论、各论两部分。总论部分系统论述中药学与方剂学的基础理论。各论中的各章节之首均附有综合性论述内容，主要包括本类方药的定义、功效、主治病证、配伍应用、使用注意等方面的共同点和特点。其后分别按“中药”和“类方”，对各味药物以及相应方剂进行重点论述。“中药”下述其来源、药性、功效、应用、用法用量、使用注意等；部分药物后设“按语”，简明扼要地对特色药物予以综合性深入论述或对比分析。类方主方列组成、用法、功用、主治、方义。

书中的每味药物和每首方剂均列有出处，药物的名称、基原、用量与使用方法等均以《中华人民共和国药典》为准。为便于检索查阅，书后附中药拼音索引和方剂分类笔画索引。

本教材由山东中医药大学为主组织编写。其中，第一章至第六章由彭欣、王诗源编写，第七章由王均宁编写，第八章由孙敬昌、于鹰编写，第九章、第十二章由张艳编写，第十章、第十三章由刘西建编写，第十一章、第十九章由王加锋编写，第十四章、第十八章由王欣编写，第十五章、第十六章由朱姝编写，第十七章、第二十四章由于华芸编写，第二十章、第二十一章、第二十二章由梁晓东编写，第二十三章由窦迎春、平静编写，第二十五章、第二十六章、第二十七章由李明蕾编写。张少华教授担任本书主审。统稿由主审、主编与副主编共同完成，孙敬昌、于华芸同志也承担了部分文字整理工作。

由于编者水平有限，难免存在不足之处，欢迎大家批评指正，以便再版时完善。

编　者

2014 年10 月

目 录

上篇

总论

第一章　中药方剂理论的形成与发展

第一节　中药与中药学

中药是指以中医理论为指导，以主产于中国的天然动物、植物和矿物为主要基原，以临床治疗、预防、保健为应用目的的药物。中药品种繁多，仅古籍中记载的就有3000种以上，发展至今已达12807种。中药是我国人民防病治病和强身健体的主要工具之一，对维护我国人民的健康、促进中华民族的繁衍昌盛做出了重要贡献。

中药起源于原始时代我们祖先的觅食活动。远古时期，我们的祖先食用一些动植物后，对人体产生了各种效应，如发热或退热、便秘或腹泻、致痛或止痛、提神或催眠等。其中有中毒反应，也有药效反应。在长期的生活实践中，人们逐步懂得了哪些动植物能充饥果腹、哪些能祛病强身、哪些会毒害人体，积累了如何利用它们解除某些病痛的知识，进而逐渐形成了早期的中医药知识。正如《史记》所言“神农氏以赭鞭鞭草木，始尝百草，始有医药”，并传说“神农尝百草之滋味，察水泉之甘苦，令民知所避就，当此之时，一日而遇七十毒”。因此，可以说中医药知识的萌芽过程是人们在生活实践中反复观察、探索、试验的过程，是“先毒后药”“药食同源”的过程。

中药在我国古代又被称为“本草”，这是因为天然药材中，以植物药材最多、应用最广泛，故有“诸药以草为本”之说。因此，记载与研究中药的典籍被称作“本草经”。清代以后，随着西方医药地传入，为了与其有所区别，遂有“中药”这一名称。由此而言，中药的应用虽然已有几千年的历史，但“中药”之名却是近百年才出现的。与此相对应，“本草经”至近代始称“中药学”。

中药学是专门研究中药基本理论和各种药物的品种来源、采制、性能、功效、临床应用与制剂方法等知识的一门学科，是中医药学的重要组成部分，也是中医药从业人员必备的专业知识。

中药学理论是古人在长期地医疗实践中逐步积累完善而形成的。原始的中医药学知识，在春秋战国与汉代之际发生了关键性的变化，此时出现了我国现存最早的系统医学典籍《黄帝内经》、临床医学专著《伤寒杂病论》，以及药学的奠基专著《神农本草经》，从而完成了古代中医药学从经验积累到形成系统理论的升华。据统计，我国现存的古代本草书籍有四五百种。丰富的本草典籍与文献资料，记录了我国人民发明和发展中医药学的宝贵经验和卓越贡献，代表了中药学的发展过程，是我们学习和研究中药学的理论基础。尤其是各个历史时期的代表性本草著作，反映了中药学发展的主流。

1.《神农本草经》 简称《本经》，约成书于西汉年间，为汉代本草学的代表作。本书假借“神农氏”之名成书，但其并非出自一人之手。《本经》原书早佚，现存各种版本均系明清以来的学者考订、整理、辑复而成。书中序例部分简要地总结了药物的四气五味、有毒无毒、配伍法度、服用方法、剂型选择等基本原则；各论部分载药365种，并创“三品分类法”，将药物分为上、中、下三品。该书较系统地总结了汉代以前我国中药学发展的成就，创立了早期的本草学理论体系，为中药学的发展奠定了基础，是现存最早的中药学专著。

2.《本草经集注》 该书成书于南北朝梁代（公元500年左右），作者陶弘景。本书序例部分总结了本草学的发展概况，对《本经》条文进行逐一注释、发挥，并补充了大量的有关中药采收、鉴别、炮制、制剂、合药取量、诸病通用药及服药食忌等内容，大大丰富了药学总论的内容。本书突出的特点是：首创按药物自然属性分类的方法，将所载730种药物分为玉石、草木、虫兽、果、菜、米食及有名未用七类，各类中又结合三品分类法编排药物顺序。该书第一次整理、补充了《本经》，是综合性本草著作编写模式初步确立的标志。

3.《雷公炮炙论》 该书成书于南朝刘宋时期（公元420~479年），作者雷敩。收录了300种中药的炮制方法，系统地论述了如何通过适宜的炮制，来提高药效、减轻毒性，以及便于药物贮存、调剂、制剂等内容。本书是我国第一部炮制专著，标志着本草学新分支学科的产生。

4.《新修本草》 又称《唐本草》。成书于唐显庆四年（公元659年），由唐政府组织编写，长孙无忌、李勣领衔，苏敬等21人集体编撰而成。书中载药844种，新增药物114种，并收载了安息香、诃黎勒、血竭、胡椒等诸多外来药。该书是我国历史上第一部官修本草，也是世界上最早的药典，书中首次采用药物图谱，开创了世界药学著作图文对照的先例。

5.《经史证类备急本草》 简称《证类本草》。成书于宋代（公元1082年），作者唐慎微。书中载药1746种（各种刊本的数字略有出入），药后附方3000余首。该书整理了宋代以前大量经史文献中的药学资料以及民间单方验方，具有很高的学术价值、实用价值和文献价值，是明代《本草纲目》问世之前500多年间研究本草的重要文献。李时珍谓“使诸家本草及各药单方垂之千古，不致沦没者，皆其功也”。

6.《本草纲目》 该书成书于明代（公元1578年），作者李时珍。伟大的明代医药学家李时珍集毕生精力对本草学进行了全面地整理总结，他采用多学科综合研究的方法，参考了800多部有关书籍，历经27年不懈努力，三易其稿，编撰成中医药学巨著《本草纲目》。全书52卷，约200万字，载药1892种，附方11000余首，将药物按自然属性分列为16部共62类。该书总结了我国16世纪以前的药学成就，成为我国大型骨干本草的范本，对我国乃至世界医药学和自然科学做出了巨大贡献。

7.《本草纲目拾遗》　该书为清代本草学的代表著作，作者赵学敏，初稿成于乾隆三十年（公元1765年），定稿于嘉庆八年（公元1803年）。本书对《本草纲目》进行补充正误，对我国16~18世纪的本草学新成就进行了总结。全书共10卷，载药921味，其中补录《本草纲目》未载药物716味，创古本草著作增收新药之冠。书中还记载了关于生物遗传变异学说，以及通过人工干预植物环境以改变植物特性的方法，是中药学研究中一项可贵的发展成就。

8.《中华本草》　该书为当代本草著作的代表，由国家中医药管理局主持，南京中医药大学等10多家单位的500余名专家，历时10年共同编纂完成，1999年出版发行。全书共34卷，载药8990味。该书总结了我国两千多年以来的中药学成就，填补了《本草纲目》问世400年来中药文献系统整理研究的历史空白，在内容的深度和广度方面，超过了以往的本草著作，是集中反映20世纪中药学学科发展水平的综合性本草巨著。

第二节　方剂与方剂学

方剂是由药物组成的。它是以辨证论治为前提，按照组方原则，选择适宜的药物，酌定用量与用法，妥善配伍而成的中药应用的组合形式。方，即是医方、药方、处方；剂，古与“齐”通，即整齐之意，作“调剂”解。由此而言，方剂是指按照组方原则将中药有序配伍组合而成的处方。

方剂学是研究组方原理、配伍规律及其临床应用的一门学科，是中医学理、法、方、药的重要组成部分，是中医基础课程之一。

方剂的形成经历了悠久的历史发展过程。古人最初用单味药治病，经过长期的经验积累，认识到几味药配合应用疗效更好，最终逐渐形成了方剂。因此，方剂是运用药物治病的进一步发展与提高。在现存的古代医籍中，最早记载方剂的医书是《五十二病方》，它是1973年在长沙市马王堆三号汉墓中发现的，但其内容粗糙，有方无名。

成书于春秋战国时期的《黄帝内经》，作为中医理论的经典著作，较为系统地记载了有关辨证论治、组方原则、组方体例等理论，并出现了汤、丸、散、膏、丹、酒等部分药物剂型。书中虽仅载方13首，但却为方剂学的形成与发展奠定了理论基础。

东汉张仲景所著的《伤寒杂病论》，创造性地将理、法、方、药融为一体，开辟了方剂的配伍研究领域，使方剂的运用由经验上升为理论，促进了方剂学学科的诞生。全书收方314首，其中绝大多数方剂组织严谨，用药精当，疗效卓著，后世习称为“经方”。《伤寒杂病论》对方剂学的发展具有深远影响，被誉为“方书之祖”。

晋唐时期，医学有了更大发展，出现了诸多方书。如东晋葛洪的《肘后备急方》，收集简、便、效、廉的民间单方、验方，以供急用；唐代孙思邈集唐以前医药学文献，结合个人经验，编撰《备急千金要方》与《千金翼方》，前者载方5300余首，后者载方2000余首，为“辨论精博，囊括众家，高出于前辈”之作；其后，王焘所编著的《外台秘要》，载方6000余首，保存了《深师》《集验》《小品方》等众多亡佚方书的内容，是研究唐以前方剂的重要文献。

宋代由翰林医官院组织编著的《太平圣惠方》，是我国历史上第一部由国家组织编写的方书，全书共100卷，载方16834首，书中首详诊脉辨阴阳虚实法，次叙处方用药的法则，继而按类分叙各科病证，随列诸方，主治详明，是一部临床实用的方书。其后，由赵佶等编撰的《圣济总录》，系征集民间及医家所献验方和“内府”所藏秘方汇编而成，全书200卷，载方近20000首，涉及内、外、妇、儿、五官、针灸、正骨各科，内容极其丰富，堪称宋代的医学全书。《太平惠民和剂局方》是宋代官府药局的成药配方范本，初刊载方297首，后经多次重修，增补至788首。书中所载之方都是“天下高手医，各以得效秘方进，下太医局试验”，而后颁行全国。该书是我国历史上第一部由政府编制的成药药典，其中许多方剂至今仍被广泛应用于临床。同时代医家钱乙《小儿药证直诀》、陈言《三因极一病证方论》、陈自明《妇人大全良方》，以及严用和《济生方》等，都对后世方剂学的发展产生了一定的影响。

金元时期，医学学术争鸣，促进了方剂学的发展。寒凉派刘完素之《宣明论方》，攻下派张从正之《儒门事亲》，补土派李杲之《脾胃论》，滋阴派朱丹溪之《丹溪心法》等，在辨证用药、组方配伍方面，都具有各自的创新与发挥，被后世誉为“金元四大家”。

明代朱橚编纂的《普济方》，几乎收集了15世纪前所有的方书，共载方61739首，是明以前方书的总集，也是我国现存的古代方书中最宏大的著作。至清代，余霖的《疫疹一得》，吴瑭的《温病条辨》，杨璿的《伤寒温疫条辨》，王孟英的《温热经纬》等，创立了许多治疗温病的有效方剂，进一步丰富了方剂学内容。

自金元以来，方论研究进入了一个新的阶段。金成无已的《伤寒明理药方论》，是首次依据君、臣、佐、使剖析组方原理的专著，书中虽然只分析了《伤寒论》中的20首方剂，但却开创了后世方论之先河，将方剂学理论提高到了一个新的水平。明代施沛撰《祖剂》，以《灵枢》《素问》等方为宗，《伤寒论》《金匮要略》之方为祖，将后世各家之方同类相附，开创了类方研究的先例。另有元代赵以德之《金匮方论衍义》，明代吴昆之《医方考》，清代罗美之《古今名医方论》、汪昂之《医方集解》、王子接之《绛雪园古方选注》等，都从不同角度对方剂的证治机理与组方原理进行了阐述，使方剂学成为一门具有完整理论体系的学科。

中华人民共和国的成立，带来了中医药事业的振兴。众多医家研制了许多新的有效方剂，并对民间单方、验方进行了发掘、整理，编写了系统的方剂学教材和专著。1993年由南京中医学院（今南京中医药大学）主编的《中医方剂大辞典》，共11个分册，载方10万余首，为当代规模最大的方书。随着中医药高等教育事业的发展，系统的方剂学教材和专著相继出版，丰富与完善了方剂学理论体系。同时，现代科学技术与方法被广泛应用于方剂的临床与实验研究，开创了方剂学发展的新局面。

第二章　中药的生产采集与加工

中药绝大部分来自于天然的动物、植物、矿物，其产地、采收、贮藏与加工的正确与否，直接影响药物的品质与疗效。对此，古人早已有丰富的论述，如《神农本草经》言："阴干曝干，采造时月，生熟，土地所出，真伪陈新，并各有法。"金代李杲的《用药法象》谓："凡诸草木昆虫，产之有地；根叶花实，采之有时。失其地则性味少异，失其时则性味不全。"唐代著名医家孙思邈《千金翼方》专论"采药时节""药出州土"，列举了233种中药的采收时节及519种中药的产地分布。历代医家在长期实践中所积累的丰富经验和知识，具有重要的实用价值。中药的现代研究发现，中药的产地、采收与贮存是否适宜，直接影响药物有效成分的含量。因此，掌握中药产地、采收、贮存与加工的方法，对于保护和扩大药源、保证药材质量、提高临床疗效等，都具有重要的现实意义。

第一节　中药产地与道地药材

中药大多来自于天然的动植物和矿物，其分布与生产离不开一定的自然条件，不同的气候、地质等客观因素，对药材的品种、产量和质量都有重大的影响。自古以来，中医就十分重视中药的产地，强调自然之气候、水土与药材的生产、气味、疗效有密切关系，以致出现了优质纯真药材的专用名词——道地药材。

"道地药材"又称地道药材，是指历史悠久、产地适宜、品种优良、产量宏丰、炮制考究、疗效突出，带有地域特点的优质纯真药材。早在汉以前的《神农本草经》《名医别录》等众多的本草文献中，就出现了名贵药材的品种产地资料。如甘肃的当归，宁夏的枸杞子，青海的大黄，内蒙古的黄芪，东北的人参、细辛、五味子，山西的党参，河南的地黄、牛膝、山药、菊花，云南的三七、茯苓，四川的黄连、川芎、乌头，山东的阿胶，浙江的贝母，江苏的薄荷，广东的陈皮、砂仁等。关于道地药材的认知是在长期的中药生产与用药实践中形成的，但也不是一成不变的。自然条件的改变、药材资源的欠丰、栽培技术的影响等，均可导致药材道地性的变迁。因此，确定道地药材的标准主要应依据药材的品质和临床疗效。

由于道地药材常常依赖于特定的自然条件而有限生产，难以满足用药需求。因而在中药的生产与应用中，往往以不影响疗效为前提，不过于拘泥道地药材的地域限制。特别是随着当代健康事业的发展，中药材的需求量日益增加，原产区的道地药材已无法满足临床需求。为此，人们进行了大量的引种栽培和动物驯养研究，取得了良好的效果。如成功引种西洋参、天麻，人工培育牛黄、冬虫夏草，养鹿取茸与活麝取香等，都成为中药材的重要来源。

特别是近年来，我国按照国际科学规范管理惯例，制定了《中药材生产质量管理规范（GAP）指导原则》，实行了中药标准化种植，强化了中药种植示范基地建设，加大了对道地药材生态环境、栽培技术等方面的研究，发展和开拓了优质药材生产的新药源，促进了优质药材的发展，成为中药现代化的重要组成部分。

第二节　中药的采集与贮藏

中药的有效成分及有毒成分，往往与动植物生长发育的不同时期有密切关系。不同的采收季节、时间与方法，对药材的质量，甚至药物资源都会产生影响。孙思邈在《千金翼方》中明确指出："夫药采取，不知时节，不依阴干曝干，虽有药名，终无药实。故不依时采取，与朽木不殊，虚费人工，卒无裨益。"按照我国的 GAP 要求，药材的采集应在满足产量、质量等需求的前提下，达到最大的经济效益；野生药材的采集应坚持"最大持续产量"原则进行轮采，以利于野生药材的更新与繁衍；濒危动植物的采集应遵守国家及国际的有关法规。

一、植物类药物的采收

植物类药材的采收，一般以其入药部分的成熟程度为依据，此时药材中所含的有效成分最高。前人的长期实践经验发现，不同的药用植物以及不同的入药部位，各有其特定的采收时机。

大多数全草类药材应在植物枝叶茂盛、花朵初开时采集，从根以上割取地上部分，如益母草、薄荷等；如需连根入药的则可拔起全株，如柴胡、蒲公英等。

叶类药材通常在花蕾将放或盛开时采收，此时叶片茂盛、药力雄厚，如荷叶、大青叶等；有些特定的药物如桑叶，则在深秋经霜后采集。

花类药材一般采收未开放的花蕾或刚开放的花朵，如野菊花、月季花等，而金银花在上午 9 时前采摘最好，否则花蕾开放后可使质量降低；以花粉入药者，应在花序盛开时采收。

果实类药材一般在成熟时采收，如瓜蒌、槟榔等；但也有少数有特殊用药要求的药物须在未成熟时采收，如青皮、枳实等；容易变质的浆果最好在略成熟时于清晨或傍晚采收。种子类药材，通常在完全成熟后采集，如莲子、银杏等；有些既用全草又用种子的药材，可在种子成熟后割取全草，将种子打下后分别晒干贮存，如车前子、苏子等。

根及根茎类药材一般以秋末或春初时采收为宜，如天麻、葛根等。早春及深秋时，药材的根茎中有效成分含量较高，此时采收的药材产量和质量均佳。也有少数特殊药材须在夏天采收，如半夏、太子参、延胡索等。

树皮类药材一般在清明到夏至间采收，此时植物浆液充沛、药性较强，且容易剥离，如黄柏、杜仲、厚朴等；但肉桂宜在十月油质较多时采收。根皮类药材的采收与根、根茎类药材相似，宜于秋后苗枯或早春萌发前采收，如牡丹皮、地骨皮、苦楝皮等。

二、动物类药物的采收

动物类药材因品种不同，采收各异，总以容易获得及保证质量为原则。如土鳖虫、地龙、蟋蟀、全蝎等地下潜藏的昆虫类药材，多在夏末、秋初数量较多的活动期捕捉；桑螵蛸、露蜂房多在秋季卵鞘或蜂巢形成后采收，并用开水煮死虫卵，以免春天孵化；海生贝类宜在夏秋季发育旺盛、钙质充足时采集；大型动物类药材宜在秋季猎取，但鹿茸须在清明节前后雄鹿幼角尚未骨化时采收，驴皮则应在冬至后皮厚质佳时采集。

矿物类药材，全年皆可采集。

三、中药的贮藏与养护

中药的贮藏是保证药材质量的重要环节。药材采收后，一般应进行产地加工，经过拣选、清洗（不宜水洗者应说明）及加工，迅速干燥，鲜用药材可采用保鲜方法，然后贮藏。

目前中药材的贮藏方法主要有：①干燥吸潮贮藏，包括晾晒、烘干、微波干燥、远红外线干燥，以及吸潮剂与机械吸潮等；②密封贮藏，包括容器密封、罩帐密封、库房密封等；③低温贮藏，通常采用0℃～10℃的低温进行贮存与养护；④化学药剂养护，包括硫黄熏蒸、低氧低药量养护等，使用有毒药剂熏蒸应经药品监管部门审核批准；⑤气调养护，即空气组成的调整，包括自然降氧、机械降氧和充二氧化碳等；⑥对抗同贮养护，是利用不同性能的中药和特殊物质同贮，形成相互制约，抑制虫蛀、霉变、泛油等现象的传统养护方法，如泽泻、山药等与丹皮同贮防虫保色等。此外，对于易破碎的药材应装在坚固的箱盒内；剧毒、麻醉、珍贵的药材应特殊包装、标记加封，并指定专人管理。

第三节　中药的炮制

中药大多需要经过加工炮制后才能应用。炮制是指中药材在应用或制成各种剂型前，根据医疗、调剂、制剂的需要而进行的必要的加工处理过程。古代又称为“炮炙”“修事”“修治”。炮制是我国的一项传统制药技术，也是中药学的一大特色。

一、炮制的目的

中药作为天然药物，或质地坚硬、粗大，或含有杂质甚至有毒成分等，必须经过加工炮制后才能应用。炮制后的中药材方可作为直接用于中医临床或制剂生产使用的处方药品，中医习称之为“饮片”。炮制目的大致可归纳为以下五个方面。

（一）纯净药材，保证用药质量

通过净选、清洗等加工处理，去除药材中的泥沙、杂质、霉烂品及非药用部位，使其达到一定的净度，对于保证药物品质和临床用药剂量有重要意义。如种子类药物要去沙土、杂质，根类药物要去芦头，皮类药物要去粗皮，动物类药物要去头、足、翅等。同一药物由于药用部位不同，其作用也不同，须分捡入药，如麻黄茎与根，紫苏叶与梗等；贵重药材还须区分优劣等级。

（二）改变性状，便于贮存与制剂

中药材大多须经过干燥处理，以便于贮存、防止霉变，如昆虫类药材经加热处理可杀死虫卵；种子类药材经加热处理可防止发芽；含苷类药材加热处理可破坏酶的活性，以避免有效成分被分解。同时，为了临床应用与制剂的需要，常将植物药材经软化、切削、干燥等加工成一定规格的药材；矿物介壳类药物也常需进行煅烧、醋淬等，从而达到便于调剂、利于

煎煮、便于制剂等目的。另外，对于一些有异味的药物，可经过炮制矫味以便于服用，如酒制乌梢蛇、醋炒五灵脂等。

（三）提高药效，增强治疗作用

通过适宜的炮制，可提高药材中活性物质的溶出率，促进吸收，增强疗效。明代《医宗粹言》中即明确提出："凡药用子者俱要炒过，入煎方得味出。"另外，炮制过程中添加的辅料也有增强药效的作用，如蜜炙紫菀、款冬花可润肺化痰止咳，麸炒白术能增强健脾功效。

（四）降低毒性，保证用药安全

一些性烈力猛的毒烈药物，虽有较好的治疗作用，但其显著的毒性和不良反应，也往往成为影响其临床应用的主要因素。炮制可明显地降低或消除药物的毒副作用，对此古人已积累了丰富的经验，如使用浸、漂、蒸、煮，以及加辅料炮制等方法以减轻草乌的毒性，加热炮制以降低相思子、蓖麻子、商陆、萱草根的毒副作用等。

（五）改变药性，扩大适用范围

通过炮制可改变中药的某些性味功效，使之更加适合于临床治疗要求。如生地黄清热凉血、滋阴生津，酒制成熟地黄后则能滋阴补血、生精填髓。天南星晒干生用或以白矾、生姜水制后为制南星，其性温，长于燥湿化痰、祛风解痉，用治湿痰、寒痰、风痰有寒者；用牛胆汁拌制后为胆南星，其性凉，长于清热化痰、息风止痉，用治热痰、痰火、风痰有热者。更有许多中药的药性，生熟有别，如蒲黄生用活血、炒用止血，甘草生用清热、炙用补中。故有"补汤宜用熟，泻药不嫌生"之说。

（六）引药入经，便于定向用药

根据"辛入肺，酸入肝，苦入心，甘入脾，咸入肾"等五味入五脏理论，进行中药炮制，以使其在特定脏腑经络发挥治疗作用。如：知母、黄柏、杜仲经盐炒后可增强入肾经的作用，柴胡、香附、青皮经醋炒后可增强入肝经的作用。这种炮制方法，便于临床的选择性与定向性用药，中医称之为"引经"。对此，尤在泾的《医学读书记》中形象地比喻为："兵无向导，则不达贼境；药无引使，则不达病所。"

二、炮制方法

炮制方法是历代逐渐发展和充实起来的，古今沿用的炮制方法很多，根据现代实际应用的情况，可将常用的炮制方法大致分为五类。

（一）修治

1. 纯净处理 采用挑、簸、筛、刮、刷等方法，去掉药材中的灰屑、杂质及非用药部分。如拣去合欢花中的枝、叶，刷除枇杷叶、石苇叶背面的绒毛，刮去厚朴、肉桂的粗皮等。

2. 粉碎处理 采用捣、碾、镑、锉等方法，将药物粉碎，以符合制剂要求和其他炮制法的要求。如矿物、介壳类药材捣碎便于煎煮，羚羊角、水牛角锉成粉末等。

3. 切制处理 采用切、铡等方法，将药物切制成一定规格的饮片，以便于进行其他炮制，或干燥、贮藏和调剂。如黄芪、甘草切片，桑白皮、枇杷叶切丝，麻黄、白茅根铡成段，茯苓、葛根切成块等。

（二）水制

水制是用水或其他液体辅料处理药材的方法，其目的主要是清洁药物、软化药物和调整药性。常用的有淋、洗、泡、漂、浸、润、水飞等。在此重点介绍常用的四种方法。

1. 洗 用清洁水洗去药材表面的泥土、杂质。植物药材水洗时间不宜过长，以免失去药效。

2. 润 使清水或其他液体辅料徐徐进入药材，使其软化，以便于切制饮片。又称闷或伏。

3. 漂 将药材置于流水或宽水浸渍，并反复换水，以去掉腥味、盐分或毒性成分。

4. 水飞 是借助药物在水中的沉降性质，分取药材极细粉末的方法。将不溶于水的药材加水共研，再加入大量水搅拌，把混有细粉的水倾出，粗粒再研。然后将倾出的混悬液沉淀后分出，干燥即成极细粉末。以此法可制得极细的药材粉末，并减少研制时粉末飞扬造成的损失。常用于矿物类、贝甲类药物的制粉，如飞朱砂、飞雄黄等。

（三）火制

火制是直接或间接加热处理药材的一种方法。

1. 炒 将药材放在锅内加热翻炒的方法。可分为清炒与共炒两类。

（1）清炒：指不用添加辅料的炒法。用文火炒至药物表面微黄，称炒黄；用武火炒至药材表面焦黄或焦褐色，内部颜色加深，并有悠香气者称炒焦；用武火炒至药材表面焦黑，部分炭化，内部焦黄，但仍保留有药材固有气味（即存性）者称炒炭。药材炒黄，可便于粉碎加工与煎煮，并能缓和药性；药材炒炭，可缓和药物的烈性与不良反应，并能增强收敛止血等功效。

（2）共炒：是加入某些固体辅料与药物同炒的方法。常用土、麸、米等与药物共炒，具有减轻药物的刺激性、增强疗效等作用。用砂、滑石或蛤粉与药物同炒的方法，称为“烫”，可使药物受热均匀而酥脆，易于煎出有效成分或便于服用，如烫山甲、烫阿胶等。

2. 炙 是将药材加入定量的液体辅料拌炒，使辅料逐渐渗入药物内部的炮制方法。常用的液体辅料有蜂蜜、酒、醋、盐水、姜汁等。可达到增强疗效、改变药性及减轻副作用的目的。

3. 煅 即把药材直接或间接用旺火煅烧的炮制方法。具有使药物松脆、易于粉碎和煎煮，以及增强疗效的作用。其中直接煅（又称明煅），主要用于质地坚硬的矿物或贝壳类药材；间接煅（又称焖煅或密闭煅），是将药材置于耐火容器中密封煅烧，至容器底部红透为宜，多用于质地疏松可以炭化的药材，如煅血余炭、棕榈炭。

4. 煨 是用湿面团或纸浆包裹药材，置火灰中加热至面或纸焦黑为度。其目的是除去药物的挥发油及刺激性成分，以缓和药性，降低毒副作用。

5. 烘焙 是将药材用微火加热，使之干燥的方法。其目的是使药材易于贮存和制剂。

（四）水火共制

1. 煮 是用清水或液体辅料与药物共同加热的方法。如醋煮芫花可降低毒性，酒煮黄芩可增强清肺作用等。

2. 蒸 即利用水蒸气或隔水加热药物的方法。其中，不加辅料者为清蒸，加辅料者为辅料蒸。可以起到改变药性、软化药材和杀死虫卵等作用。

3. 滰 是将药物快速放入水中短暂潦过，立即取出的方法。可以起到除去非药用部分或便于药材干燥贮存等作用。

4. 淬 是将药物煅红后，迅速投入冷水或液体辅料中，使其酥脆的方法。药材淬后不仅容易粉碎，而且辅料被其吸收，可以发挥预期的疗效。

（五）其他制法

1. 制霜 将含有油脂的药材去油研末，或用某些新鲜瓜果配入药料经风化析出细小结晶的方法。如制巴豆霜、瓜蒌仁霜，以及制西瓜霜、柿霜等。

2. 发酵 将药材与辅料拌和，在一定的温度和湿度下，利用真菌使其发泡、生霉，并改变原药的药性，以生产新药的方法。如神曲、淡豆豉等。

3. 发芽 是将具有发芽能力的种子药材用水浸泡后，持续保持一定湿度和温度，使其萌发幼芽的方法。如谷芽、麦芽等。

第三章　中药的性能

中药的性能是指中药的特性和作用，又称药性。内容包括四气、五味、升降浮沉、归经、有毒无毒等，是中药理论的核心。

古人将中药的特性称为“偏性”，认为药物皆有偏寒偏热、偏润偏燥、或升或降、或补或泻之偏性。这些偏性可用以纠正机体阴阳的偏盛偏衰、脏腑功能的失调，以发挥治疗疾病的作用。因此，古人有“以偏治偏”之说。

中药作用包括治疗作用和不良反应。治疗作用又称为中药的功效、药效等；不良反应包括副作用、毒性反应。

副作用是指在常用剂量时出现的与治疗需要无关的不适反应。一般比较轻微，对机体危害不大，停药即可消失。毒性反应是指用药后引起机体损害性的反应，往往因用药剂量过大或用药时间过长而引起。另外，与人的体质因素也有密切关系。

中药的性能与中药的性状是两个不同的概念。中药性能是对中药作用性质和特征的概括，它是依据用药后机体的反应归纳出来的，是以人体为观察对象；而中药的性状则是指药物的形状、颜色、气味、滋味、质地等，是以药材为观察对象。古人往往将两者相联系，认为药物性能与其性状有关，如质地轻扬的花、叶等药材多具升散之性；质地沉重的根、块、介石等多具潜降之性。然而，二者的含义与认识方法迥异，不可混同视之。

第一节　四　气

四气又称四性，即寒、热、温、凉四种药性。它反映药物影响人体阴阳盛衰和寒热变化的作用特点，是说明药物作用性质的重要概念之一。《神农本草经》序录“药有酸咸甘苦辛五味，又有寒热温凉四气”，是药性四气五味理论的最早概括。

四气之中温热与寒凉属于两类不同的性质，温热属阳，寒凉属阴。而温与热、寒与凉虽性质相同，但却有程度上的差异，温次于热，凉次于寒。还有一些药物往往标以“大热”“大寒”“微温”“微寒”等，则是对药物四气程度不同的进一步区分，也在一定程度上表明药物作用与功效的大小强弱。此外，还有一些平性药，则是对那些寒热偏性不甚明显、相对平和的药物而言。由于平性也未超出四气的范围，故仍以四气或四性相称。

药物的四气是以用药反应为依据，以病证寒热为基准。就是说，四气是根据药物作用于人体所发生的反应概括而来，是与所治疾病的寒热性质相对应的。寒凉药具有清热泻火解毒等作用，主要用于热性病证；温热药具有温里散寒、补火助阳等作用，主要用于寒性病证。

掌握四气的意义，对指导临床用药有十分重要的意义。根据《内经》“寒者热之，热者寒之”的治疗原则，临床用药一般应“疗寒以热药，疗热以寒药”。并且还可利用四气程度的差异，根据病情轻重缓急，周密恰当地选择药物，以提高治疗效果。四气理论还用以指导炮制与配伍，如生地黄性寒，经酒拌蒸晒，则成为温性的熟地黄；麻黄性温，配伍大寒之石膏则可适用于肺热咳喘。

第二节 五 味

五味是指酸、苦、甘、辛、咸五种药味，是药性理论的基本内容之一。它既是药物作用规律的高度概括，又是部分药物真实滋味的具体表示。五味作为药性理论，最早见于《内经》《神农本草经》中。

中药的五味来源于口尝的真实滋味。但药食的滋味不止五种，除酸、苦、甘、辛、咸以外，还有涩味和淡味。由于前人一般都将涩味附于酸，淡味附于甘，所以仍常以五味相称。

药物五味的确定是“主以药效，参以口尝”。而五味的实际意义，一是标示药物的真实滋味，二是提示药物作用的基本范围。

《内经》最早归纳了五味的基本作用：辛散、酸收、甘缓、苦坚、咸软，奠定了中药五味性能的理论基础。

一、辛味

辛味能散、能行，有发散、行气、行血等作用。如治疗表证的麻黄、薄荷，治疗气滞的木香、香附，治疗血瘀的红花、川芎等药物，都具有辛味，因而可以发散外邪或行散气血。另外，辛味药还包括一些具有芳香气味的药物，如藿香、麝香等，此类药物除具有行、散的作用外，还具芳香辟秽、芳香化湿和芳香开窍的作用，用治湿浊、痰浊内阻或神昏窍闭等证。辛味药行散力较强，大多能耗气伤阴，气虚阴亏者慎用。

二、甘味

甘味能补、能缓、能和，有补益、和中、缓急止痛、调和诸药的作用。如人参、熟地黄之甘补，饴糖、甘草之甘缓，甘草之调和等等。有些甘味药还有解药食之毒的作用，如甘草、绿豆等，故有“甘能解毒”之说。甘味药能腻膈碍胃，令人中满，凡湿阻、食积、气滞者慎用。

三、酸味

酸味能收、能涩，即具有收敛固涩的作用。多用于体虚多汗、久泻久痢、肺虚久咳、遗精滑精、尿频遗尿等证。如五倍子涩肠止泻，五味子敛肺止汗，金樱子涩精止遗等。另外，涩味能收敛固涩，多将其附于酸味。酸涩药物能收敛邪气，邪气未尽之证应慎用。

四、苦味

苦味能泄、能燥、能坚。苦泄的含义有三：通泄，如通便泄热的大黄；降泄，如降肺平喘的杏仁和降泄胃气的枇杷叶等；清泄，如清热泻火的栀子、黄芩等。苦燥是指苦味药性燥除湿，如苍术苦温燥湿，黄连苦寒燥湿。苦坚的含义有二：坚阴，如黄柏、知母泻火存阴；

坚厚肠胃，如用少量黄连等可厚肠止泻。苦味药能伤脾胃，津液亏耗及脾胃虚弱者不宜大量应用。

五、咸味

咸味能软、能下，有软坚散结、泻下通便的作用。多用于瘰疬、痰核、痞块及热结便秘等。如海藻、昆布、牡蛎软坚散结，芒硝软坚通便等。多食咸味可使用血脉凝涩，有些咸味药如芒硝等能伤脾胃，故当慎用。

六、淡味

淡味能渗、能利，具有渗湿利水、通利小便的作用。用于治疗水湿停聚引起的水肿、小便不利等证，如茯苓、通草、猪苓等。淡味药渗利太过易伤津液，阴虚津亏者应慎用。

四气五味，分别从不同角度说明药物的功效。二者合参才能较全面地认识药物的作用和性能。一般而言，药物的气味相同，其功效也往往相近；药物的性味不同，其功效也往往不同。另外，还可根据性味来区分药物的阴阳属性，其性寒凉者属阴，性温热者属阳；味酸苦咸涩者属阴，味辛甘淡者属阳。

第三节　升降浮沉

升降浮沉是指药物在人体的作用趋向，是说明药性理论的基本概念之一。“升”为上升提举，“降”为下达降逆，“浮”为向外和发散，“沉”为向内和沉敛。

药物的升降浮沉常常与其药物的质地、性味有关。一般认为，花、叶、皮、枝等质轻者，大多具有升浮之性；而种子、果实、矿物、贝壳等质重者，大多具有沉降之性。这种对药性升降浮沉与药材质地关系的认识，是前人根据用药经验归纳出来的，并非是绝对的，如古人也认识到旋覆花质轻，但药性沉降，能降气止呕；苍耳子为果实，但药性升浮，能解表通窍。因此，不能以质地轻重作为说明药性升降浮沉的根本依据。药物的性味及其气味厚薄与升降浮沉也有密切关系，凡性温热、味辛甘者多主升浮，性寒凉、味酸苦咸者多主沉降；气味淡薄者多主升浮，浓厚者多主沉降。

药物的升降浮沉与药物效用也有密切关系。药物效用是确定升降浮沉的主要依据，升降浮沉又可以为临床准确用药提供帮助。所谓“同病位，逆病势”，即指升浮类药能上行向外，性属阳，具有升阳发表、祛风散寒、涌吐、开窍等作用，宜用于病位在上在表或病势下陷的病证；沉降类药能下行向内，性属阴，具有泻下、泄火、利水渗湿、重镇安神、潜阳息风、消积导滞、降逆止呕、止咳平喘、收敛固涩等作用，宜用于病位在下在里或病势上逆类病证。

药物的升降浮沉可通过炮制和配伍发生改变。如酒炒则升，姜汁炒则散，醋炒则收敛，盐水炒则下行；升浮药配伍较多的沉降药可制约升浮之性，沉降药配伍较多的升浮药能制约沉降之性。所以李时珍说：“升降在物，亦在人也。”就是说决定药物升降浮沉的主要因素是药物的性味与质地，而炮制与配伍则是其影响因素。

第四节 归 经

归经是指中药对机体的选择性与定向性作用，表明药物的作用部位和适用范围。“归”是药物作用的归属，“经”是脏腑经络的概称。

归经是将药物的作用与人体的脏腑经络密切联系起来，以说明药物对机体某部分或部位作用的选择性。它是以脏腑经络理论为基础，以所治病证为依据而确定的。如肝主疏泄、肝经布于两胁，故能治胁肋胀痛的药物即归肝经；心主神志，故能治心悸、失眠的药物则归心经。另外，古人也把药物形、色、气、味等特征，作为归经的依据，其中尤以五味多用。如辛入肺，酸入肝，苦入心，甘入脾，咸入肾等。一般而言，归经较多的药物其治疗范围也较大。

归经理论对于临床治疗用药有重要的指导意义。首先，它可以提高用药的针对性，例如，里热实证有肺热、心火、肝火、胃热等不同，根据归经理论便可以分别选择，清肺热用黄芩、清心热用黄连、清肝火用龙胆草、清胃热用石膏等等。以归经理论指导临床用药还可以起到执简驭繁的作用，如对黄疸、阴痒、胁痛、目赤等一组症状，若从归经的观点来看，其证属肝胆湿热或肝胆实火，因而可有针对性地选择清利肝胆的药物。同时，以归经理论指导用药，还可以兼顾脏腑的关联性。脏腑在生理上相互联系，因此，在临床用药时往往不能只使用某一经的药物，而需要兼顾病理过程中相关的不同脏腑。如治脾虚久泻、肠鸣腹痛之证，除选择脾经药物外，还要考虑到脾与肝、肾的关系，在辨证审因的基础上治以缓肝健脾或补火生土，分别选择入肝经或入肾经的药物。另外，以归经理论为指导，还可以拓展药物的适应性，如现代研究认为衰老与人体内的激素水平有密切关系，中医将此类功能归之于肝肾。因而，从补肝肾中药入手，可研究发掘抗衰老药物。

第五节 毒 性

古代本草著作常常用“毒性”来概括药物的偏性、功效的峻烈和毒副作用的程度。本草古籍大多在每味药物的性味之下，标明其“有毒”或“无毒”，以提示药物作用于人体后能否造成不良反应。“毒”的本意就是毒害的意思。但是，由于中药毒性与其治疗作用相关，因此，其仍属于中药药性理论的重要内容。

毒性的含义有广义与狭义之分。广义之“毒”是一切药物的总称，毒性就是药物偏性的概括。正如《周礼·天官冢宰下》言：“医师掌医之政令，聚毒药以供医事。”明代张景岳《类经》又言：“药以治病，因毒为能，所谓毒者，是以气味之有偏也。”这个偏性即“毒性”，它是中药治疗疾病的基础。正所谓“以偏纠偏”即可治病，而“用之不当”则为毒害。狭义之“毒”是专指药效猛烈而毒副作用显著，中毒量与治疗量比较接近或相当，用之不当可能导致中毒的药物。后世本草书籍所言药物的“大毒”“有毒”“小毒”等，大都是狭义之毒，即药物毒副作用的大小。《中华人民共和国药典》（2010 版）将中药的毒副作用分为“大毒”“有毒”“小毒”三级，这也是目前通行的分类方法。

正确认识药物的有毒无毒，在治疗用药中有重要的意义。首先，它可以提醒人们时时注意凡药皆有偏性，必须辨证准确，合理用药，安全用药。即《内经》所言：“大毒治病，十去其六；常毒治病，十去其七；小毒治病，十去其八；无毒治病，十去其九。”同时，对于偏性较强的药物，既要认识其性猛力强的治疗作用，又要了解其显著的毒副作用。这一类药物用于治疗邪实而正不虚的重证、顽证，可以起到“以毒攻毒”的作用，即古人所谓的“有病则病当之”。另外，还要注意应当严格控制用药剂量，避免误服误用，掌握正确的配伍、炮制与制剂方法，减少乃至消除毒副作用，防止中毒，保证安全。

第四章 中药配伍与组方

药物的功用各有所长，其性能也各有所偏。通过适当的配伍与组方，可增强药物疗效，扩大治疗范围，制约毒副作用。即所谓：“药有个性之专长，方有合群之妙用。”

第一节 中药配伍

中药配伍是根据病情、治法和药性特点，按照一定的组合原则，将两种或两种以上的药物相配合的应用形式。配伍是利用药物之间的相互作用，或取其相互协同以提高治疗效果，或取其相互抑制以减轻毒副作用，或取其相互补充以全面兼顾病症。

古人将中药的应用与配伍称之为“七情”。《神农本草经》明确提出：药“有阴阳配合，子母兄弟，根茎花实，草实骨肉。有单行者，有相须者，有相使者，有相畏者，有相恶者，有相反者，有相杀者。凡此七情，合和视之”。后世的中药配伍方法，主要依据《本经》的“七情”理论。其中的“单行”，实际上是单味药治病的方法，此法针对性较强，简便效廉，易于掌握。但往往适用面较为单纯，对于复杂的病症和毒副作用较大的药物，则难以适用。为了达到全面治疗、增强药效、降低毒性等目的，需要选用两种以上的药物配合应用。因此，常用的中药配伍方法有如下六种。

1. 相须 即性能功效相类似的药物配合应用，以增强原有疗效的配伍方法。如石膏配伍知母，能明显增强清热泻火的作用；大黄配伍芒硝，能明显提高攻下泻热的作用。

2. 相使 即性能功效不尽相同而治疗目的一致的药物，分主、辅配合应用，以提高主药疗效的配伍方法。如用雷丸驱杀肠道寄生虫时，常配伍大黄泻下，以促使虫体排出。

相须、相使配伍，均为增强疗效的配伍形式。

3. 相畏 即一种药物的毒性或副作用，能被另一种药物减轻或消除的配伍方法。如生半夏、生天南星的毒性能被生姜减轻或消除，称为生半夏、生天南星畏生姜。

4. 相杀 即一种药物能减轻另一种药物的毒性或副作用的配伍方法。如生姜能使生半夏、生天南星的毒性减弱，称为生姜杀生半夏和生天南星之毒。

相畏与相杀，实际上是同一配伍关系的两种提法，均为减低毒副作用的配伍形式。

5. 相恶 即一种药物能使另一种药物原有的部分疗效降低甚至丧失的配伍方法。如人参与莱菔子同用，其补气作用能被后者削弱，称人参恶莱菔子。相恶配伍，只是两药的部分功效减弱或丧失。如生姜恶黄芩，只是生姜的温肺、温胃作用与黄芩的清肺、清胃作用相互牵制；但生姜降胃止呕与黄芩清泻少阳的功效却在胆胃不和证中得到统一，因而又常常配合应用。所以，临床并不把相恶作为配伍禁忌来对待。

6. 相反　即两药合用后，能产生或增强毒性或副作用的配伍形式。对此，中医专门制定了“十八反”“十九畏”予以警示。相反，原则上属于配伍禁忌，但前人也利用其配伍后所产生的剧烈药理反应，治疗痼疾险证，如甘草配伍甘遂以攻逐水饮，海藻配伍甘草以消散瘿瘤等，均为“以毒攻毒”之法。

中药配伍是临床用药的主要形式，必须按照一定的法度，有目的、规范地进行组合，而绝不是药物的简单堆砌。概括上述六种配伍形式，可按其配伍效应分为四个方面：

第一，相须、相使配伍可产生协同作用而增强药物疗效，这是临床用药时应充分利用的。

第二，相畏、相杀配伍可相互制约以减轻或消除药物原有的毒副作用，这是临床应用毒烈药物时必须选用的配伍形式。

第三，相恶配伍能相互拮抗、消弱或抵消药物原有的功效，这是临床用药时应加以注意的。

第四，相反配伍会产生或增强药物的毒性与副作用，这是临床配伍的禁忌，原则上应当避免。

第二节　组方理论

前人在逐渐积累用药经验和药物组方应用规律的基础上，形成了药物的配伍与组方理论，进而形成了中药的固定组合——方剂。清代徐大椿《医学源流论》云：“药有个性之专长，方有合群之妙用。”方剂是药物组合的成方，是运用药物治病的进一步发展与提高。

一、方剂组成的原则

方剂的组成原则最早见于《内经》，即“君、臣、佐、使”，它表明了各单味药在方剂中的地位及配伍后的性能功效变化规律。《素问·至真要大论》说：“主病之谓君，佐君之谓臣，应臣之谓使”，“君一臣二，制之小也，君一臣三佐五，制之中也，君一臣三佐九，制之大也。”张介宾的《类经·方剂君臣上下三品》进一步将其概括为：“主病者，对证之要药也，故谓之君，君者，味数少而分两重，赖之以为主也。佐君之谓臣，味数稍多，分两稍轻，所以匡君之不迨也。应臣者谓之使，数可出入，而分两更轻，所以备通行向导之使也。此则君臣佐使之义也。”

1. 君药　是针对主病或主证起主要治疗作用的药物。君药是一首方剂中首要的、不可或缺且药力居首的药物，其药味较少，一般为一味或两味。

2. 臣药　有两种意义：一是辅助君药加强治疗主病或主证的药物；二是针对兼病或兼证起治疗作用的药物。臣药的药力小于君药。

3. 佐药　有三种意义：一是佐助药，即协助君、臣药以加强治疗作用，或直接治疗次要的兼证；二是佐制药，即用以消除或减缓君、臣药的毒性与烈性；三是反佐药，即用与君药性味相反的药物，起到相反相成的治疗作用。

4. 使药　有两种意义：一是引经药，即能引领方中诸药以达病所的药物；二是调和药，即具有调和诸药的作用。使药物的药力较小，用量亦轻。

一首方剂的组成，必须以君药为主导。君药药味不宜多，以免互相牵制，分散药力，影响疗效。方剂中的臣、佐、使药并不一定样样具备，也不一定每味药只发挥单一的作用。如病情比较单纯，用一二味药即可奏效者，或君、臣药无毒烈之性，便不必加用佐药；主要药物能达病所时，则不必再加使药引经。总之，一首方剂的药味多少，以及臣、佐、使药是否齐备，应当视病情与治法的需要，以及所选药物的性能而定。总以切中病情，法度严谨，君臣有序，用药精准为要。至于制方的大小，当力求做到少而精专，多而不杂。

二、方剂变化的规律

每一首方剂都有其相对固定的配伍关系、药物、药量和用法，从而形成与之相对应的独特功用与主治。方剂组成在遵循严格原则性的同时，也有一定的灵活性。特别是在成方应用时，更应当根据病人的具体情况，灵活化裁，加减运用，做到“师其法而不泥其方”。改变一首固定方剂中的某些组方因素，会使该方的性能、功效、主治等都发生相应的变化。一般来说，影响方剂变化的主要因素有以下三个方面。

1. 药味增减变化 方中药物的加减变化是影响方剂功效的主要因素。药味的增减变化有两种情况：一是佐使药的加减，这种变化主要是对部分药力小、地位次要的佐使药进行适当的加减，以适应治疗次要兼证的需要，但不会引起全方主要配伍关系和根本功效的改变。如小柴胡汤用治少阳证，若兼有津液不足口渴者，可去佐药半夏加天花粉以生津止渴，而原方的主要配伍关系与功效均未改变。二是臣药的加减，这种加减可引起君臣配伍关系的改变，使方剂的功效发生重要变化。如三拗汤由麻黄汤去桂枝而成，虽仍以麻黄为君，但由于将温经散寒的臣药桂枝变为宣肺平喘的臣药杏仁，则全方发汗力弱，而宣肺力强，专用以治疗风寒束肺之咳喘。

2. 用量增减变化 药量的变化对整个方剂的功效有重要影响。同样药物组成的方剂，常因各味药的用量不同而使其药力有大小差异，配伍关系也相应地发生改变，从而使其全方的功效、主治出现改变，甚至完全成为另一首方剂。如小承气汤与厚朴三物汤的组成药物相同，但前者各药用量分别为：大黄4两、枳实3枚、厚朴2两，而后者各药用量分别为：厚朴8两、大黄4两、枳实5枚。小承气汤以大黄为君，功用攻下热结，主治阳明腑实；厚朴三物汤以厚朴为君，功用行气消胀，主治气滞腹胀。由此可见，方剂中药量的增减变化，是影响方剂疗效的重要因素。因此，要依据病证变化与治疗需要来确定药物用量，不可轻率加减。一般而言，病势加重时药量应增加，病势好转时药量应减轻。

3. 剂型更换变化 每一首方剂确定后，都需要选择一定的应用剂型。方剂的剂型各有特性，同一方剂尽管用药、用量相同，但若剂型不同，其功用、主治亦不尽一致。但是，这些差异只是药力大小与峻缓的区别，在主治的病情上有轻重缓急之分而已，即古人所谓之“汤者荡也”“丸者缓也”。如理中丸与人参汤，两方的药物组成、用量等完全相同，前者为诸药研细末，作蜜丸服，主治中焦虚寒，脘腹疼痛，自利不渴，或病后喜唾等症；后者为汤剂内服，主治中上焦虚寒之胸痹，心胸痞闷，气从胁下上逆抢心等症。前者病证较轻，病势较缓，故以丸药缓治；后者病证较重，病势较急，故以汤剂速治。

第三节　方剂与治法

一、方剂与治法的关系

方剂是中医防病治病的基本手段之一，是中医学中理、法、方、药完整治疗过程的重要组成部分。理，又称辨证，是依据中医理论进行辨证论理，凭借四诊所得资料，辨别疾病当前阶段的病因、病机、病位、病情；法，又称施治，是依据辨证所得的综合判断，提出相应的治疗原则和具体的治疗方法；方，就是依据治法进行合理恰当的组方或选方；药，就是选用合适的药物进行组方。

方剂是以辨证论治为前提的。只有在辨证准确的基础上，制定正确的治法，才能正确地选方与组方。因此，治法是组方的依据，方剂是治法的体现。正如古人所言："法随证立""方从法出""方即是法"。从这个意义上讲，方剂的功用与该病的治法是统一的，即针对某一病证确立了相应的治法之后，所选用的方剂在功效、主治方面必须、也必然与治法一致。

二、常用治法

中医的治法，是以"汗、吐、下、和、清、温、消、补"八法为基础的。早在《内经》中就已确立了中医的基本治法，如《素问·阴阳应象大论》即有"形不足者，温之以气，精不足者，补之以味。其高者，因而越之；其下者，引而竭之；中满者，泻之于内。其有邪者，渍形以为汗，其在皮者，汗而发之"等等。后世历代医家在长期的医疗实践中又制定了许多治疗方法，以适应复杂多变的各种疾病。及至清代程钟龄《医学心悟》总结为"八法"，即"论病之原，以内伤外感四字括之。论病之情，则以寒热虚实表里阴阳八字统之。而论治病之方，则又以汗和下消吐清温补八法尽之"。

1. 汗法　是通过发汗解表、宣肺散邪的方法，使在表的六淫之邪随汗而解的治法。适用于外感表证、疹出不透、疮疡初起，以及水肿、咳嗽、疟疾等见有恶寒发热、头身疼痛等表证者。

2. 吐法　是通过涌吐的方法，使停留在咽喉、胸膈、胃脘的痰涎、宿食及毒物等从口中吐出的一种治法。适用于中风痰壅、宿食或毒物停留胃脘，以及痰涎壅盛的癫狂、喉痹、干霍乱等，属于病情急迫，急需吐出之证。

3. 下法　是通过通泄大便的方法，使停留在肠胃的有形积滞从大便而出的治法。适用于大便不通、热结便燥、冷积不化、瘀血内停、宿食不消、结痰停饮以及虫积等，证属有形实邪，病势较急者。

4. 和法　是通过和解少阳、表里双解、调和脏腑、调节寒热的方法，使半表半里之邪，或脏腑、阴阳、表里失和之证得以解除的治法。适用于邪犯少阳、表里同病、肝脾不和、寒热错杂等。

5. 清法　是通过清热泻火、凉血解毒、清虚热的方法，使在里之热邪得以解除的治法。适用于热在气分、热入营血、热在脏腑、热毒疮疡、暑热、暑湿以及虚热等里热证。

6. 温法　是通过温脏祛寒、温经通络、回阳救逆的方法，使在里之寒邪得以消散的治法。适用于脾胃虚寒、肺寒留饮、肝肾虚寒、血寒凝滞、阳虚失血、阳衰阴盛等里寒证。

7. 消法 是通过消食导滞、行气活血、祛湿利水、化痰驱虫的方法，使气、血、痰、食、水、虫等所结成的有形之邪渐消缓散的治法。适用于饮食停滞、气滞血瘀、水湿内停、痰饮不化、疳积虫积等有形实邪，病势较缓者。

8. 补法 是通过补养的方法，恢复人体正气的治法。适用于气血亏耗、阴阳虚损、脏腑虚弱等各种虚证。根据气血阴阳以及脏腑虚衰的不同，补法又可分为补气、补血、补阴、补阳、气血双补、阴阳双补及补益脏腑等。

以上治法，是针对表里寒热虚实等不同证候而立。但病情的复杂性决定了在治疗当中常需数法相合，统筹兼顾，在组方中亦当主次分明，轻重有度，方能取效。因此，程钟龄《医学心悟》有言："一法之中，八法备焉，八法之中，百法备焉。"

第五章　中药用法与剂型

第一节　中药的用法

一、中药的用量

中药的用量又称剂量，一般是指单味药的成人一日用量。也有指方剂中药与药之间的比较分量，即相对剂量。现在多用“g”（即“克”的英文“gram”的缩写形式）来表示。

用药剂量与治疗效果有密切的关系。剂量过小，常常难以发挥治疗作用；药量过大，则往往引起不良后果，所以要特别注意用药的剂量。用药剂量常常与以下三个主要影响因素有关，即药物的性质性能、药物的使用方法、患者与疾病状况。

一般来讲，药物作用缓和、性味淡薄的用量宜大，作用峻猛、性味浓厚的用量宜小；矿物、贝壳类质重药材用量宜大，花叶类质轻药材用量宜小；干品用量宜轻，鲜品用量宜重。单味药应用时剂量宜大，配伍应用时剂量宜小；在方中作君药时剂量宜大，作辅药时剂量宜小；入汤剂用量宜大，入丸散剂用量宜小；所治病轻缓者用量宜小，病急重者用量宜大；新病无虚者药量可大，久病体弱者药量宜小；小儿及老人药量宜小，青壮年用量宜大。

另外，用药量还与水土气候、生活习惯、季节变化等有关。如北方与南方患者、农村与城市患者等在药物的敏感性等方面就存在着较大的差异，一些药物在冬季和夏季时应用或用量上也有所不同；同时，某些药物因其治疗目的不同，其用量也往往有明显差异，如槟榔行气消积可用6～15g，而驱杀绦虫则须用至60～120g。

二、中药的煎煮方法

中药汤剂是最为常用的中药用药形式，一般而言，煎煮中药需用具清洁、用水洁净、火候适度。煎煮前先用适量清水（以能将药物淹没或稍高出为宜）将中药浸泡一段时间，再煎煮。一剂药可煎煮2～3次，将每次所煎药汁兑合，分2～3次服。有关中药煎煮的常用方法与相关概念如下。

1. 武火　即煎药时火力较旺。多用于发散药及芳香药的煎煮，可避免久煎而使药性挥发。

2. 文火　即煎药时火力较弱。多用于补益及滋腻药需久煎者，以使有效成分充分煎出，药力完全。一般煎煮解表药或芳香开窍药时，先以武火迅速煮沸数分钟，再用文火略煮即可。

3. 先煎 贝壳、金石类药物，以及某些根块类药材，宜先煎沸10~15分钟，再入其他药材。

4. 后入 同一方剂中若含有易挥发性药物，则多在其他药物煎煮一段时间后再入，如薄荷。另外，如大黄若取其较强的泻下作用，则宜后入。

5. 单煎 有些贵重药物，如人参等，需另外单独煎煮后取汁，再与其他药汁兑服。

6. 包煎 有些粉末、细小种子或黏性较大的药物，煎煮时应用布包，以防止浮散、黏底，如车前子、滑石等。另外，枇杷叶也要包煎，以防止其绒毛刺激咽喉。

7. 烊化 是将胶质或黏性大且易溶解的药物以热药汤冲化的方法。适用于易黏锅煮焦或易黏附其他药物的中药，如阿胶、鹿角胶、龟板胶等。

8. 冲服 将不宜入煎剂的药物用药液兑服或用开水冲服的方法。适用于不宜入煎的粉末类中药，如朱砂、琥珀、三七粉、羚羊角粉等，以及液体类药物，如竹沥、姜汁等。

三、中药的服用方法

口服，是中医临床主要用药方法。口服用药方法是否得当，对疗效也有一定的影响。

1. 服药方法 汤剂多以温服为宜。解表剂，尤其是发散风寒药，更宜热服，且药后常需温覆，以取微汗。一般治疗热证可以寒药冷服，治疗寒证可以热药热服，有辅助药力的作用；但对病情严重者，则应寒药热服、热药冷服，以防邪药格拒，此为服药反佐法。服药呕吐者，可小量频服，或以姜汁送服；神昏口噤者，可用鼻饲给药。服用峻烈药或有毒药时，宜从小量开始，逐渐加量，取效即止。服用丸、散、片剂，多用温开水吞服。

2. 服药时间 服药时间需根据患者胃肠状况、病情需要及药物特性来确定。一般补益药宜在饭前1小时服，以利于充分吸收；刺激性药物宜在饭后1小时服，以减轻对胃肠的刺激；杀虫药与泻下药宜空腹服，以使药物直接作用于虫体和肠道。治疟药宜在发作前2小时服，安神药宜在睡前30分钟至1小时服，涩精止遗药、缓下药均宜在睡前服。病情急险应即刻服药，不拘时间，以利于顿挫病势。

3. 服药次数 一般性疾病，多采用每日1剂中药，分2次或3次服。病情急重者，可每隔4小时左右服一次，昼夜不停，以使药力持续；病情轻缓者，亦可间日服或煎汤代茶饮，以图缓治。应用发汗、泻下等药时，应注意病者个体差异，一般得汗、泻下为度，适可而止，以免汗下太过损伤正气。

第二节 常用剂型

剂型是根据药物性质以及治疗与给药途径的需要，将处方用药制成适合应用的制剂形式。中医方药剂型历史悠久，《神农本草经》曰：“药性有宜丸者，有宜散者，宜水煮者，宜膏煎者。”明确提出了针对不同药物要采取不同的制剂形式；而《内经》中就已经有了汤、丸、散、膏、酒、丹等剂型的记载，并专设《汤液醪醴论篇》论述汤剂、酒剂的制作与应用。至明代《本草纲目》所记载的中药剂型已达40余种。随着现代制药工业的发展，目前中药剂型已有60余种，并创制了片剂、冲剂、滴丸、注射液、雾化剂等新剂型。

一、汤剂

汤剂古称汤液，是将药物饮片加水或酒浸泡后，再煎煮一定时间，去渣取汁，制成的液体剂型。主要供内服，也可作外用洗浴、熏蒸及含漱。汤剂的特点是吸收快，能迅速发挥药效，特别是能根据病情的变化而随证加减，适用于病证较重或病情不稳定的患者。李杲言："汤者，荡也，去大病用之。"汤剂的不足之处是服用量大，某些药物的有效成分不易煎出或易挥发散失，不适于大生产，亦不便于贮存与携带。

二、散剂

散剂是将药物粉碎，混合均匀，制成粉末状制剂，分为内服与外用两类。内服散剂一般是研成细粉，以温开水冲服，量小者亦可直接吞服，亦有制成粗末，以水煎取汁服的，称为煮散。散剂的特点是制作简便，吸收较快，节省药材，便于服用与携带。如李杲说："散者，散也，去急病用之。"外用散剂一般用作外敷、掺散疮面或患病部位，亦可点眼、吹喉等。外用散剂应研成极细粉末，以防刺激疮面。

三、丸剂

丸剂是将药物研成细粉或用药材提取物，加适宜的黏合剂制成球状的固体剂型。丸剂与汤剂相比，吸收较慢，药效持久，节省药材，便于携带与服用，适用于慢性、虚弱性疾病。李杲称之为："丸者，缓也，舒缓而治之也。"但也有些丸剂药性比较峻急，此则多为含芳香类药物与毒剧药物，不宜作汤剂煎服，如安宫牛黄丸、舟车丸等。常用的丸剂有蜜丸、水丸、糊丸、浓缩丸等。

1. 蜜丸　是将药物细粉用炼制的蜂蜜为黏合剂制成的丸剂。蜜丸性质柔润，作用缓和而持久，并有补益和矫味作用，常用于治疗慢性病和虚弱病，需要长期服用。

2. 水丸　是将药物细粉用冷开水或蒸馏水，或者用酒、醋、蜜水、药汁等黏合制成的小丸。水丸较蜜丸崩解、溶散得快，吸收、作用快，易于吞服，适用于多种疾病。

3. 糊丸　是将药物细粉用米糊、面糊、曲糊等为黏合剂制成的小丸。糊丸黏合力强，质地坚硬，崩解、溶散迟缓，内服可延长药效，减轻毒剧药的不良反应和对胃肠的刺激。

4. 浓缩丸　是将药物或方剂中的部分药物煎汁浓缩成膏，再与其他药物细粉混合干燥、粉碎，用水或蜂蜜、药汁制成丸剂。因其体积小、含药量多、服用剂量少，所以是目前发展较快的中药剂型，可用于治疗多种疾病。

四、膏剂

膏剂是将药物用水或植物油煎熬去渣而制成的剂型。有内服和外用两种，内服膏剂有流浸膏、浸膏、煎膏三种。其中流浸膏与浸膏多数用作调配其他制剂使用，如合剂、糖浆剂、冲剂、片剂等；煎膏又称膏滋，是将药物加水反复煎煮去渣浓缩后，加炼蜜或炼糖制成的半液体剂型，其特点是体积小、含量高、便于服用、口味甜美，有滋润补益作用，一般用于慢性虚弱病人，有利于较长时间用药。外用膏剂分软膏、硬膏两种，其中软膏是将药物细粉与适宜的基质制成具有适当稠度的半固体外用制剂，多用于皮肤、黏膜或创面；硬膏又称膏药，是用植物油将药物煎至一定程度，去渣再煎至滴水成珠，加入黄丹等搅匀冷却而成，用时加温，摊涂在布或纸上，贴于患处或穴位。

五、酒剂

酒剂又称药酒，古称酒醴。是将药物用白酒或黄酒浸泡，或加温隔水炖煮，去渣取液供内服或外用。酒有活血通络、易于发散和增强药效的特性，故适用于祛风通络和补益剂中使用，如风湿药酒、参茸药酒、五加皮酒等。外用酒剂尚可祛风活血、止痛消肿。

六、茶剂

茶剂是将药物经粉碎加工而制成的粗末状制品，或加入适宜黏合剂制成的方块状制剂。用时以沸水泡汁或煎汁，不定时饮用。大多用于治疗感冒、食积、腹泻，近年来又有许多健身、减肥的新产品，如午时茶、刺五加茶、减肥茶等。

七、露剂

露剂亦称药露，多用新鲜含有挥发性成分的药物，以蒸馏法制成芳香气味的澄明水溶液，一般作为饮料及清凉解暑剂。

八、栓剂

栓剂古称坐药或塞药，是将药物细粉与基质混合制成的一定形状固体制剂。用于腔道，并在其间融化或溶解而释放药物，有杀虫止痒、滑润、收敛等作用。《伤寒杂病论》中的蛇床子散坐药及蜜煎导法，就是最早的阴道栓与肛门栓。近年来栓剂发展较快，可用以治疗全身性疾病，其特点是通过直肠或阴道黏膜吸收，有 50% ~70% 的药物不经过肝脏而直接进入血循环，既减少了药物在肝脏中的“首过作用”，又减少了药物对肝脏的毒性和副作用，还可以避免胃肠液对药物的影响及药物对胃黏膜的刺激作用。婴幼儿直肠给药尤较方便，如小儿解热栓等。

九、冲剂

冲剂是将药材提取物加适量赋形剂或部分药物细粉制成的干燥颗粒状或块状制剂，用时以开水冲服。冲剂具有作用迅速、味道可口、体积较小、服用方便等特点，深受患者欢迎。

十、片剂

片剂是将药物细粉或药材提取物与辅料混合压制而成的片状制剂。片剂用量准确，体积小。味很苦或具恶臭的药物压片后可再包糖衣，更易于服用；如需在肠道吸收的药物，则又可包肠溶衣，使之在肠道中崩解。此外，尚有口含片、泡腾片等。

十一、糖浆剂

糖浆剂是将药物煎煮去渣取汁浓缩后，加入适量蔗糖溶解制成的浓蔗糖水溶液。糖浆剂具有味甜量小、服用方便、吸收较快等特点，尤宜于儿童服用。

十二、口服液

口服液是将药物用水或其他溶剂提取后精制而成的内服液体制剂。该制剂集汤剂、糖浆剂、注射剂的制剂特色，具有剂量较少、吸收较快、服用方便、口感适宜等优点。近年来发展很快，尤其是保健与滋补性口服液日益增多。

十三、注射剂

注射剂亦称针剂，是将药物经过提取、精制、配制等步骤而制成的灭菌溶液、无菌混悬液或供配制成液体的无菌粉末，供皮下、肌肉、静脉注射的一种制剂。具有剂量准确、药效迅速、适于急救、不受消化系统影响等特点，对于神志昏迷或难于口服用药的患者尤为适宜，如清开灵注射液、生脉注射液等。

以上诸般剂型各有特点，临证应根据病情与方剂特点酌情选用。此外，尚有丹剂、锭剂、条剂、线剂、搽剂、胶囊剂、灸剂、熨剂、灌肠剂、气雾剂等，而且还在不断研制新剂型，以提高药效，便于临床使用。

第六章 用药禁忌

中药的用药禁忌包括配伍禁忌、病证用药禁忌、妊娠用药禁忌、服药食忌等内容。注意用药禁忌是确保疗效、安全用药、避免毒副作用产生的重要环节。

一、配伍禁忌

配伍禁忌是指某些药物合用后会产生或增强毒副作用，或降低与破坏药效，应当避免配伍应用。《神农本草经》最早提出了药物的配伍禁忌，指出“勿用相恶、相反者”。据《蜀本草》统计，《本经》所载365种药物中，相恶者60种，相反者18种，后世“十八反”之名即起于此。金元时期将药物间的配伍禁忌概括为“十八反”和“十九畏”，为历代医家所遵循。其中，十八反的药物配伍可能危及生命，故原则上禁用；十九畏的药物配伍可能降低疗效，但也有可利用的一方面，并非绝对禁止。应注意的是，此处的十九畏与七情配伍中的“相畏”含义不同，它实际上含有“相恶”或“相反”的意义。

十八反　甘草反甘遂、大戟、芫花、海藻；乌头反贝母、瓜蒌、半夏、白蔹、白及；藜芦反人参、沙参、丹参、玄参、细辛、芍药。

十九畏　硫黄畏朴硝，水银畏砒霜，狼毒畏密陀僧，巴豆畏牵牛，丁香畏郁金，川乌、草乌畏犀角，牙硝畏三棱，官桂畏石脂，人参畏五灵脂。

附：

十八反歌诀：本草明言十八反，半蒌贝蔹及攻乌；
藻戟遂芫俱战草，诸参辛芍叛藜芦。

十九畏歌诀：硫黄原是火中精，朴硝一见便相争；
水银莫与砒霜见；狼毒最怕密陀僧；
巴豆性烈最为上，偏与牵牛不顺情；
丁香莫与郁金见；牙硝难合京三棱；
川乌草乌不顺犀；人参最怕五灵脂；
官桂善能调冷气，若逢石脂便相欺；
大凡修合看顺逆，炮爁炙煿莫相依。

二、妊娠禁忌

妊娠禁忌是指有些中药能损害胎元或导致堕胎，在妊娠期间应禁用或慎用。

1. 妊娠禁用药　一般多为剧毒、峻猛或堕胎作用较强之品，如水银、砒霜、雄黄、轻粉、马钱子、斑蝥、蟾酥、藜芦、川乌、草乌、胆矾、瓜蒂、巴豆、甘遂、大戟、芫花、牵牛子、商陆、麝香、干漆、水蛭、虻虫、三棱、莪术等。

2. 妊娠慎用药　主要是活血祛瘀、行气、攻下、温里药中的部分药物，如牛膝、川芎、红花、桃仁、姜黄、牡丹皮、枳实、大黄、番泻叶、芦荟、芒硝、附子、肉桂等。

妊娠禁忌药物的损害作用，可影响母体、胎儿，以及孕妇的产程。因此，应当予以高度重视，特别是绝对不能使用妊娠禁用药。在特定情况下，可根据病情需要酌情使用妊娠慎用药，即《内经》所言："有故无殒，亦无殒也。"但必须强调除非必用之时，均应尽量避免使用。

三、饮食禁忌

饮食禁忌是指服药期间对某些食物的禁忌，又称食忌或忌口。包括一般食忌与特殊食忌。一般而言，在服药期间，应忌食生冷、黏腻、腥膻等不易消化及刺激性食物。特殊食忌则是在不同病证或用药情况下的特殊饮食禁忌，如热性病应忌食辛辣、油腻、煎炸类食物；寒性病应忌食生冷；胸痹患者忌食肥肉、脂肪、动物内脏及烟、酒；肝火旺盛、肝阳上亢者当忌食胡椒、辣椒、大蒜、白酒等辛热助阳之品；脾胃虚弱者忌食油炸、黏腻、寒冷固硬等不易消化食物；疮疡、皮肤病证忌食鱼虾等腥膻发物及刺激性食品；水肿患者应节制食盐；泄泻病人当忌油腻；麻疹表证不宜食油腻酸涩；失眠患者睡前忌茶，等等。另外，古代中医文献也记载有对某些药物的特殊食忌要求，如常山忌葱，茯苓忌醋，地黄、首乌忌葱、蒜、萝卜，土茯苓、使君子忌茶，薄荷忌鳖肉等。这些认识有的已被证实，但也有许多还须待进一步研究和探讨，可作为食忌的参考。

四、证候禁忌

证候禁忌泛指应当避免一切与治疗相违背的用药形式。如寒证忌用寒药，热病忌用热药，邪盛而正不虚者忌用补虚药，正虚而无邪者忌用攻邪药等。具体内容，将在各论中说明。

下篇

各论

第七章 解表类

凡以发散表邪为主要作用，治疗外感表证的药物，称为解表药。以解表药为主组方，具有解散表邪的作用，治疗外感表证的方剂，称为解表剂。属于“八法”中的“汗”法。

解表药物大多辛散轻扬，主入肺、膀胱经，偏行肌表，能促进机体发汗，使表邪由汗而解，从而达到治愈表证、防止疾病传变的目的。即《内经》所谓：“其在皮者，汗而发之。”主要用治恶寒发热、头身疼痛、无汗或有汗不畅、脉浮之外感表证。此外，部分解表药兼能利水消肿、止咳平喘、透疹、止痛、消疮等，可用于水肿、咳喘、麻疹、风疹、风湿痹痛、疮疡初起等兼有表证者。

解表方剂是以解表药物为主组成。针对外感风寒、风热表邪的不同，分别选择长于发散风寒或风热的药物为主，并根据四时气候变化、体质和兼夹症的不同，适当配伍宣肺、清热、祛暑、化湿、润燥药，或益气、助阳、养阴、补血药为辅佐，组成方剂。

使用本类中药或以本类药物为主组方时，用量不宜过大，以免发汗太过，耗伤正气，甚则“亡阳”“伤阴”。又津汗同源，血汗同源，故表虚自汗、阴虚盗汗，以及疮疡已溃、淋证日久、失血患者，应慎用。同时，还应注意因时因地制宜，如春夏腠理疏松，容易出汗，用量宜轻；冬季腠理致密，不易汗出，用量宜重；北方严寒地区用药宜重；南方炎热地区用药宜轻。且解表药物和方剂多为辛散轻扬之品，入汤剂不宜久煎，以免有效成分挥发而降低药效。

第一节 发散风寒类

本类中药方剂多具辛温发散之性，以发散肌表风寒邪气为主要作用。主治风寒表证，症见恶寒发热、无汗或汗出不畅、头身疼痛、鼻塞流涕、口不渴、舌苔薄白、脉浮紧等。部分发散风寒药分别兼有祛风止痒、止痛、止咳平喘、利水消肿、消疮等功效，又可用治风疹瘙痒、风湿痹证、咳喘，以及水肿、疮疡初起等兼有风寒表证者。

中药

麻黄《神农本草经》

【来源】为麻黄科植物草麻黄 *Ephedra sinica* Stapf.、中麻黄 *Ephedra intermedia* Schrenk et C. A. Mey. 或木贼麻黄 *Ephedra equisetina* Bge. 的草质茎。生用、蜜制或捣绒用。

【药性】辛、微苦，温。归肺、膀胱经。

【功效】发汗解表，宣肺平喘，利水消肿。

【应用】

1. 风寒感冒 本品味辛发散，性温散寒，善于宣肺气，开腠理，透毛窍而发汗解表，为发汗解表之要药。宜用于风寒郁闭腠理，无汗的外感风寒表实证，每与桂枝相须为用，以增强发汗散寒解表之力。因麻黄兼有平喘之功，故对风寒表实而有喘逆咳嗽者，尤为适宜。

2. 咳嗽气喘 本品辛散苦泄，温通宣畅，主入肺经，故善平喘，为治肺气壅遏所致喘咳的要药。治疗风寒外束，肺气壅遏之喘咳实证，常配伍杏仁、甘草等。

3. 风水水肿 宜于风邪袭表，肺失宣降之水肿、小便不利兼有表证者，每与甘草、白术同用。

【用法用量】水煎服，2～10g。发汗解表宜生用；止咳平喘多蜜制用，多用于表证已解，气喘咳嗽。

【使用注意】表虚自汗、阴虚盗汗及肺肾虚喘者当慎用。

【按语】麻黄为辛温散寒、发汗解表之要药，然其功重在宣肺气。治疗风寒表证，是取其宣肺气，开腠理而发汗，常与桂枝配伍；治疗咳喘，是取其宣肺气，开郁遏而平喘，常与杏仁配伍；治疗水肿，是取其宣肺气、通水道而利水，可随证配伍白术、赤小豆等。故前人称麻黄为“肺经专药”。另外，取其散寒通滞之功，又可用治风湿痹证。

类方

麻黄汤《伤寒论》

【组成】麻黄 9g　桂枝 6g　杏仁 9g　甘草 3g

【用法】水煎服，温覆取微汗。

【功用】发汗解表，宣肺平喘。

【主治】外感风寒表实证。恶寒发热，头痛身疼，无汗而喘，舌苔薄白，脉浮紧。

【方义】本方证由风寒束表，卫阳郁遏，肺气失宣所致。治当发散在表之风寒，宣畅郁闭之肺气。方中麻黄既能开腠理，透毛窍而发汗解表，又善宣肺气而平喘咳，为君药。桂枝温经散寒，透达营卫，助麻黄发汗解表之功，为臣药。杏仁降肺气而平喘，配合麻黄宣肺平喘，一宣一降，宣降有序则喘自平，为佐药。甘草既能调和麻、杏之宣降，又能缓和麻、桂之峻烈，为佐使药。诸药同用，共奏发汗解表，宣肺平喘之功。

若感寒较轻而以肺气郁遏为主者，症见头痛、鼻塞声重、语音不出、咳喘胸闷等，可去辛温发汗之桂枝，名为三拗汤（《太平惠民和剂局方》）。若外感风湿在表，一身尽痛，发热，日晡所剧者，可去发汗之桂枝，加渗湿除痹、舒筋缓急的薏苡仁，名麻杏薏甘汤（《金匮要略》）。

小青龙汤《伤寒论》

【组成】麻黄　桂枝　芍药各 9g　炙甘草 6g　细辛 3g　干姜 6g　半夏　五味子各 9g

【用法】水煎服。

【功用】解表蠲饮，止咳平喘。

【主治】外寒内饮证。恶寒发热，头身疼痛，无汗，喘咳，痰涎清稀而量多，胸痞，或干呕，或痰饮咳喘，不得平卧，或身体疼重，头面四肢浮肿，舌苔白滑，脉浮。

【方义】本方证系素有痰饮，复感风寒之邪，外寒与内饮相互搏结，外束皮毛，内闭肺气而成。治当发汗蠲饮，内外合治，方能中的。方中麻黄、桂枝为君，解表散寒而宣肺气。干姜、细辛为臣，既能温肺化饮，又助麻、桂解表。五味子敛肺气，芍药益阴血，共为佐制，以防伤阴；半夏祛痰止咳，助姜、辛温肺化饮，与麻黄宣降肺气，亦为佐药。炙甘草和中，又能调和辛散酸收诸药，用为佐使。诸药同用，使肺气复常，宣降有序，则诸症自除。

中药　　桂枝《名医别录》

【来源】为樟科植物肉桂 *Cinnamomum cassia* Presl 的干燥嫩枝。生用。

【药性】辛、甘，温。归心、肺、膀胱经。

【功效】发汗解肌，温通经脉，助阳化气，平冲降气。

【应用】

1. 风寒感冒　本品开腠发汗之力较麻黄温和，对于外感风寒，不论表实无汗、表虚有汗及阳虚受寒者，均可使用。治外感风寒之表实无汗，常与麻黄同用；治外感风寒之表虚有汗，当与白芍为伍；治素体阳虚，外感风寒，可与黄芪、附子、细辛等配伍。

2. 寒凝血滞诸痛证　治胸阳不振，心脉瘀阻，胸痹心痛，桂枝能温通心阳，常与枳实、薤白同用；治中焦虚寒，脘腹冷痛，桂枝能温中散寒止痛，每与白芍、饴糖等同用；治妇女寒凝血滞之月经不调、经闭痛经、产后腹痛，多与桃仁、牡丹皮、当归等同用；治风寒湿痹，肩臂疼痛，可与附子同用。

3. 痰饮，蓄水证　治脾阳不运，水湿内停所致的痰饮病眩晕、心悸、咳嗽者，常与茯苓、白术同用；治膀胱气化不行之水肿、小便不利，每与茯苓、猪苓、泽泻等同用。

4. 心悸　治心阳不振，不能宣通血脉，而见心动悸、脉结代者，每与甘草、人参、麦冬等同用。治阴寒内盛，引动下焦冲气，上凌心胸所致奔豚者，常重用本品。

【用法用量】水煎服，3～10g。

【使用注意】凡外感热病、阴虚火旺、血热妄行等证，均当忌用。孕妇及月经过多者慎用。

类方　　桂枝汤《伤寒论》

【组成】桂枝　芍药各9g　甘草6g　生姜9g　大枣6g

【用法】水煎服，温覆取微汗。

【功用】解肌发表，调和营卫。

【主治】外感风寒表虚证。恶风发热，汗出头痛，鼻鸣干呕，苔白不渴，脉浮缓或浮弱。

【方义】本方证由外感风寒，卫气外泄，腠理不固，营阴不得内守，营卫不和所致。治当解肌发表与调和营卫并举。方中桂枝解肌发表，透达营卫以散外感风寒，为君药。芍药益阴敛营，为臣药。生姜助桂枝解肌发表；大枣助芍药益阴和营，共为佐药。甘草调和诸药，又合桂枝辛甘化阳以资卫阳，合芍药酸甘化阴以资营阴，为佐使药。诸药和用，共奏解肌发表，调和营卫之功。

【按语】桂枝辛散温通，辛甘温煦，善于宣阳气于卫分，畅营血于肌表，有助卫实表、发汗解肌、外散风寒之功。其开腠发汗之力较麻黄温和，对于外感风寒不论表实无汗、表虚有汗或阳虚受寒者，均宜使用。本品又善温通经脉、助阳化气，故对胸阳不振、中焦虚寒、寒凝血滞、水湿停饮等，也是不可或缺之要药。

再造散《伤寒六书》

【组成】黄芪6g　人参　桂枝各3g　甘草1.5g　熟附子3g　细辛2g　羌活　防风　川芎　煨生姜各3g　炒白芍1g

【用法】水煎服。

【功用】助阳益气，解表散寒。

【主治】阳气虚弱，外感风寒表证。头痛身热恶寒，热轻寒重，无汗肢冷，倦怠嗜卧，面色苍白，语声低微，舌淡苔白，脉沉无力或浮大无力。

【方义】本方证由素体阳虚之人复感风寒所致。此时若纯用发汗解表，则阳随汗脱而更虚其阳。所以，必须在助阳益气的基础上再行发汗解表。方中君以桂枝、羌活，臣以防风、细辛，君臣配伍旨在发散风寒；佐入熟附子温补元阳，黄芪、人参补益元气，既可鼓舞正气以利发散，又可防阳随汗脱；加白芍养血敛阴，合桂枝有调和营卫之意，并制附、桂、辛、羌诸药之温燥，虑其微寒有碍解表，故炒制其性。煨姜温胃，大枣滋脾，调和营卫而滋汗源，共为佐使。如此配伍，扶正而不留邪，发汗而不伤正，扶正祛邪，两得其宜。

中药　　紫苏《名医别录》

【来源】为唇形科植物紫苏 *Perilla frutescens*（L.）Britt. 的茎、叶，其叶称紫苏叶，其茎称紫苏梗。生用。

【性能】辛，温。归肺、脾经。

【功效】解表散寒，行气宽中，安胎，解鱼蟹毒。

【应用】

1. 风寒感冒　本品辛散性温，发汗解表散寒之力较为缓和。因其外能解表散寒，内能行气宽中，且兼化痰止咳之功，故风寒表证而兼气滞，胸脘满闷、恶心呕逆，或咳喘痰多者，较为适宜，常配伍香附、陈皮等。

2. 脾胃气滞，胸闷呕吐　本品味辛能行，能行气以宽中除胀，和胃止呕，兼有理气安胎之功。治中焦气机郁滞之胸脘胀满、恶心呕吐。偏寒者，常与砂仁、丁香等温中止呕药同用；偏热者，常与黄连、芦根等清胃止呕药同用。治胎气上逆，胸闷呕吐，胎动不安，常与砂仁、陈皮等理气安胎药配伍。

此外，本品还可解鱼蟹毒，用治鱼蟹中毒而致腹痛吐泻者，可单用汤服。

【用法用量】水煎服，5～10g，不宜久煎。

【按语】紫苏辛温芳香，能散能行，外散在表之风寒，内畅脾肺之气机。故外感风寒兼脾肺气滞、胸闷腹胀、恶心呕吐者，用之尤为适宜。然而发汗解表作用不及麻黄、桂枝，故除配伍香附、陈皮治疗上述证候外，还常与防风、荆芥配伍用于风寒感冒轻症，或与杏仁、前胡配伍用于风寒咳嗽。另外，传统习惯将本品茎叶分用，苏叶长于发散风寒，苏梗长于理气安胎。

类方　　香苏散《太平惠民和剂局方》

【组成】苏叶　香附各12g　炙甘草3g　陈皮6g

【用法】水煎服。

【功用】疏散风寒，理气和中。

【主治】外感风寒，内有气滞证。恶寒身热，头痛无汗，胸脘痞闷，不思饮食，舌苔薄白，脉浮。

【方义】本方证由外有风寒，内有气滞所致。非以汗解不能散其寒，非理气行滞不能和其中。故方中以紫苏解在表之风寒，兼理脾肺之气滞，为君药。香附行气散滞，为臣药。陈皮助香附理气化滞，为佐药。甘草调和诸药，为使药。四药合用，共奏疏散风寒，理气和中之功。

中药

生姜《名医别录》

【来源】为姜科植物姜 *Zingiber officinale* Rosc. 的新鲜根茎。生用。

【性能】辛，温。归肺、脾、胃经。

【功效】解表散寒，温中止呕，化痰止咳，解鱼蟹毒。

【应用】

1. 风寒感冒　本品辛温，能发汗散寒，但作用较弱，故适用于风寒感冒轻证，可单用或配红糖、葱白煎服。但多作辅助之品，与桂枝、羌活等辛温解表药同用，以增强发汗解表之力。

2. 脾胃寒证　本品辛散温通，能温中散寒，对寒中脾胃或中焦虚寒之胃脘冷痛、食少、呕吐者，常与高良姜、胡椒等同用；治脾胃气虚者，可与人参、白术等同用。

3. 胃寒呕吐　本品能温胃散寒，和中降逆，素有"呕家圣药"之称。治胃寒呕吐，可配伍高良姜、白豆蔻等；治痰饮呕吐，常配伍半夏；治胃热呕吐，可配黄连、竹茹、枇杷叶等。

4. 肺寒咳嗽　本品辛温发散，又能温肺散寒，化痰止咳，对于肺寒咳嗽，不论有无外感风寒，或痰多痰少，皆可选用。治疗风寒客肺之痰多咳嗽、恶寒头痛，每与麻黄、杏仁同用；治外无表邪而痰多者，常与陈皮、半夏等同用。

此外，生姜对生半夏、生南星等药物之毒，以及鱼蟹等食物中毒，有一定的解毒作用。

【用法用量】水煎服，3～10g，或捣汁服。

【使用注意】热盛及阴虚内热者忌服。

【附药】

1. 生姜皮　为生姜根茎切下的外表皮。性味辛、凉。功能和脾行水消肿，主要用于水肿、小便不利。水煎服，3～9g。

2. 生姜汁　用生姜捣汁入药。功同生姜，但偏于开痰止呕，便于临床应急服用。如天南星、半夏中毒，喉舌麻木肿痛，或呕逆不止，可取生姜汁冲服；治中风卒然昏厥，可配竹沥冲服，或鼻饲给药。用量3～10滴，冲服。

香薷《名医别录》

【来源】为唇形科植物石香薷 *Mosla chinensis* Maxim. 及江香薷 Mosla chinensis 'Jiangxiangru' 的干燥地上部分。生用。

【性能】辛，微温。归肺、脾、胃经。

【功效】发汗解表，化湿和中，利水消肿。

【应用】

1. 风寒感冒　本品辛温发散，入肺经能发汗解表而散寒；其气芳香，入于脾胃又能化湿和中而祛暑，多用于风寒感冒而兼脾胃湿困，症见恶寒、发热、头痛身重、无汗、脘满纳差、苔腻，或恶心呕吐、腹泻者，常配伍厚朴、扁豆等。前人称“香薷乃夏月解表之药”。

2. 水肿脚气 本品辛散温通，外能发汗以散肌表之水湿，又能宣肺气启上源，通畅水道，以利尿退肿，多用于水肿而有表证者。治疗水肿、小便不利、脚气浮肿，可单用或配伍白术同用。

【用法用量】水煎服，3～10g。用于发表，量不宜过大，且不宜久煎；用于利水消肿，量宜稍大，且须浓煎。

【使用注意】表虚有汗及暑热证当忌用。

类方 **香薷散**《太平惠民和剂局方》

【组成】香薷10g　白扁豆　厚朴各5g

【用法】水煎服。

【功用】祛暑解表，化湿和中。

【主治】阴暑。恶寒发热，头疼身痛，无汗，腹痛吐泻，胸脘痞闷，舌苔白腻，脉浮。

【方义】本方证由夏季乘凉饮冷，外受风寒，内伤于湿所致。前人称之为“阴暑证”。治宜外散肌表之风寒，内化脾胃之湿滞。方中香薷辛温芳香，功能发汗解表，化湿和中，乃夏季解表之要药，为君药。厚朴行气化湿，为臣药。白扁豆健脾和中，化湿消暑，为佐药。三药合用，而成祛暑解表，化湿和中之剂。

中药 **荆芥**《神农本草经》

【来源】为唇形科植物荆芥 *Schizonepeta tenuifolia* Briq. 的地上部分。生用或炒炭用。

【性能】辛，微温。归肺、肝经。

【功效】祛风解表，透疹消疮，止血。

【应用】

1. 外感表证 本品辛散气香，微温不烈，药性和缓，对于外感表证，无论风寒、风热或寒热不明显者，均可广泛使用。用治风寒感冒之恶寒发热、头痛无汗，常与防风、羌活、独活等同用；治疗风热感冒，发热头痛，常与金银花、连翘、薄荷等配伍。

2. 麻疹不透，风疹瘙痒 本品质轻透散，祛风止痒，宣散疹毒。用治表邪外束，麻疹初起，疹出不畅，常与蝉蜕、薄荷、紫草等同用；配伍苦参、防风、刺蒺藜等，又治风疹瘙痒。

3. 疮疡初起兼有表证 本品能祛风解表，透散邪气，宣通壅结而达消疮之功，故可用于疮疡初起而有表证者。偏于风寒者，常配伍羌活、川芎、独活等；偏于风热者，常与金银花、连翘、柴胡等配伍。

4. 吐衄下血 本品炒炭后其性味苦涩平和，长于理血止血，可用于吐血、衄血、便血、崩漏等多种出血证。治血热妄行之吐血、衄血，常配伍生地黄、白茅根、侧柏叶等；治血热便血、痔血，每与地榆、槐花、黄芩炭等同用；治妇女崩漏下血，可配伍棕榈炭、莲房炭等。

【用法用量】水煎服，5～10g，不宜久煎。发表透疹消疮宜生用；止血宜炒炭用。荆芥穗更长于祛风。

防风《神农本草经》

【来源】为伞形科植物防风 *Saposhnikovia divaricata*（Turcz.）Schischk. 的根。生用或炒炭用。

【性能】辛、甘，微温。归肝、脾、膀胱经。

【功效】祛风解表，胜湿止痛，止痉。

【应用】

1. 外感表证　本品辛温发散，气味俱升，以辛散祛风解表为主，虽不长于散寒，但又能胜湿止痛，且甘缓微温不峻烈，故外感风寒、风湿、风热表证均可配伍使用。治风寒表证之头痛身痛、恶风寒，常配以荆芥、羌活、独活等同用；治外感风湿之头痛如裹、身重肢痛，每与羌活、藁本、川芎等同用；治风热表证，发热恶风、咽痛口渴，常配伍薄荷、蝉蜕、连翘等。

2. 风疹瘙痒　本品辛温发散，能祛风止痒，可以治疗多种皮肤病，其中尤以风邪所致之瘾疹瘙痒较为常用。本品以祛风见长，药性平和，风寒、风热所致之瘾疹瘙痒皆可配伍使用。治疗风寒者，常与麻黄、白芷、苍耳子等配伍；治疗风热者，常配伍薄荷、蝉蜕、僵蚕等；治疗湿热者，可与土茯苓、白鲜皮、赤小豆等同用；治血虚风燥者，常与当归、地黄等配伍。

3. 风湿痹痛　本品辛温，功能祛风散寒，胜湿止痛，为较常用的祛风湿，止痹痛之品。治风寒湿痹之肢节疼痛、筋脉挛急，可配伍羌活、独活、桂枝、姜黄等；治风寒湿邪郁而化热，关节红肿热痛，成为热痹者，可与地龙、薏苡仁、乌梢蛇等同用。

4. 破伤风证　本品能息内风以止痉。用治风毒内侵，贯于经络，引动内风而致肌肉痉挛、四肢抽搐、项背强急、角弓反张之破伤风证，常与天麻、天南星、白附子等同用。

【用法用量】水煎服，5～10g。

【使用注意】阴血亏虚、热病动风者不宜使用。

【按语】防风辛甘微温，性能升散，尤善祛风，为治风通用之品。因其微温不燥，甘缓不峻，为发散风寒药中药性平和之品，故有“风药中润剂”之称。凡风邪为患，不论风寒、风热、风湿、风疹、肠风、破伤风等，皆可配用。荆芥与防风均温而不燥，长于发表散风，对于外感表证，无论风寒、风热，均可使用。同时，两者也都可用于风疹瘙痒。但荆芥质轻透散，发汗之力较防风为强，风寒感冒、风热感冒均常选用；又能透疹、消疮、止血；防风质松而润，祛风之力较强，又能胜湿、止痛、止痉，可用于外感风湿，头痛如裹、身重肢痛等证。

类方

消风散《外科正宗》

【组成】荆芥　防风　牛蒡子　蝉蜕　苍术　苦参　石膏　知母　当归　胡麻仁　生地黄各6g　木通　甘草各3g

【用法】水煎服。

【功用】疏风养血，清热除湿。

【主治】风疹，湿疹。皮肤疹出色红，或遍身云片斑点，瘙痒，抓破后渗出津水，苔白或黄，脉浮数。

【方义】本方证由风湿或湿热之邪侵袭肌体，浸淫血脉，郁于肌肤腠理之间而致。治宜疏风为主，辅以清热除湿。方中以荆芥、防风、牛蒡子、蝉蜕疏风透表止痒，共为君药。配伍苍术散风除湿；苦参清热燥湿；木通渗水利湿；石膏、知母清热泻火，共为臣药。风邪浸淫血脉，容易耗伤阴血，故配伍当归、生地黄、胡麻仁滋阴养血活血，取“治风先治血，血行风自灭”之意，又制苦燥除湿之药伤阴之弊，为佐药。甘草清热解毒，调和诸药，为使药。诸药合用，共奏疏风养血，清热除湿之效。

防风通圣散《黄帝素问宣明论方》

【组成】防风　荆芥　川芎　当归　芍药　大黄　薄荷叶　麻黄　连翘　芒硝各6g　石膏　黄芩　桔梗各12g　滑石20g　白术　栀子各3g　甘草10g

【用法】水煎服。

【功用】疏风解表，泻热通便。

【主治】风热壅盛，表里俱实证。憎寒壮热，头目昏眩，目赤睛痛，口苦而干，咽喉不利，胸膈痞闷，咳呕喘满，涕唾黏稠，大便秘结，小便赤涩，舌苔黄腻，脉数有力。并治疮疡肿毒，肠风痔漏，鼻赤，瘾疹等。

【方义】本方证为外感风邪，内有蕴热，表里俱实之证。治宜解表、清热、攻下并用。方中防风、荆芥、麻黄、薄荷疏风解表，使风邪从汗而解。大黄、芒硝泻热通便；配伍石膏、黄芩、连翘、桔梗清解肺胃之热；栀子、滑石清热利湿，使里热从二便而解。再配伍当归、白芍、川芎养血活血；白术健脾燥湿；甘草和中缓急，使发汗而不伤表，清下而不伤里。诸药配合，共奏疏风解表，清热通便之效。

中药

羌活《神农本草经》

【来源】为伞形科植物羌活 *Notopterygium incisum* Ting ex H. T. Chang 或宽叶羌活 *Notopterygium forbesii* Boiss. 的干燥根茎及根。生用。

【性能】辛、苦，温。归肾、膀胱经。

【功效】解表散寒，祛风胜湿，止痛。

【应用】

1. 风寒感冒　本品辛温发散，气味雄烈，善于升散发表，有较强的解表散寒、祛风胜湿、止痛之功。故外感风寒夹湿之恶寒发热、肌表无汗、头痛项强、肢体酸痛较重者，尤为适宜，常与防风、细辛、川芎等同用；治风湿在表之头项强痛、腰背酸重、一身尽痛，可配伍独活、藁本、防风等。

2. 风寒湿痹　本品辛散祛风，味苦燥湿，性温散寒，有较强的祛风湿、止痛作用，常与其他祛风湿、止痛药配伍，主治风寒湿痹，肢节疼痛。因其善入足太阳膀胱经，以除头项肩背之痛见长，故上半身风寒湿痹，肩背肢节疼痛者尤为多用，常与防风、姜黄、当归等同用；治风寒、风湿所致之头风痛，可与川芎、白芷、藁本等配伍。

【用法用量】水煎服，3～10g。

【使用注意】阴血亏虚者慎用，脾胃虚弱者不宜服。

类方

九味羌活汤《此事难知》引张元素方

【组成】羌活　防风　苍术各9g　细辛3g　川芎　白芷　生地黄　黄芩　甘草各6g

【用法】水煎服。

【功用】发汗祛湿，兼清里热。

【主治】外感风寒湿邪，内有蕴热证。恶寒发热，无汗，头痛项强，肢体酸楚疼痛，口苦微渴，舌苔白或微黄，脉浮或浮紧。

【方义】本方证由外感风寒湿邪，内有蕴热所致。治宜祛风散寒胜湿为主，兼清里热。方中羌活功能祛风散寒，胜湿止痛，为君药。防风祛风散寒，通治一身上下之风；苍术散寒除湿，通治一身内外之湿，二者协助羌活祛风散寒胜湿之功，共为臣药。细辛、白芷、川芎散寒祛风，尤善止头身之疼痛；生地黄、黄芩清泻里热，并制辛燥之品伤阴，均为佐药。甘草调和诸药为使。诸药配伍，共奏发汗祛湿，兼清里热之功。

羌活胜湿汤《内外伤辨惑论》

【组成】羌活　独活各6g　藁本　防风　炙甘草各3g　川芎1.5g　蔓荆子2g

【用法】水煎服。

【功用】祛风胜湿止痛。

【主治】风湿在表。头痛身重，肩背痛不可回顾，或腰脊疼痛，难以转侧，苔白脉浮。

【方义】本方所治是因风湿侵袭肌表，阻于经络所致。风湿在表，宜从汗解。方中羌活、独活祛风胜湿，通经活络，宣痹止痛，共为君药。防风祛风胜湿；川芎祛风通络，活血止痛，为臣药。藁本、蔓荆子疏风散寒，胜湿止痛，为佐药。甘草调和诸药，为使药。诸药合用，共奏祛风胜湿，通痹止痛之功。

本方主要以祛风胜湿止痛之品组成，且辛散之力较上方略逊，更无清泻里热之药。故本方所治病证为风湿在表，症状表现以头痛身重为主，恶寒发热之表证并不显著者。

中药

白芷《神农本草经》

【来源】为伞形科植物白芷 *Angelica dahurica*（Fisch. ex Hoffm.）Benth. et Hook. f. 或杭白芷 *Angelica dahurica*（Fisch. ex Hoffm.）Benth. et Hook. f. var. *formosana*（Boiss.）Shan et Yuan 的根。生用。

【性能】辛，温。归肺、胃、大肠经。

【功效】解表散寒，祛风止痛，宣通鼻窍，燥湿止带，消肿排脓。

【应用】

1. 风寒感冒　本品辛散温通，祛风解表散寒之力较温和，而以止痛、通鼻窍见长，宜于外感风寒，头身疼痛，鼻塞流涕之证，常与防风、羌活、川芎等同用。

2. 头痛、牙痛、痹痛等多种疼痛证　本品长于止痛，主入足阳明胃经，故阳明经前额头痛以及牙龈肿痛尤为多用。治疗阳明头痛、眉棱骨痛、头风痛等症，属外感风寒者，可单用，或与防风、细辛、川芎等同用；属外感风热者，可配伍薄荷、菊花、蔓荆子等。治疗风冷牙痛，可与配伍细辛、全蝎、川芎等同用；治疗风热牙痛，可配伍石膏、荆芥穗等。治风寒湿痹之关节疼痛、屈伸不利，可与苍术、草乌、川芎等同用。

3. 鼻渊　本品祛风、散寒、燥湿，可宣利肺气，升阳明清气，通鼻窍而止疼痛，故可用治鼻渊，鼻塞不通、浊涕不止、前额疼痛，每与苍耳子、辛夷等同用。

4. 带下证　本品辛温香燥，能燥湿止带。治疗寒湿下注，白带过多，可与鹿角霜、白术、山药等同用；治湿热下注，带下黄赤，宜与车前子、黄柏等同用。

5. 疮痈肿毒　本品辛散通透，对于疮疡初起，红肿热痛者，可收散结消肿止痛之功，每与金银花、当归、穿山甲等配伍；治脓成难溃，常与人参、黄芪、当归等同用。

【用法用量】水煎服，3～10g。外用适量。

【使用注意】阴虚血热者忌服。

细辛《神农本草经》

【来源】为马兜铃科植物北细辛 *Asarum heterotropoides* Fr. Schmidt var. *mandshuricum*（Maxim.）Kitag.、汉城细辛 *Asarum sieboldii* Miq. var. *seoulense* Nakai 或华细辛 *Asarum sieboldii*

Miq. 的干燥全草。生用。

【性能】辛，温；有小毒。归肺、心、肾经。

【功效】解表散寒，祛风止痛，通窍，温肺化饮。

【应用】

1. 风寒感冒 本品辛温发散，芳香透达，长于解表散寒，祛风止痛。治外感风寒，头身疼痛，常与羌活、防风、白芷等同用；风寒感冒而见鼻塞流涕者，多配伍白芷、苍耳子等。配伍麻黄、附子，可治阳虚外感，恶寒发热、无汗、脉反沉。

2. 头痛、牙痛、风湿痹痛 本品辛香走窜，宣泄郁滞，上达巅顶，通利九窍，善于祛风散寒，且止痛之力颇强，尤宜于风寒性头痛、牙痛、痹痛等多种寒痛证。治疗少阴头痛，足寒气逆，脉象沉细，常配伍独活、川芎等；治外感风邪，偏正头痛，常与川芎、白芷、羌活同用；治疗风冷牙痛，可单用，或与白芷、荜茇煎汤含漱；治胃火牙痛，可配伍生石膏、黄连、升麻等；治龋齿牙痛，可配伍杀虫止痛之蜂房煎汤含漱；治风寒湿痹，腰膝冷痛，常配伍独活、桑寄生、防风等。

3. 鼻渊 本品辛散温通，芳香透达，散风邪，化湿浊，通鼻窍，为治鼻渊之良药，治鼻渊等鼻科疾病之鼻塞、流涕、头痛，多与白芷、苍耳子、辛夷等配伍。

4. 肺寒咳喘 本品辛散温通，外能发散风寒，内能温肺化饮，常用治风寒或寒饮咳喘证。治疗外感风寒，水饮内停之恶寒发热、喘咳痰多，常与麻黄、桂枝、干姜等同用；若纯系寒痰停饮射肺，咳嗽胸满、气逆喘急，可配伍茯苓、干姜、五味子等。

【用法用量】水煎服，1～3g；散剂每次服0.5～1g。

【使用注意】阴虚阳亢头痛，肺燥伤阴干咳者忌用。不宜与藜芦同用。

【按语】本品辛温发散，气味雄烈，能外散风寒、内化寒饮，上疏头风、下通肾气，兼通鼻窍，尤善止痛。故对外感风寒、头痛鼻塞或痰饮咳喘，以及素体阳虚复感风寒等证，皆常应用。关于其用量，古有“细辛不过钱”之说，应当注意。细辛、麻黄、桂枝皆为辛温解表，发散风寒常用药，均可用治风寒感冒。然麻黄发汗作用较强，主治风寒感冒重证；桂枝发汗解表作用较为和缓，凡风寒感冒，无论表实无汗，表虚有汗均可用之；细辛辛温走窜，达表入里，发汗之力不如麻黄、桂枝，但散寒力胜，适当配伍还常用治寒犯少阴之阳虚外感。

类方　麻黄附子细辛汤《伤寒论》

【组成】麻黄6g　炮附子9g　细辛3g

【用法】水煎服。

【功用】助阳解表。

【主治】素体阳虚，外感风寒表证。发热，恶寒甚剧，其寒不解，神疲欲寐，脉沉微。

【方义】本方证由素体阳虚，复又外感风寒所致，故设助阳解表之法以表里兼顾。方中附子温补脾肾以助先后天之阳气；麻黄发汗解表以散在表之风寒；更以细辛通彻表里，既入肺经散在表之风寒，又入肾经而除在里之寒邪。三药合用，发汗解表而不伤阳气，温里助阳而不碍表邪，共奏助阳解表之功。

中药　藁本《神农本草经》

【来源】为伞形科植物藁本 *Ligusticum sinensis* Oliv. 或辽藁本 *Ligusticum jeholense* Nakai et

Kitag. 的干燥根茎及根。生用。

【性能】辛，温。归膀胱经。

【功效】祛风散寒，除湿止痛。

【应用】

1. 风寒感冒，巅顶疼痛　本品辛温香燥，性味俱升，善达巅顶，以发散太阳经风寒湿邪见长，并有较好的止痛作用，常用治太阳风寒，循经上犯，症见头痛、鼻塞、巅顶痛甚，每与羌活、苍术、川芎等同用；治外感风寒夹湿，头身疼痛明显，常与羌活、独活、防风等同用。

2. 风寒湿痹　本品辛散温通香燥之性，又能入于肌肉、经络、筋骨之间，以祛除风寒湿邪，蠲痹止痛。治疗风湿相搏，一身尽痛，每与羌活、防风、苍术等同用。

【用法用量】水煎服，3～10g。

【使用注意】阴血亏虚、肝阳上亢、火热内盛之头痛者忌服。

苍耳子《神农本草经》

【来源】为菊科植物苍耳 *Xanthium sibiricum* Patr. 的干燥成熟带总苞的果实。炒去硬刺用。

【性能】辛、苦，温。有毒。归肺经。

【功效】散风寒，通鼻窍，祛风湿，止痛。

【应用】

1. 风寒感冒　本品辛温宣散，既能外散风寒，又能通鼻窍、止痛。治外感风寒之恶寒发热、头身疼痛、鼻塞流涕，可与防风、白芷、羌活、藁本等同用。因其发汗解表之力甚弱，故一般风寒感冒少用。

2. 鼻渊　本品温和疏达，味辛散风，苦燥湿浊，善通鼻窍以除鼻塞、止前额及鼻内胀痛，为治鼻渊之良药。治鼻渊而有外感风寒者，常与辛夷、白芷等配伍；治鼻渊证属风热外袭或湿热内蕴者，常与薄荷、黄芩等同用。其他鼻病，如伤风鼻塞、鼻窒、鼻鼽等，也常应用。

3. 风湿痹痛　本品辛散苦燥，性温散寒，能祛风除湿，通络止痛。治风湿痹证，关节疼痛、四肢拘挛，可单用，或与羌活、威灵仙、木瓜等同用。

此外，本品与地肤子、白鲜皮、刺蒺藜等同用，治风疹瘙痒。又本品研末，用大风子油为丸，还治疥癣麻风，皆取其散风除湿的作用。

【用法用量】水煎服，3～10g。

【使用注意】血虚头痛不宜服用。过量服用易致中毒。

辛夷《神农本草经》

【来源】为木兰科植物望春花 *Magnolia biondii* Pamp.、玉兰 *Magnolia denudata* Desr. 或武当玉兰 *Magnolia sprengeri* Pamp. 的干燥花蕾。阴干生用。

【性能】辛，温。归肺、胃经。

【功效】散风寒，通鼻窍。

【应用】

1. 伤风感冒　本品辛散温通，能发散风寒，宣通鼻窍。治外感风寒，肺窍郁闭，恶寒发热，头痛鼻塞，可配伍防风、白芷、细辛等；治风热感冒，鼻塞头痛，亦可于薄荷、金银花、菊花等同用，以增强通鼻窍，散风邪之力。

2. 鼻渊 本品辛温发散，芳香通窍，其性上达，外能祛除风寒邪气，内能升达肺胃清气，善通鼻窍，为治鼻渊头痛、鼻塞流涕之要药，不论寒证热证，皆可配伍应用。偏风寒者，常与白芷、细辛、苍耳子等同用；偏风热者，多与薄荷、连翘、黄芩等同用。若肺胃郁热发为鼻疮者，可与黄连、连翘、野菊花等配伍。

【用法用量】水煎服，3～10g，包煎。外用适量。

【使用注意】鼻病因于阴虚火旺者忌服。

葱白《神农本草经》

【来源】为百合科植物葱 *Allium fistulosum* L. 近根部的鳞茎。鲜用。

【性能】辛，温。归肺、胃经。

【功效】发汗解表，散寒通阳。

【应用】

1. 风寒感冒 本品辛温不燥烈，发汗不峻猛，药力较弱，适用于风寒感冒，恶寒发热之轻证。可以单用，亦可与淡豆豉等其他较温和的解表药同用。风寒感冒较甚者，可作为麻黄、桂枝、羌活等的辅佐药，以增强发汗解表之功。

2. 阴盛格阳 本品辛散温通，能宣通阳气，温散寒凝，可使阳气上下顺接，内外通畅。治疗阴盛格阳，厥逆脉微、面赤、下利、腹痛，常与附子、干姜同用，以通阳回厥。单用捣烂，外敷脐部，再施温熨，治阴寒腹痛及寒凝气阻，膀胱气化不行的小便不通，亦取其通阳散寒之功。

此外，葱白外敷有散结通络下乳之功，可治乳汁郁滞不下，乳房胀痛；治疮痈肿毒，兼有解毒散结之功。

【用法用量】水煎服，3～10g。外用适量。

【按语】大葱辛散温通，亦食亦药，外散表邪，内通阳气。配伍解表药可治风寒感冒，恶寒发热；配温里药可治阴盛格阳，下利清谷。唯药性平和，多作辅助之用。

第二节 发散风热类

本类中药方剂以发散风热为主要作用，发汗解表作用较发散风寒类药、方缓和。主要适用于风热感冒，以及温病初起，邪在卫分，症见发热、微恶风寒、咽干口渴、头痛目赤、舌边尖红、苔薄黄、脉浮数等。部分发散风热药分别兼有清头目、利咽喉、透疹、止痒、止咳的作用，又可用治风热所致的目赤多泪、咽喉肿痛、麻疹不透、风疹瘙痒，以及风热咳嗽等证。

中药

薄荷《新修本草》

【来源】为唇形科植物薄荷 *Mentha haplocalyx* Briq. 的干燥地上部分。生用。

【性能】辛，凉。归肺、肝经。

【功效】疏散风热，清利头目，利咽透疹，疏肝行气。

【应用】

1. 风热感冒，温病初起 本品辛以发散，凉以清热，清轻凉散，风热感冒和温病卫分证常用。治风热感冒或温病初起，邪在卫分，见发热、微恶风寒、头痛等症，常与金银花、连翘、牛蒡子、荆芥等配伍。

2. 头痛眩晕，目赤多泪，咽喉肿痛　治风热上攻，头痛眩晕，宜与川芎、石膏、白芷等配伍；治风热上攻之目赤多泪，可与桑叶、菊花、蔓荆子等同用；治风热壅盛，咽喉肿痛，常配伍桔梗、生甘草、僵蚕等。

3. 麻疹不透，风疹瘙痒　本品轻宣疏散，能宣毒透疹，祛风止痒。治风热束表，麻疹不透，常配伍蝉蜕、牛蒡子、柽柳等；治风疹瘙痒，可与荆芥、防风、僵蚕等同用。

4. 肝郁气滞，胸闷胁痛　本品兼入肝经，能疏肝行气，常配伍柴胡、白芍、当归等疏肝理气调经之品，治疗肝郁气滞，胸胁胀痛，月经不调。

此外，本品芳香辟秽，兼能化湿和中，还可用治夏令感受暑湿秽浊之气，脘腹胀痛、呕吐泄泻，常与香薷、厚朴、金银花等同用。

【用法用量】水煎服，3～6g，后下。薄荷叶长于发汗解表，薄荷梗偏于行气和中。

【使用注意】体虚多汗者不宜使用。

牛蒡子《名医别录》

【来源】为菊科植物牛蒡 *Arctium lappa* L. 的干燥成熟果实。生用或炒用，用时捣碎。

【性能】辛、苦，寒。归肺、胃经。

【功效】疏散风热，宣肺祛痰，利咽透疹，解毒消肿。

【应用】

1. 风热感冒，温病初起　本品辛散苦泄，寒能清热，长于宣肺祛痰，清利咽喉，故风热感冒而见咽喉红肿疼痛，或咳嗽痰多不利者，颇为常用。治风热感冒，或温病初起，发热、咽喉肿痛等症，常配伍金银花、连翘、荆芥、桔梗等同用；治风热咳嗽，痰多不畅，常与桑叶、桔梗、前胡等配伍。

2. 麻疹不透，风疹瘙痒　本品能透泄热毒而促使疹子透发。治麻疹不透或透而复隐，常与薄荷、柽柳、竹叶等同用；治风湿浸淫血脉而致的疮疥瘙痒，常配伍荆芥、蝉蜕、苍术等。

3. 痈肿疮毒，丹毒，痄腮，喉痹　本品辛苦性寒，能外散风热，内解热毒，故可用治痈肿疮毒、丹毒、痄腮、喉痹等热毒病证。因其性偏滑利，兼滑肠通便，故上述病证兼有大便热结不通者尤为适宜。治风热外袭，火毒内结之痈肿疮毒，兼有便秘者，常与大黄、芒硝、栀子、连翘、薄荷等同用；治乳痈肿痛，尚未成脓者，可与金银花、连翘、栀子、瓜蒌等同用。配伍玄参、黄芩、黄连、板蓝根等清热泻火解毒药，还可用治瘟毒发颐、痄腮、喉痹等热毒之证。

【用法用量】水煎服，6～12g。炒用可使其苦寒及滑肠之性略减。

【使用注意】气虚便溏者慎用。

类方　普济消毒饮《东垣试效方》

【组成】酒炒黄芩　酒炒黄连各15g　陈皮　生甘草　玄参　柴胡　桔梗各6g　连翘　板蓝根　马勃　牛蒡子　薄荷各3g　僵蚕　升麻各2g

【用法】水煎服。

【功用】清热解毒，疏风散邪。

【主治】大头瘟。恶寒发热，头面红肿焮痛，目不能开，咽喉不利，舌燥口渴，舌红苔白兼黄，脉浮数有力。

【方义】本方证由感受风热疫毒之邪，壅于上焦，攻冲头面所致。其特点是热毒重、来势猛，具有传染性。邪从外感当用疏散，但单纯疏散难以遏制热毒炽张之势；热毒炽张宜用清泻，但仅以清泻恐有邪毒内陷之虞。故当清热解毒与疏风散邪并举。本方酒炒黄芩、黄连清降上焦热毒为君。牛蒡子、连翘、薄荷、僵蚕辛凉疏散头面风热为臣。玄参、马勃、板蓝根加强清热解毒之功；升麻、柴胡、陈皮加强疏风散邪之力；人参补气，扶正以祛邪，共为佐药。桔梗引药上行；甘草调和诸药，二者相合又善清利咽喉，使药之中兼有佐药之功。诸药合用，共奏清热解毒，疏风散邪之效。

中药

蝉蜕《名医别录》

【来源】为蝉科昆虫黑蚱 *Cryptotympana pustulata* Fabricius 的若虫羽化时脱落的皮壳。生用。

【性能】甘，寒。归肺、肝经。

【功效】疏散风热，利咽开音，明目退翳，透疹，止痉。

【应用】

1. 风热感冒，温病初起，咽痛音哑 本品甘寒清热，质轻上浮，长于疏散肺经风热以宣肺利咽、开音疗哑，故风热感冒，温病初起，症见声音嘶哑或咽喉肿痛者，尤为适宜。治风热感冒或温病初起之发热恶风、头痛口渴，常配伍薄荷、牛蒡子、前胡等；治风热火毒上攻之咽喉红肿疼痛、声音嘶哑，可与薄荷、牛蒡子、金银花、连翘等同用。

2. 麻疹不透，风疹瘙痒 本品宣散透发，疏散风热，透疹止痒，用治风热外束，麻疹不透，可与牛蒡子、升麻等同用；治风湿浸淫肌肤血脉，皮肤瘙痒，常配伍荆芥、防风、苦参等。

3. 目赤翳障 本品入肝经，善疏散肝经风热而有明目退翳之功，故可用治风热上攻或肝火上炎之目赤肿痛、翳膜遮睛，常与菊花、刺蒺藜、决明子、车前子等同用。

4. 急慢惊风，破伤风证 本品甘寒，既能疏散肝经风热，又可凉肝息风止痉，故可用治小儿急慢惊风、破伤风证。治疗小儿急惊风，可与天竺黄、栀子、僵蚕等配伍；治小儿慢惊风，可配伍全蝎、天南星等；治破伤风证牙关紧闭、手足抽搐、角弓反张，常与天麻、僵蚕、全蝎、天南星同用。

【用法用量】水煎服，3~6g；或研末冲服。一般病证用量宜小；止痉则需大量。

【使用注意】孕妇慎用。

【按语】薄荷、牛蒡子与蝉蜕三药皆能疏散风热、透疹、利咽，均可用于外感风热或温病初起，发热、微恶风寒、头痛；麻疹初起，透发不畅；风疹瘙痒；风热上攻，咽喉肿痛等证。但薄荷辛凉芳香，清轻凉散，发汗之力较强，故外感风热，发热无汗者薄荷首选。且薄荷又能清利头目，疏肝行气。牛蒡子辛散苦泄，性寒滑利，兼能宣肺祛痰，故外感风热，发热、咳嗽、咯痰不畅者，牛蒡子尤为适宜。同时，牛蒡子外散风热，内解热毒，有清热解毒散肿之功。蝉蜕甘寒质轻，既能疏散肺经风热而利咽、透疹、止痒，又长于疏散肝经风热而明目退翳，凉肝息风止痉。

桑叶《神农本草经》

【来源】为桑科植物桑 *Morus alba* L. 的干燥叶。生用或蜜制用。

【性能】苦、甘，寒。归肺、肝经。

【功效】疏散风热，清肺润燥，平抑肝阳，清肝明目。

【应用】

1. 风热感冒，温病初起　本品甘寒质轻，轻清疏散，虽疏散风热作用较为缓和，但又能清肺热、润肺燥，故常用于风热感冒，或温病初起，温热犯肺之发热、咽痒、咳嗽等症，每与菊花相须为用，或配伍连翘、薄荷、桔梗等。

2. 肺热咳嗽，燥热咳嗽　本品既能清泄肺热，又能凉润肺燥，常用于肺热或燥热伤肺，咳嗽痰少，色黄而黏稠，或干咳少痰、咽痒等症。轻者可配伍杏仁、沙参、贝母等；重者可配伍生石膏、麦冬、阿胶等。

3. 肝阳上亢　本品入肝经，有平降肝阳之效，故可用治肝阳上亢之头痛眩晕、烦躁易怒，常与菊花、石决明、白芍等同用。

4. 目赤昏花　本品既能疏散风热，又能清泄肝热，且甘润益阴以明目，故常用治风热上攻，肝火上炎所致的目赤、涩痛、多泪，可配伍菊花、蝉蜕、夏枯草、决明子等；治肝肾精血不足，目失所养之眼目昏花、视物不清，常与黑芝麻配伍。

此外，本品尚能凉血止血，还可用治血热妄行之咳血、吐血、衄血，宜与其他凉血止血药同用。

【用法用量】水煎服，5～9g；或入丸、散。外用煎水洗眼。

类方

桑杏汤《温病条辨》

【组成】桑叶3g　杏仁4.5g　沙参6g　浙贝母　淡豆豉　栀子皮　梨皮各3g

【用法】水煎服。

【功用】清宣温燥，润肺止咳。

【主治】外感温燥证。头痛，身热不甚，微恶风寒，口渴，咽干鼻燥，干咳无痰，或痰少而黏，舌红，苔薄白而干，脉浮数而右脉大。

【方义】本方证为温燥袭肺之轻证。治宜轻宣燥邪，兼以润肺止咳。方中桑叶疏散风热，凉润肺燥；杏仁宣降肺气，润燥止咳，共为君药。豆豉辛凉解表，助桑叶轻宣透热；贝母清肺化痰，助杏仁润燥止咳，共为臣药。沙参润肺止渴生津；栀子皮质轻而入上焦，以清泄肺热；梨皮清肺热，润肺燥而止咳，均为佐药。诸药合用，共奏轻宣温燥之功。

清燥救肺汤《医门法律》

【组成】桑叶9g　煅石膏7.5g　炒杏仁2g　麦冬3.5g　人参2g　阿胶2.5g　甘草　炒胡麻仁　炙枇杷叶各3g

【用法】水煎服。

【功用】清燥润肺，益气养阴。

【主治】温燥伤肺，气阴两伤证。身热头痛，干咳无痰，气逆而喘，咽喉干燥，鼻燥，胸满胁痛，心烦口渴，舌干少苔，脉虚大而数。

【方义】本方证为燥热伤肺之重证，治宜清热润燥以救肺，补气养阴以保肺。方中桑叶清透肺中燥热之邪，为君药。石膏清泄肺热；麦冬养阴润肺，共为臣药。人参益胃津，养肺气；麻仁、阿胶养肺阴；杏仁、枇杷叶降肺气，止喘嗽，均为佐药。甘草调和诸药为使。诸药合用，共奏清燥润肺之功。

中药

菊花《神农本草经》

【来源】为菊科植物菊 *Chrysanthemum morifolium* Ramat. 的干燥头状花序。生用。

【性能】甘、苦，微寒。归肺、肝经。

【功效】疏散风热，平抑肝阳，清肝明目，清热解毒。

【应用】

1. 风热感冒，温病初起 本品味辛疏散，体轻达表，气清上浮，微寒清热，功能疏散肺经风热，但发散表邪之力不强。常用治风热感冒，或温病初起，温邪犯肺之发热、头痛、咳嗽等症，每与功用相似的桑叶相须为用，并常配伍连翘、薄荷、桔梗等。

2. 肝阳上亢 本品性寒，入肝经，能清肝热，平肝阳，常用治肝阳上亢之头痛眩晕，每与石决明、珍珠母、白芍等同用。治肝火上攻之眩晕、头痛，以及肝经热盛，热极动风，可与羚羊角、钩藤、桑叶等同用。

3. 目赤昏花 本品辛散苦泄，微寒清热，入肝经，既能疏散肝经风热，又能清泄肝热以明目，故可用治肝经风热，或肝火上攻之目赤肿痛，前者常与蝉蜕、木贼、白僵蚕等配伍，后者可与石决明、决明子、夏枯草等同用。治肝肾精血不足，目失所养之眼目昏花、视物不清，常配伍枸杞子、熟地黄、山茱萸等。

4. 疮痈肿毒 本品味苦，性微寒，能清热解毒，可用治疮痈肿毒，常与金银花、生甘草同用。

【用法用量】水煎服，5～10g。

【按语】本品轻清疏散，甘凉益阴，苦可泄热，善解头目风热，又能清肝、平肝，为治头痛目赤及头晕目眩症之良药。桑叶与菊花皆能疏散风热，平抑肝阳，清肝明目，均可用治风热感冒或温病初起所致的发热、微恶风寒、头痛，肝阳上亢所致的头痛眩晕，风热上攻或肝火上炎所致的目赤肿痛，以及肝肾精血不足之目暗昏花等证。但桑叶疏散风热之力较强，又能清肺润燥，凉血止血；菊花平肝、清肝明目之力较强，并能清热解毒。

类方

桑菊饮《温病条辨》

【组成】桑叶 8g　菊花 3g　杏仁 6g　连翘 5g　桔梗 6g　薄荷　甘草各 3g　芦根 6g

【用法】水煎服。

【功用】疏风清热，宣肺止咳。

【主治】风温初起，邪客肺络证。但咳，身热不甚，口微渴，脉浮数。

【方义】本方证由风热侵袭肺卫，偏郁肺络，肺失清肃所致。受邪轻浅，无需重剂，故用辛以散风，凉以清肺立法。方中桑叶清透肺络之热；菊花清散上焦风热，共为君药。薄荷辛凉透散，助桑叶、菊花散上焦风热；桔梗、杏仁一升一降，复肺气之宣降以止咳，共为臣药。连翘清透胸膈之热；芦根清热生津止渴，共为佐药。甘草调和诸药为使。诸药合用，共奏疏风清热，宣肺止咳之功。

中药

蔓荆子《神农本草经》

【来源】为马鞭草科植物单叶蔓荆 *Vitex trifolia* L. var. *simplicifolia* Cham. 或蔓荆 *Vitex trifolia* L. 的干燥成熟果实。生用或炒用。

【性能】辛、苦，微寒。归肝、胃、膀胱经。

【功效】疏散风热，清利头目。

【应用】

1. 风热感冒，头昏头痛　本品辛能散风，微寒清热，轻浮上行，解表之力较弱，偏于清利头目，疏散头面之邪。故风热感冒而头昏头痛者，较为多用，常与薄荷、菊花等同用；治风邪上攻之偏头痛，常配伍川芎、白芷、细辛等。

2. 目赤肿痛　本品辛散苦泄微寒，功能疏散风热，清利头目，可用治风热上攻之目赤肿痛、目昏多泪，常与菊花、蝉蜕、刺蒺藜等同用。本品药性升发，清利头目，与黄芪、人参、升麻、葛根等同用，还可治疗中气不足，清阳不升之耳鸣耳聋。

此外，取本品祛风止痛之功，也可用治风湿痹痛，每与羌活、独活、川芎、防风等同用。

【用法用量】水煎服，5～10g。

【按语】本品辛能发散，寒能清热，轻浮上行，善于发散头面之邪而清利头目，为治头痛头晕常用之品。蔓荆子与藁本、白芷皆治头痛，然藁本、白芷偏治风寒头痛，本品偏治风热头痛。此外，三者治头痛的作用部位也有所偏重，藁本偏于巅顶脑后，白芷偏于前额眉棱骨间，而蔓荆子偏于太阳穴附近。

柴胡《神农本草经》

【来源】为伞形科植物柴胡 *Bupleurum chinensis* DC. 或狭叶柴胡 *Bupleurum scorzonerifolium* Willd. 的干燥根。生用或醋制用。

【性能】苦、辛，微寒。归肝、胆经。

【功效】解表退热，疏肝解郁，升举阳气。

【应用】

1. 表证发热及少阳证　本品辛散苦泄，微寒退热，善于祛邪解表退热和疏散少阳半表半里之邪。对于外感表证发热，无论风热、风寒表证，皆可使用。治风寒感冒，恶寒发热、头身疼痛，常与防风、生姜等配伍；治外感风寒，寒邪入里化热，恶寒渐轻，身热增盛，多与葛根、羌活、黄芩、石膏等同用；治风热感冒之发热、头痛等症，可与菊花、薄荷、升麻等同用；治伤寒邪在少阳之寒热往来、胸胁苦满、口苦咽干者用之最宜，为治少阳证之要药，常与黄芩同用。

2. 肝郁气滞　本品辛行苦泄，功善条达肝气，疏肝解郁。治肝失疏泄，气机郁阻之胸胁或少腹胀痛、情志抑郁、妇女月经失调、痛经等症，常与香附、川芎、白芍同用；治肝郁血虚，脾失健运之胁肋作痛、神疲食少，以及妇女月经不调、乳房胀痛等，常配伍当归、白芍、白术、茯苓等。

3. 气虚下陷，脏器脱垂　本品能升举脾胃清阳之气，可用治中气不足，气虚下陷所致的脘腹重坠作胀、食少倦怠、久泻脱肛、子宫下垂、肾下垂等脏器脱垂，常与人参、黄芪、升麻等同用。

此外，本品还可退热截疟，又为治疗疟疾寒热的常用药，常与黄芩、常山、草果等同用。

【用法用量】水煎服，3～10g。解表退热宜生用，且用量宜稍重；疏肝解郁宜醋制，升阳可生用或酒制，且用量均宜稍轻。

【使用注意】阴虚阳亢、肝风内动、阴虚火旺及气机上逆者忌用或慎用。

【按语】本品味苦辛，性微寒，具轻清上升，宣透疏达之性。配伍黄芩，长于疏散少阳半表半里之邪而治寒热往来；配伍白芍，善于疏肝止痛，治疗肝郁气滞诸痛及月经不调；配伍升麻，又能升阳举陷而治气虚下陷。此外，配伍白术能调和肝脾，配伍香附能疏肝开郁，配伍黄连能清散郁火，配伍枳实能升清降浊，配伍葛根能解肌退热。配伍得宜，应用颇广。

类方

小柴胡汤《伤寒论》

【组成】柴胡24g　黄芩　人参　炙甘草　半夏　生姜各9g　大枣4枚

【用法】水煎服。

【功用】和解少阳。

【主治】

1. 伤寒少阳证　往来寒热，胸胁苦满，默默不欲饮食，心烦喜呕，口苦，咽干，目眩，舌苔薄白，脉弦者。

2. 妇人中风，热入血室　经水适断，寒热发作有时。

3. 疟疾、黄疸等病而见少阳证者。

【方义】本方证由伤寒邪犯少阳所致，病在半表半里之间，既非汗法之所宜，又非吐、下之所当，唯有和解一法，使半表半里之邪外透内疏。方中柴胡疏散少阳半表之邪；黄芩清泄少阳半里之热，共为君药。人参扶正祛邪，又防止外邪进一步内传；半夏和胃降逆，解除胸胁苦满、心烦喜呕、不欲饮食等症，共为臣药。生姜与大枣，既能助柴胡疏散表邪，又能助人参扶正祛邪，还能助半夏和胃降逆，为佐药。甘草调和诸药，为使药。诸药合用，共奏和解少阳之功。

柴葛解肌汤《伤寒六书》

【组成】柴胡6g　葛根9g　黄芩6g　甘草　羌活　白芷各3g　芍药6g　桔梗　生姜　大枣各3g

【用法】水煎服。

【功用】解肌清热。

【主治】外感风寒，郁而化热证。恶寒渐轻，身热增甚，无汗头痛，目痛鼻干，心烦不眠，咽干耳聋，眼眶痛，舌苔薄黄，脉浮微洪。

【方义】本方证由表邪未解，化热入里所致。治当解表与清里双管齐下。方中柴胡、葛根解肌清热为君。羌活、白芷散表邪而止头痛；黄芩清泄里热，共为臣药。白芍敛阴和营，以防疏散太过而伤阴；桔梗宣利肺气；生姜、大枣调和营卫，均为佐药。甘草调和诸药为使。诸药合用，共奏解肌清热之功。

四逆散《伤寒论》

【组成】柴胡　炒枳实　芍药　炙甘草各6g

【用法】水煎服。

【功用】透邪解郁，疏肝理脾。

【主治】

1. 阳郁厥逆证　手足不温，或腹痛，或泄利下重，脉弦。

2. 肝脾不和证　胁肋胀痛，脘腹疼痛，脉弦。

【方义】本方证由外邪传经入里，气机郁遏而不得疏泄，抑遏阳气不达四末，手足失于温煦所致。治宜透邪外出，疏理气机。方中柴胡透邪升阳以疏郁，芍药养阴泄热而柔肝，枳实理气疏壅以破结，甘草健脾和胃而缓急。诸药合用，使邪去郁解，气血调畅，清阳得伸，四逆可解，腹痛、泄利下重可除。

后世将本方用作疏肝理脾之基础方剂，主治肝脾不和而致的胁肋脘腹胀痛。如《景岳全书》柴胡疏肝散，即以本方枳壳易枳实，加香附、川芎、陈皮，治肝郁气滞之胁肋疼痛。《和剂局方》逍遥散，即以本方去枳实，增当归、茯苓、白术，煎时加薄荷、生姜，治肝郁血虚，脾不健运之两胁作痛，头痛目眩，神疲食少，月经不调，乳房作胀，脉弦而虚者。

中药

升麻《神农本草经》

【来源】为毛茛科植物大三叶升麻 *Cimicifuga heracleifolia* Kom.、兴安升麻 *Cimicifuga dahurica*（Turcz.）Maxim. 或升麻 *Cimicifuga foetida* L. 的干燥根茎。生用或蜜制用。

【性能】辛、微甘，微寒。归肺、脾、胃、大肠经。

【功效】解表透疹，清热解毒，升举阳气。

【应用】

1. 外感表证　本品辛甘微寒，性能升散，有发表退热之功。治风热感冒，温病初起，发热、头痛等症，可与桑叶、菊花、薄荷、连翘等同用；治风寒感冒之恶寒发热、无汗、头痛、咳嗽，可配伍麻黄、紫苏、白芷、川芎等；治外感风热夹湿之阳明经头痛，额前作痛、呕逆、心烦痞满，可与苍术、葛根、鲜荷叶等配伍。

2. 麻疹不透　本品能辛散发表，透发麻疹，用治麻疹初起，透发不畅，常与葛根、白芍、甘草等同用；治麻疹欲出不出，身热无汗，咳嗽咽痛，烦渴尿赤，常配伍葛根、薄荷、牛蒡子、荆芥等。

3. 齿痛，口疮，咽喉肿痛，温毒发斑　本品甘寒，以清热解毒功效见长，为清热解毒之良药，可用治热毒所致的多种病证。因其尤善清解阳明热毒，故胃火炽盛成毒的牙龈肿痛、口舌生疮、咽肿喉痛以及皮肤疮毒等尤为多用。治疗牙龈肿痛、口舌生疮，多与生石膏、黄连等同用；治疗风热疫毒上攻之大头瘟，头面肿盛，咽喉肿痛，常与黄芩、黄连、玄参、板蓝根等配伍；治痄腮肿痛，可与黄连、连翘、牛蒡子等配伍；治温毒发斑，常与生石膏、大青叶、紫草等同用。

4. 气虚下陷之脏器脱垂、崩漏下血　本品入脾胃经，善引脾胃清阳之气上升，其升提之力较柴胡为强。故常用治中气不足，气虚下陷所致的脘腹坠胀、食少倦怠、久泻脱肛、崩漏下血、子宫下垂、肾下垂等，多与黄芪、人参、柴胡等同用。

【用法用量】水煎服，5～10g。发表透疹，清热解毒宜生用；升阳举陷宜炙用。

【使用注意】麻疹已透，阴虚火旺，以及阴虚阳亢者，均当忌用。

葛根《神农本草经》

【来源】为豆科植物野葛 *Pueraria lobata*（Willd.）Ohwi 或甘葛藤 *Pueraria thomsonii* Benth. 的干燥根。生用或煨用。

【性能】甘、辛，凉。归脾、胃经。

【功效】解肌退热，透疹，生津止渴，升阳止泻，通经活络，解酒毒。

【应用】

1. 表证发热头痛，项背强痛　本品甘辛性凉，轻扬升散，具有发汗解表，解肌退热之功。外感表证发热，无论风寒与风热，均可选用本品。治风热感冒之发热、头痛等症，可与薄荷、菊花、蔓荆子等同用；治风寒感冒，邪郁化热之发热重、恶寒轻、头痛无汗、目疼鼻干、口微渴、苔薄黄等症，常配伍柴胡、黄芩、白芷、羌活等。本品既能辛散发表以退热，又长于缓解外邪郁阻，经气不利，筋脉失养所致的颈背强痛。治风寒感冒之表实无汗、恶寒、项背强痛者，常与麻黄、桂枝等同用；治风寒表虚证之汗出、恶风、项背强痛，常与枝枝、白芍等配伍。

2. 麻疹不透 本品味辛性凉，有发表散邪，解肌退热，透发麻疹之功，故可用治麻疹初起，表邪外束，疹出不畅，常与升麻、芍药、甘草等同用。

3. 热病口渴，消渴证 本品甘凉，于清热之中，又能鼓舞胃中清气上行以输布津液，而有生津止渴之功。用治热病津伤口渴，常与芦根、天花粉、知母等同用；消渴证属阴津不足者，可与天花粉、鲜地黄、麦门冬等配伍；内热消渴，口渴多饮，体瘦乏力，气阴不足者，又多配伍乌梅、天花粉、麦冬、党参、黄芪等。

4. 热泄热痢，脾虚泄泻 本品味辛升发，能升发清阳，鼓舞脾胃清阳之气上升而有止泻痢之效，故可用治表证未解，邪热入里，身热、下利臭秽、肛门有灼热感、苔黄脉数，或湿热泻痢，热重于湿者，常与黄芩、黄连、甘草同用；治脾虚泄泻，常配伍人参、白术、木香等。

此外，本品还有通经活络之功，可用治眩晕头痛，中风偏瘫，胸痹心痛等，现代临床用治高血压颈项强痛有明显降压作用，能较好地缓解高血压病人“项紧”症状；又能解酒毒，用于酒毒伤中。

【用法用量】水煎服，10～15g。解肌退热、透疹、生津宜生用，升阳止泻宜煨用。

【附药】**葛花** 为葛的未开放的花蕾。性味甘，平。功能解酒毒，醒脾和胃。主要用于饮酒过度，头痛头昏、烦渴、呕吐、胸膈饱胀等症。常用量3～15g。

【按语】葛根与柴胡、升麻三者皆能发表、升阳，均可用治风热感冒，发热、头痛及清阳不升等证。其中柴胡、升麻两者均能升阳举陷，用治气虚下陷，食少便溏、久泻脱肛、胃下垂、肾下垂、子宫脱垂等；升麻、葛根两者又能透疹，常用治麻疹初起，透发不畅。但柴胡主升肝胆之气，长于疏散少阳半表半里之邪，退热，疏肝解郁，为治疗少阳证的要药。又常用于伤寒邪在少阳，寒热往来、胸胁苦满、口苦咽干、目眩；感冒发热；肝郁气滞，胸胁胀痛、月经不调、痛经等证。升麻主升脾胃清阳之气，其升阳举陷之力较柴胡为强，并善于清热解毒，又常用于多种热毒病证。葛根主升脾胃清阳之气而达到生津止渴，止泻之功，常用于热病烦渴、阴虚消渴；热泄热痢、脾虚泄泻。同时，葛根解肌退热，对于外感表证，发热恶寒、头痛无汗、项背强痛，无论风寒表证、风热表证，均可使用。

类方

葛根黄芩黄连汤《伤寒论》

【组成】葛根15g　黄芩　黄连各9g　炙甘草6g

【用法】水煎服。

【功用】解表清里。

【主治】表证未解，邪热入里证。身热，下利臭秽，胸脘烦热，口干口渴，喘而汗出，舌红苔黄，脉数或促。

【方义】本方证由表证误用攻下，表热内陷阳明而致。治宜外解肌表之邪，内泻胃肠之热。方中重用葛根，既能解表退热，又能升发脾胃清阳之气而止下利，为君药。黄芩、黄连清热燥湿、止利，为臣药。甘草甘缓和中，调和诸药，作佐使之用。诸药合用，使表解里和，则身热下利自愈。

中药　　　　　　　　　　　　　　　　　**淡豆豉**《名医别录》

【来源】为豆科植物大豆 *Glycine max*（L.）Merr. 的成熟种子发酵加工品。晒干，生用。

【性能】苦、辛，凉。归肺、胃经。

【功效】解表，除烦，宣发郁热。

【应用】

1. 外感表证　本品辛散轻浮，能疏散表邪，且发汗解表之力颇为平稳，无论风寒、风热表证，皆可配伍使用。用治风热感冒，或温病初起之发热、微恶风寒、头痛口渴、咽痛等症，常与金银花、连翘、薄荷、牛蒡子等同用；治风寒感冒初起之恶寒发热、无汗、头痛、鼻塞等症，常配伍葱白。

2. 热病烦闷　本品辛散苦泄性凉，既能透散外邪，又能宣散邪热、除烦，常与栀子同用，治疗外感热病，邪热内郁胸中，心中懊侬，烦热不眠。

【用法用量】水煎服，6～12g。

第八章 清热类

凡以清解里热为主要功效，常用以治疗里热证的药物，称为清热药。以清热药物为主组成，具有清热、泻火、凉血、解毒等作用，用以治疗里热证的方剂，称为清热剂。属于“八法”中的“清”法。

本类中药方剂具有清热泻火、清热燥湿、凉血、解毒及清虚热等不同作用，主要用治温热病高热烦渴、湿热泻痢、温毒发斑、痈肿疮毒及阴虚发热等里热证。体现《内经》“热者寒之”及《神农本草经》“疗热以寒药”的治疗和用药原则。

由于发病原因、病情变化以及患者体质的不同，里热证有热在气分、血分之分，有实热、虚热之别。根据本类中药方剂的功效及其主治证的差异，可将其分为：清热泻火，清热燥湿，清热凉血、清热解毒和清虚热五类。

使用清热药或以本类药物为主组方时，应辨明热证的虚实。实热证有气分热、营血分热及气血两燔之别，应分别予以清热泻火、清营凉血、气血两清；虚热证又有邪热伤阴、阴虚发热及肝肾阴虚、阴虚内热之异，则须清热养阴透热或滋阴凉血除蒸。若里热兼有表证，治宜先解表后清里，或配伍解表药，以表里双解；若里热兼积滞，宜配伍通里泻下药。

本类中药方剂性多寒凉，易伤脾胃，故脾胃气虚，食少便溏者慎用；苦寒药物易化燥伤阴，热证伤阴或阴虚患者慎用；禁用于真寒假热证。

第一节 清热泻火类

本类中药方剂清热作用较强，常用以治疗火热较盛的病证，以清泄气分邪热为主，适用于温热病邪入气分而见高热、口渴、汗出、烦躁，甚或神昏谵语、舌红苔黄、脉洪数实者。此外，依据其主要归经的不同而分别适用于肺热、胃热、心火、肝火等脏腑火热证。

使用本类中药方剂时，若里热炽盛而正气已虚，则宜适当配伍补虚药，以扶正祛邪。

中药

石膏《神农本草经》

【来源】为硫酸盐类矿物硬石膏族石膏，主含含水硫酸钙（$CaSO_4 \cdot 2H_2O$）。研细生用或煅用。

【性能】生用：甘、辛，大寒；煅用：甘、辛、涩，寒。归肺、胃经。

【功效】生用：清热泻火，除烦止渴；煅用：敛疮生肌，收湿，止血。

【应用】

1. 温热病气分实热证 症见壮热、烦渴、汗出、脉洪大，常与知母相须为用。若治温病气血两燔而见高热不退、神昏谵语、发斑发疹等，常配伍清热凉血之玄参、牡丹皮等。本品既能清热泻火、除烦止渴，又能祛暑，配伍人参、麦冬等益气养阴药，可用治暑热初起伤气耗阴，或热病后期余热未尽，气津两亏，症见身热、心烦、口渴者。

2. 肺热喘咳证 本品辛寒入肺经，善清肺经实热，配伍止咳平喘之麻黄、杏仁等，可治肺热喘咳、发热口渴。

3. 胃火牙痛，头痛，消渴 本品功能清泻胃火，可用治胃火上攻之牙龈肿痛，常配伍黄连、升麻等；治胃火头痛，可配伍川芎；治胃热上蒸，耗伤津液之消渴证，可配伍知母、生地黄、麦冬等。

4. 溃疡不敛，湿疹瘙痒，水火烫伤，外伤出血 本品火煅外用，有敛疮生肌，收湿止血之功。用治溃疡不敛，可配伍红粉研末敷患处；治湿疹瘙痒，可配伍枯矾；治湿疮肿痒，可配伍黄柏研末外掺；治水火烫伤，可与青黛同用。

【用法用量】生石膏水煎服，15～60g，宜先煎。煅石膏外用适量，研末撒敷患处。

【使用注意】脾胃虚寒及阴虚内热者忌用。

【按语】本品性味辛甘大寒，性寒清热泻火，辛寒解肌透热，甘寒清胃热、除烦渴。主入肺、胃经，对肺胃热证，不论温邪内传所致的气分热盛，还是内蕴之热所致的牙痛、头痛、消渴等，皆为要药。本品经火煅后，寒性大减，专主收敛，故外用于收湿敛疮。

类方

白虎汤《伤寒论》

【组成】石膏50g 知母18g 炙甘草6g 粳米9g

【用法】水煎服。

【功用】清热生津。

【主治】阳明气分热盛证。壮热面赤，烦渴引饮，汗出恶热，脉洪大有力。

【方义】本方证成因有二：①伤寒化热内传阳明；②温病邪传气分。治宜清解阳明气分之热，兼以清热生津止渴。方中石膏辛甘大寒，善清阳明气分之热，又能除烦止渴，为君药。知母苦寒质润，寒助石膏清热，润助石膏生津，为臣药。佐以粳米益胃和中，防止石膏、知母寒凉伤胃。使以甘草调和诸药。诸药合用，共奏清热除烦，生津止渴之功。

本方加人参6g，名“白虎加人参汤”，能清热益气生津，适用于温热病气阴两伤，或暑伤气阴者。本方加水牛角9g，玄参9g，名“化斑汤”，功善清气凉血，适用于温病气血两燔，症见神昏谵语、发斑者。本方加苍术9g，名“白虎加苍术汤”，有清热祛湿之功，适用于湿温病，症见身热胸痞、汗多、舌红苔白腻者，亦可治风湿热痹，身大热、关节肿痛者。

麻黄杏仁甘草石膏汤《伤寒论》

【组成】麻黄 杏仁各9g 炙甘草6g 石膏18g

【用法】水煎服。

【功用】辛凉疏表，清肺平喘。

【主治】外感风邪，邪热壅肺证。身热不解，有汗或无汗，咳逆气急，甚则鼻煽，口渴，舌苔薄白或黄，脉浮而数。

【方义】本方证为表邪未解，肺热咳喘证，治宜清泻肺热，止咳平喘为要，兼以疏表透邪。方中麻黄辛甘温，宣肺解表而平喘；石膏辛甘大寒，清泄肺胃之热以生津，两药相辅相成，既能宣肺，又能泄热，共为君药。麻黄得石膏，则宣肺平喘而不助热；且石膏得麻黄，清解肺热而不凉遏，又是相制为用。杏仁降利肺气而平喘咳，与麻黄相配伍宣降相因，合石膏相伍则清肃协同，是为臣药。炙甘草既能益气和中，又与石膏相合而生津止渴，更能调和于寒温宣降之间，为佐使药。诸药合用，共奏辛凉宣泄，清肺平喘之功。

中药　知母《神农本草经》

【来源】为百合科植物知母 *Anemarrhena asphodeloides* Bge. 的干燥根茎。生用，或盐水制用。

【性能】苦、甘，寒。归肺、胃、肾经。

【功效】清热泻火，滋阴润燥。

【应用】

1. 热病烦渴　本品味苦甘而性寒质润，苦寒能清热泻火除烦，甘寒质润能生津润燥止渴。治外感热病，高热烦渴，常与石膏相须为用。

2. 肺热燥咳　本品主入肺经而长于泻肺热，润肺燥。治肺热燥咳，常配伍贝母；治肺燥久嗽气急，可配伍杏仁、莱菔子。

3. 骨蒸潮热　本品兼入肾经而能滋肾阴，泻肾火，退骨蒸。治阴虚火旺所致之骨蒸潮热、盗汗、心烦，常与黄柏、生地黄等配伍。

4. 内热消渴　本品甘寒质润，能泻肺火、滋肺阴，泻胃火、滋胃阴，泻肾火、滋肾阴。治阴虚内热之消渴证，常配伍天花粉、葛根等。

5. 肠燥便秘　本品功能滋阴润燥，可用治阴虚肠燥便秘证，常配伍生地黄、玄参、麦冬等。

【用法用量】水煎服，6～12g。

【使用注意】脾虚便溏者不宜服用。

【按语】知母苦寒质润，能上清肺胃之热、下泻肾火，并有滋阴润燥作用。故凡燥热伤阴之证，不论虚证、实证，皆可应用。石膏、知母均能清热泻火，用治温热病气分热盛及肺热咳嗽等证，二者常相须为用。但石膏泻火之中长于清解，重在清泻肺胃实火，肺热喘咳、胃火头痛牙痛多用石膏；知母泻火之中长于清润，肺热燥咳、内热骨蒸、消渴多选知母。

类方　玉女煎《景岳全书》

【组成】生石膏9～15g　熟地黄9～30g　麦冬6g　知母　牛膝各5g

【用法】水煎服。

【功用】清胃热，滋肾阴。

【主治】胃热阴虚证。头痛，牙痛，齿松牙衄，烦热干渴，舌红苔黄而干。亦治消渴、消谷善饥等。

【方义】本方证治为阳明胃火有余，少阴肾水不足所致，治当清阳明有余之热，滋少阴不足之阴。方中石膏辛甘大寒，善清胃热，又止烦渴，为君药。臣以熟地黄滋养肾阴，君臣合用，清火壮水，虚实兼顾。佐以苦寒质润之知母，以助石膏清胃泻火，润燥生津；又佐入甘寒之麦冬，以助熟地黄滋肾养阴，壮水除烦。牛膝导热下行，且补肝肾，为佐使药。诸药配伍，共奏清胃热，滋肾阴之效。

中药　芦根《神农本草经》

【来源】为禾本科植物芦苇 *Phragmites communis*（L.）Trin. 的根茎。鲜用，或切后晒干用。

【性能】甘，寒。归肺、胃经。

【功效】清热泻火，生津止渴，除烦，止呕，利尿。

【应用】

1. 热病烦渴　本品性味甘寒，既能清透肺胃气分实热，又能生津止渴、除烦。治热病伤津，烦热口渴，常配伍麦门冬、天花粉等；或以其鲜汁配伍麦冬汁、梨汁、荸荠汁、藕汁服。

2. 胃热呕哕　本品能清胃热而止呕逆，单用或配伍青竹茹、生姜等煎服。

3. 肺热咳嗽，肺痈吐脓　本品入肺经善清透肺热。治肺热咳嗽，常配伍黄芩、浙贝母、瓜蒌等；治风热咳嗽，可配伍桑叶、菊花、苦杏仁等；治肺痈吐脓，则多配伍薏苡仁、冬瓜仁等，如苇茎汤。

4. 热淋涩痛　本品功能清热利尿。治热淋涩痛，小便短赤，常与白茅根、车前子等同用。

【用法用量】水煎服，15～30g；鲜品加倍，或捣汁用。

类方　苇茎汤《外台秘要》引《古今录验方》

【组成】苇茎60g　薏苡仁30g　冬瓜仁24g　桃仁9g

【用法】水煎服。

【功用】清肺化痰，逐瘀排脓。

【主治】肺痈，热毒壅滞，痰瘀互结证。身有微热，咳嗽痰多，甚或咳吐腥臭脓血，胸中隐隐作痛，舌红苔黄腻，脉滑数。

【方义】本方证由热毒壅肺，痰瘀互结所致，当以清热、化痰、排脓、祛瘀诸法相合。方以苇茎为君，甘寒轻浮，善清肺热。臣以冬瓜仁，清热化痰，利湿排脓；薏苡仁上清肺热而排脓，下利肠胃而渗湿，亦为臣药。桃仁活血逐瘀，且润燥滑肠，与冬瓜仁配伍，可泻痰瘀从大便而解，瘀去则痈消，以为佐药。四药合用，共奏清热、排脓、逐瘀之功，为治肺痈之常用方。

中药　天花粉《神农本草经》

【来源】为葫芦科植物栝楼 *Trichosanthes kirilowii* Maxim. 或双边栝楼 *Trichosanthes rosthornii* Herms 的干燥根。生用。

【性能】甘、微苦，微寒。归肺、胃经。

【功效】清热泻火，生津止渴，消肿排脓。

【应用】

1. 热病烦渴　本品甘寒，既能清肺胃二经实热，又能生津止渴。治热病烦渴，可配伍芦根、麦门冬等，或配伍生地黄、五味子；治燥伤肺胃，咽干口渴，可配伍沙参、麦门冬、玉竹等。

2. 肺热燥咳　本品既能清肺热，又能润肺燥。治干咳少痰、痰中带血等肺热燥咳证，可配伍天门冬、麦门冬、生地黄等；取本品生津润燥之功，配伍人参，可用治燥热伤肺，气阴两伤之咳喘咯血。

3. 内热消渴　本品善清肺胃之热，生津止渴。治积热内蕴，化燥伤津之消渴证，常配伍麦门冬、芦根、白茅根等；配伍人参，则可治内热消渴，气阴两伤。

4. 疮疡肿毒 治疮疡初起，热毒炽盛，常与金银花、白芷等同用；取本品清热、消肿作用，配伍薄荷等分为末，西瓜汁送服，可治风热上攻，咽喉肿痛。

【用法用量】水煎服，10～15g。

【使用注意】不宜与乌头类药材同用。

竹叶《名医别录》

【来源】为禾本科植物淡竹 *Phyllostachys nigra*（Lodd.）Munro var. *henonis*（Mitf.）Stapf ex Rendle 的叶。宜用鲜品。

【性能】甘、辛、淡，寒。归心、胃、小肠经。

【功效】清热泻火，除烦，生津，利尿。

【应用】

1. 热病烦渴 治热病伤津，烦热口渴，常配伍石膏、知母、玄参等；治热病后期，余热未清，气津两伤之证，可配伍人参、麦门冬等。本品轻清，兼能凉散上焦风热，配伍金银花、连翘、薄荷等，可用治外感风热，烦热口渴。

2. 口疮尿赤 常与木通、生地黄等同用。

【用法用量】水煎服，6～15g；鲜品15～30g。

【使用注意】阴虚火旺、骨蒸潮热者忌用。

【附药】**淡竹叶** 为禾本科植物淡竹叶 *Lophatherum gracile* Brongn. 的干燥茎叶。生用。甘、淡，寒。归心、胃、小肠经。清热泻火，除烦，利尿。用于热病烦渴，常配伍石膏、芦根或黄芩、知母、麦门冬等。用于口疮尿赤，热淋涩痛，可配伍滑石、白茅根、灯心草等。水煎服，6～9g。本品作用与竹叶相似，均能清心除烦利尿。然竹叶多用鲜品，以清心胃之热见长，并能清胃生津以止渴，善治热病烦渴；淡竹叶则长于清心利尿，善治热淋尿赤。

类方 竹叶石膏汤《伤寒论》

【组成】竹叶6g 石膏50g 半夏9g 麦门冬20g 人参 炙甘草各6g 粳米10g

【用法】水煎服。

【功用】清热生津，益气和胃。

【主治】伤寒、温病、暑病余热未清，气津两伤证。身热多汗，心胸烦闷，气逆欲呕，口干喜饮，或虚烦不寐，舌红苔少，脉虚数。

【方义】本方针对病后余热未清，津气两伤而设，若只清热而不益气生津，气津则恐难恢复，若只益气生津而不清热，则热邪易复，唯有清补并行，方为两全之策。方中石膏清热生津，除烦止渴，为君药。人参、麦冬补气养阴以生津液，共为臣药。君臣相配，清补并行。竹叶甘淡性寒，其气轻清，长于清热除烦；甘草、粳米和脾养胃，以防寒凉重伤胃气，共为佐药。半夏和胃降逆，性虽温燥，但配入清热生津药中，则温燥之性去，而降逆之功存，且有助于胃气转输津液，使人参、麦冬补而不滞，亦为佐药。甘草调和诸药，兼为使药。诸药合用，以奏清热生津，益气和胃之功。

中药 栀子《神农本草经》

【来源】为茜草科植物栀子 *Gardenia jasminoides* Ellis 的干燥成熟果实。生用、炒焦或炒炭用。

【性能】苦，寒。归心、肺、三焦经。

【功效】泻火除烦，清热利湿，凉血解毒；外用消肿止痛。焦栀子：凉血止血。

【应用】

1. 热病心烦　本品苦寒清降，能清泻三焦火邪，泻心火而除烦，为治热病心烦、躁扰不宁之要药，常与淡豆豉同用；配伍黄芩、黄连、黄柏等，可治热病火毒炽盛，三焦俱热之高热烦躁、神昏谵语。

2. 湿热黄疸　本品有清利下焦肝胆湿热之功效，可用治肝胆湿热郁蒸之黄疸、湿热下注之小便短赤，常与茵陈、大黄、黄柏等配伍。

3. 血淋涩痛　本品善清利下焦湿热而通淋，清热凉血以止血，故可治血淋、热淋涩痛，常配伍木通、车前子、滑石等。

4. 血热吐衄　本品功能清热凉血，可治血热妄行之吐血、衄血，常配伍白茅根、大黄、侧柏叶等；配伍黄芩、黄连、黄柏，可治三焦火盛迫血妄行之吐血、衄血。

5. 目赤肿痛　本品清泻三焦热邪，可治肝胆火热上攻之目赤肿痛，常与大黄同用。

6. 火毒疮疡　本品能清热泻火，凉血解毒。治火毒疮疡，红肿热痛，常配伍金银花、连翘、蒲公英，或配伍白芷以助消肿。

7. 用于扭挫伤痛　可用生栀子粉以黄酒调成糊状，外敷患处。

【用法用量】水煎服，6～10g。外用生品适量，研末调敷。

【使用注意】脾虚便溏者不宜用。

【按语】本品苦寒清降，其清热范围颇广。临床除虚热证之外，不论气分热证还是血分热证，不论湿热证还是热毒证，也不论上、中、下三焦何部位之热证，用之皆宜。尤善清胸膈之热而除烦，利下焦湿热而退黄、通淋。栀子入药，除果实全体入药外，还有果皮、种子分开用者。栀子皮（果皮）偏于达表而去肌肤之热；栀子仁（种子）偏于走里而清内热。生栀子偏走气分而泻火利湿，焦栀子偏入血分而凉血解毒。

夏枯草《神农本草经》

【来源】为唇形科植物夏枯草 *Prunella vulgaris* L. 的干燥果穗。生用。

【性能】辛、苦，寒。归肝、胆经。

【功效】清肝泻火，明目，散结消肿。

【应用】

1. 目赤肿痛，头痛眩晕，目珠夜痛　治肝火上炎，目赤肿痛，可配伍桑叶、菊花、决明子等；治肝阴不足，目珠疼痛，至夜尤甚者，可与当归、枸杞子等配伍。治肝火上攻，头痛眩晕者，可与钩藤、决明子、菊花等同用。

2. 瘰疬，瘿瘤　本品辛能散结，苦寒泄热，有良好的清肝火，散郁结作用，常与贝母、香附等同用；治瘿瘤，常配伍昆布、玄参等。近年临床大剂量（30～60g）应用治疗多种肿瘤，有一定效果。

3. 乳痈，乳癖，乳房胀痛　本品既能清泻肝火，又能散结消肿。治乳痈、乳癖、乳房胀痛，常与蒲公英、浙贝母、柴胡等同用；配伍金银花，可治热毒疮疡。

【用法用量】水煎服，9～15g；或熬膏服。

【使用注意】脾胃虚弱者慎用。

决明子《神农本草经》

【来源】为豆科植物决明 *Cassia obtusifolia* L. 或小决明 *Cassia tora* L. 的干燥成熟种子。生用，或炒用。

【性能】甘、苦、咸，微寒。归肝、大肠经。

【功效】清热明目，润肠通便。

【应用】

1. 目赤涩痛，羞明多泪，目暗不明 本品善清肝火明目而治肝热目赤肿痛、羞明多泪，常配伍黄芩、赤芍、木贼等；配伍菊花、青葙子、茺蔚子等，可治风热上攻之头痛目赤；与山茱萸、生地黄等同用，可治肝肾阴亏之视物昏花、目暗不明。

2. 头痛，眩晕 本品又能平抑肝阳常配伍菊花、钩藤、夏枯草等。

3. 肠燥便秘 可与火麻仁、瓜蒌仁等同用。

【用法用量】水煎服，9～15g。用于润肠通便，不宜久煎。

【使用注意】气虚便溏者不宜用。

第二节 清热燥湿类

本类中药方剂清热之中又善燥湿，主要用于湿热证。因其苦降泄热力大，兼能清热泻火，也可用于脏腑火热证。因湿热所侵机体部位的不同，临床症状各有所异。如湿温或暑温夹湿，湿热壅结，气机不畅，则症见身热不扬、胸脘痞闷、小便短赤、舌苔黄腻；若湿热蕴结脾胃，脾胃升降失常，则症见脘腹胀满、呕吐、泻痢；若湿热壅滞大肠，大肠传导失职，则症见泄泻、痢疾、痔疮肿痛；若湿热蕴蒸肝胆，则症见黄疸尿赤、胁肋胀痛、耳肿流脓；若湿热下注，则症见带下色黄，或热淋灼痛；若湿热流注关节，则症见关节红肿热痛；若湿热浸淫肌肤，则可见湿疹、湿疮。上述湿热为患诸病证均属本类中药方剂的主治范围。

本类药物苦寒性大，燥湿力强，过服易伐胃伤阴，故用本类药物为主组方时一般用量不宜过大。凡脾胃虚寒，津伤阴损者应慎用，必要时可与健胃药或养阴药配伍组方。

中药

黄芩《神农本草经》

【来源】为唇形科植物黄芩 *Scutellaria baicalensis* Georgi 的根。生用、酒制或炒炭用。

【性能】苦，寒。归肺、胆、脾、大肠、小肠经。

【功效】清热燥湿，泻火解毒，止血，安胎。

【应用】

1. 湿温暑湿之胸闷呕恶，湿热痞满，黄疸，泻痢 治湿热阻遏气机而致胸闷恶心呕吐、身热不扬、舌苔黄腻，常配伍滑石、白豆蔻、通草等；配伍黄连、干姜、半夏等，可治湿热中阻，痞满呕吐；配伍黄连、葛根等，可治湿热泄痢；配伍茵陈、栀子，可治湿热黄疸。

2. 肺热壅遏所致咳嗽痰稠 可单用，或配伍苦杏仁、桑白皮、紫苏子等。

3. 高热烦渴 本品能清气分实热，并有退热之功，配伍连翘、栀子、大黄等，可治外感热病，高热烦渴。

4. 血热吐衄 本品能清热泻火以凉血止血。治火毒炽盛，迫血妄行之吐血、衄血，常配伍大黄。本品经配伍也可用治其他出血证，如配伍地榆、槐花治血热便血；配伍当归治崩漏。

5. 痈肿疮毒　本品有清热泻火解毒之功。治火毒炽盛之痈肿疮毒，常与黄连、黄柏、栀子配伍；治热毒壅滞之痔疮热痛，常配伍黄连、大黄、槐花等。

6. 胎动不安　本品具清热安胎之功。治血热胎动不安，可配伍生地黄、黄柏等；配伍白术，可治气虚血热胎动不安；配伍熟地黄、续断、人参等，可治肾虚有热胎动不安。

【用法用量】水煎服，3～10g。清热泻火解毒多生用，安胎多炒用，清上焦热可酒制用，止血可炒炭用。

【使用注意】脾胃虚寒者不宜使用。

【按语】本品性味苦寒，既能清热燥湿，又能泻火解毒，凉血止血。善清肺胃胆及大肠之湿热，尤长于清泻肺火及上焦实热。故凡湿热、实火、血热、热毒病证，用之皆宜。配伍方面，得柴胡退寒热，得芍药治下痢，得桑皮泻肺火，得白术能安胎，与栀子同用善泻胸膈郁热，与荆、防同用能解肌表之热。

黄连《神农本草经》

【来源】为毛茛科植物黄连 *Coptis chinensis* Franch.、三角叶黄连 *Coptis deltoidea* C. Y. Cheng et Hsiao 或云连 *Coptis teeta* Wall. 的干燥根茎。生用或清炒、姜汁制、酒制、吴茱萸水制用。

【性能】苦，寒。归心、脾、胃、肝、胆、大肠经。

【功效】清热燥湿，泻火解毒。

【应用】

1. 湿热痞满，呕吐吞酸　治湿热阻滞中焦，气机不畅所致脘腹痞满、恶心呕吐，常配伍苏叶，或配伍黄芩、干姜、半夏；配伍石膏，可治胃热呕吐；配伍吴茱萸，可治肝火犯胃所致之胁肋胀痛、呕吐吞酸；配伍人参、白术、干姜等，可治脾胃虚寒，呕吐酸水。

2. 湿热泻痢，湿热黄疸　本品善祛脾胃大肠湿热，为治泻痢要药，单用或与黄柏、秦皮、白头翁同用。配伍木香，可治湿热泻痢，腹痛里急后重；配伍葛根、黄芩等，可治湿热泻痢兼表证发热；配伍白芍、木香、槟榔等，可治湿热泻痢，下痢脓血。

3. 高热神昏，心烦不寐，血热吐衄　本品泻火力强，尤善清泻心经实火，可用治心火亢盛所致神昏、烦躁之证。配伍黄芩、黄柏、栀子，可治三焦热盛，高热烦躁；配伍石膏、知母、玄参、牡丹皮等，可治高热神昏；配伍黄芩、白芍、阿胶等，可治热盛伤阴，心烦不寐；配伍肉桂，可治心火亢旺，心肾不交之怔忡不寐；配伍大黄、黄芩，可治邪火内炽迫血妄行之吐衄。

4. 胃热消渴，胃火牙痛　本品善于清泄胃热。治疗胃热炽盛，消谷善饥、烦渴多饮之消渴证，常与麦冬同用；若配伍生地黄、升麻、牡丹皮等，可治疗胃火上攻，牙龈肿痛。

5. 痈肿疖疮，目赤肿痛　本品既能清热燥湿，又能泻火解毒，尤善疗疔毒。治痈肿疔毒，多与黄芩、黄柏、栀子同用；治心火上炎，口舌生疮，可与栀子、竹叶同用；配伍淡竹叶，可治目生赤脉胬肉，急痛不开。

6. 湿疹，湿疮，耳道流脓　本品有清热燥湿，泻火解毒之功，取之制为软膏外敷，可治皮肤湿疹、湿疮；浸汁涂患处，可治耳道流脓；煎汁滴眼，可治眼目红肿。

【用法用量】水煎服，2～5g。外用适量。

【使用注意】脾胃虚寒者忌用；阴虚津伤者慎用。

【按语】本品大苦大寒，能泻心胃肝胆之实火，燥胃肠积滞之湿热。清热燥湿、泻火解毒效力大于黄芩，各种湿热、实火、热毒证皆可应用。尤长于泻心胃之火，清胃肠湿热，为治湿热痢疾之要药。本品的不同炮制品功用有所区别。酒黄连善清上焦火热，多用于目赤肿痛、口疮；姜黄连善清胃热，和胃止呕，多用治寒热互结，湿热中阻，痞满呕吐。

类方

黄连解毒汤《外台秘要》

【组成】黄连　栀子各9g　黄芩　黄柏各6g

【用法】水煎服。

【功用】泻火解毒。

【主治】三焦火毒热盛证。大热烦渴，口燥咽干，错语不眠；或热病吐血、衄血；或热盛发斑，或身热下痢，湿热黄疸；或外科痈疮疔毒，小便黄赤。舌红苔黄，脉数有力。

【方义】本方证由热毒壅盛于三焦所致，治当通利三焦，泻火解毒。方中以大苦大寒之黄连清泻心火为君，因心主神明，火主于心，泻火必先泻心，心火息则诸经之火自降，并且兼泻中焦之火。臣以黄芩清上焦之火。佐以黄柏泻下焦之火。使以栀子通泻三焦，导热下行，使火热从下而去。四药合用，苦寒直折，火邪去而热毒解，诸症可愈。

清胃散《兰室秘藏》

【组成】黄连9g　升麻　生地黄　当归　牡丹皮各6g

【用法】水煎服。

【功用】清胃凉血。

【主治】胃火牙痛。牙痛牵引头痛，面颊发热，其齿喜冷恶热；或牙宣出血；或牙龈红肿溃烂；或唇舌颊腮肿痛；口气热臭，口干舌燥，舌红苔黄，脉滑数。

【方义】本方证由胃有积热，循足阳明经脉上攻所致，治宜清胃泻火，兼以清热凉血。方中黄连大苦大寒，善泻胃火，为君药。升麻既能清热解毒，又能宣达郁遏之伏火，为臣药。二者配伍，黄连得升麻，泻火而无凉遏之弊；升麻得黄连，散火而无升焰之虞。生地黄凉血滋阴，牡丹皮清热凉血，二药亦为臣药。当归养血活血，合生地黄滋阴养血，协牡丹皮消肿止痛，为佐药。升麻兼以引经为使。诸药合用，共奏清胃凉血之功。

中药

黄柏《神农本草经》

【来源】为芸香科植物黄皮树 *Phellodendron chinense* Schneid. 或黄檗 *Phellodendron amurense* Rupr. 的干燥树皮。生用或盐水制、炒炭用。

【性能】苦，寒。归肾、膀胱经。

【功效】清热燥湿，泻火除蒸，解毒疗疮。

【应用】

1. 湿热带下，热淋　本品苦寒沉降，长于清泻下焦湿热。治湿热带下黄浊臭秽，常配伍山药、芡实、车前子等；治膀胱湿热，小便短赤热痛，常配伍萆薢、茯苓、车前子等。

2. 湿热泻痢，黄疸　本品善除大肠湿热以治泻痢，常配伍白头翁、黄连、秦皮等；配伍栀子，可治湿热郁蒸之黄疸。

3. 湿热脚气，痿躄　取本品清泄下焦湿热之功，用治湿热下注所致脚气肿痛、痿软无力，常配伍苍术、牛膝；配伍知母、熟地黄、龟甲等，可治阴虚火旺之痿证。

4. 骨蒸劳热，盗汗，遗精　本品主入肾经而善泻相火、退骨蒸。治阴虚火旺，潮热盗汗、腰酸遗精，常与知母相须为用，并配伍生地黄、山药等，或与熟地黄、龟甲等同用。

5. 疮疡肿毒，湿疹湿疮 本品既能清热燥湿，又能泻火解毒，治疮疡肿毒，内服外用均可。治疮疡肿毒，配伍黄芩、黄连、栀子；治湿疹瘙痒，可配伍荆芥、苦参、白鲜皮等；亦可配伍煅石膏等分为末，外撒或油调搽患处。

【用法用量】水煎服，3～12g。外用适量。治疗阴虚火旺证宜盐水制用。

【使用注意】脾胃虚寒者忌服。

【按语】本品苦寒沉降，长于泻肾家虚火，清下焦湿热。故凡下焦湿热诸证及阴虚火旺证皆为常用要药。本品治疗阴虚火旺证，乃泻火保阴之用，故不可恃为补阴之品而常服。

黄芩、黄连、黄柏三药性味皆苦寒，而黄连为苦寒之最。三药均以清热燥湿，泻火解毒为主要功效，用治湿热内盛或热毒炽盛之证，常相须为用。但黄芩偏泻上焦肺火，肺热咳嗽者多用；黄连偏泻中焦胃火，并长于泻心火，中焦湿热，痞满呕逆以及心火亢旺，高热心烦者多用；黄柏偏泻下焦相火、除骨蒸，湿热下注诸证及骨蒸劳热者多用。

类方

二妙散《丹溪心法》

【组成】黄柏 苍术各15g

【用法】研为粗末，水煎后入姜汁调服。也可制成丸剂。

【功用】清热燥湿。

【主治】湿热下注证。筋骨疼痛，或两足痿软，或足膝红肿疼痛；或湿热带下；或下部湿疮等，小便短赤，舌苔黄腻。

【方义】本方证由湿热下注所致。湿热流注筋骨，则筋骨疼痛；着于下肢，则足膝肿痛；湿热不攘，筋脉弛缓，则病痿证；若下注带脉与前阴，则为带下臭秽，或下部湿疮。此乃湿热俱盛之证，非渗利芳化所能胜任，唯以苦寒清热燥湿法最宜。方中以黄柏为君，苦寒清热燥湿，善祛下焦湿热。湿自脾来，故臣以苍术燥湿健脾，使湿邪去而不再生。两药相合，清流洁源，标本兼顾，使湿热得除，诸症自解。方中二药制用，可减其苦寒或温燥之性，以防败胃伤津。再入姜汁少许调药，既可取其辛散以祛湿，又可防黄柏苦寒伤胃。

本方加川牛膝，名三妙丸，牛膝引血下行，增强对下焦湿热的针对性；再加薏苡仁，名四妙丸，除湿舒筋之效尤佳。

中药

龙胆草《神农本草经》

【来源】为龙胆科植物条叶龙胆 *Gentiana manshurica* Kitag.、龙胆 *Gentiana scabra* Bge.、三叶龙胆 *Gentiana triflora* Pall. 或坚龙胆 *Gentiana rigescens* Franch. 的干燥根及根茎。生用。

【性能】苦，寒。归肝、胆经。

【功效】清热燥湿，泻肝胆火。

【应用】

1. 湿热黄疸，阴肿阴痒，带下，湿疹瘙痒 本品苦寒，功能清热燥湿，尤善清下焦湿热，常用治下焦湿热所致诸证。治湿热黄疸，常与苦参同用，或配伍栀子、大黄、白茅根等；治湿热下注，阴肿阴痒、湿疹瘙痒、带下黄臭，常配伍泽泻、木通、车前子等。

2. 肝火头痛，目赤耳聋，强中，胁痛口苦 本品苦寒沉降，善泻肝胆实火，治上述诸症，多配伍柴胡、黄芩、栀子等。

3. 惊风抽搐 取本品清泻肝胆实火之功，可用治肝经热盛，热极生风所致之高热惊风抽搐，常配伍牛黄、青黛、黄连、钩藤等，或配伍大黄、芦荟、青黛等。

【用法用量】水煎服，3～6g。

【使用注意】脾胃寒者不宜用，阴虚津伤者慎用。

【按语】本品苦寒沉降，入肝胆经，善泻肝胆之实火，尤长于清肝胆及下焦之湿热。为泻肝之专药。龙胆为大苦大寒之品，易伤脾胃，故不可多服、久服。

类方 龙胆泻肝汤《医方集解》

【组成】酒炒龙胆草 木通 柴胡 生甘草各6g 黄芩 炒栀子 泽泻 生地黄 车前子各9g 当归3g

【用法】水煎服。

【功用】清泻肝胆实火，清利肝经湿热。

【主治】

1. 肝胆实火上炎证 头痛目赤，胁痛，口苦，耳聋，耳肿，舌红苔黄，脉弦数有力。

2. 肝胆湿热下注证 阴肿，阴痒，筋痿，阴汗，小便淋浊，或妇女带下黄臭等。舌红苔黄腻，脉弦数有力。

【方义】本方证由肝胆实火上炎，或湿热循经下注所致，治宜泻火除湿两相兼顾。方中龙胆草大苦大寒，能上清肝胆实火，下泻肝胆湿热，为方中君药。黄芩、栀子，泻火解毒，燥湿清热，用以为臣，以加强君药清热除湿之功。车前子、木通、泽泻，导湿热从水道而去，使邪有出路，用以为佐；然肝为藏血之脏，肝经实火，易伤阴血，所用诸药又属苦燥渗利伤阴之品，故用生地黄养阴，当归补血，使祛邪不伤正；柴胡疏畅肝胆，引药归经，与黄芩相合，既能解肝胆之热，又增清上之力，以上六味皆为佐药。甘草为使，一可缓苦寒之品防其伤胃，二可调和诸药。综观全方，泻中有补，降中寓升，祛邪而不伤正，泻火而不伐胃，配伍严谨，诚为泻肝之良方。

中药 秦皮《神农本草经》

【来源】为木犀科植物苦枥白蜡树 *Fraxinus rhynchophylla* Hance、白蜡树 *Fraxinus chinensis* Roxb.、尖叶白蜡树 *Fraxinus szaboana* Lingelsh. 或宿柱白蜡树 *Fraxinus stylosa* Lingelsh. 的干燥枝皮或干皮。生用。

【性能】苦、涩，寒。归肝、胆、大肠经。

【功效】清热燥湿，收涩止痢，止带，明目。

【应用】

1. 湿热泻痢，赤白带下 本品苦涩性寒，清热燥湿中兼以收涩。治湿热泻痢，里急后重，常配伍白头翁、黄连、黄柏等；治湿热下注之带下，可配伍牡丹皮、当归等。

2. 肝热目赤肿痛，目生翳膜 本品能清泻肝火，明目退翳。治肝经郁火所致的目赤肿痛、目生翳膜，可单用煎水洗眼，或配伍栀子、淡竹叶煎服；配伍秦艽、防风等，可治肝经风热，目赤生翳。

【用法用量】水煎服，6～12g。外用适量，煎洗患处。

【使用注意】脾胃虚寒者忌用。

苦参《神农本草经》

【来源】为豆科植物苦参 *Sophora flavescens* Ait. 的干燥根。生用。

【性能】苦，寒。归心、肝、胃、大肠、膀胱经。

【功效】清热燥湿，杀虫，利尿。

【应用】

1. 湿热泻痢，便血，黄疸　本品苦寒，入胃、大肠经，功能清热燥湿而治胃肠湿热所致泄泻、痢疾，可单用，或配伍木香；治湿热便血、痔漏出血，可配伍生地黄；治湿热蕴蒸之黄疸，可配伍龙胆、牛胆汁等。

2. 湿热带下，阴肿阴痒，湿疹湿疮，皮肤瘙痒，疥癣　治湿热带下、阴肿阴痒，可配伍蛇床子、鹤虱等；治湿疹、湿疮，单用煎水外洗有效，或配伍黄柏、蛇床子煎水外洗；治皮肤瘙痒，可配伍皂角、荆芥等；治风疹瘙痒，可配伍防风、蝉蜕、荆芥等；治疥癣，可配伍花椒煎汤外搽，或配伍硫黄、枯矾制成软膏外涂。

3. 湿热小便不利　本品既能清热，又能利尿，可用治湿热蕴结之小便不利、灼热涩痛，常与石韦、车前子、栀子等同用。

【用法用量】水煎服，4～9g。外用适量。

【使用注意】脾胃虚寒者忌用。

白鲜皮《神农本草经》

【来源】为芸香科植物白鲜 *Dictamnus dasycarpus* Turcz. 的干燥根皮。生用。

【性能】苦，寒。归脾、胃、膀胱经。

【功效】清热燥湿，祛风解毒。

【应用】

1. 湿热疮毒，湿疹，风疹，疥癣　本品性味苦寒，有清热燥湿，泻火解毒，祛风止痒之功。治湿热疮毒、肌肤溃烂、黄水淋漓，可配伍苍术、苦参、连翘等；治湿疹、风疹、疥癣，可配伍苦参、防风、地肤子等，煎汤内服、外洗。

2. 湿热黄疸，风湿热痹　本品善清热燥湿。治湿热蕴蒸之黄疸、尿赤，常与茵陈配伍；治风湿热痹，关节红肿热痛，常配伍苍术、黄柏、薏苡仁等。

【用法用量】水煎服，5～10g。外用适量，煎汤洗或研粉敷。

【使用注意】脾胃虚寒者慎用。

第三节　清热解毒类

本类中药方剂具有清解火热毒邪的作用。主要适用于痈肿疮毒、丹毒、瘟毒发斑、痄腮、咽喉肿痛、热毒下痢、虫蛇咬伤、癌肿、水火烫伤以及其他急性热病等。热毒在血分者，可配伍清热凉血药；火热炽盛者，可配伍清热泻火药；夹有湿邪者，可配伍利湿、燥湿、化湿药；疮痈肿毒，咽喉肿痛者，可配伍活血消肿药或软坚散结药；热毒血痢，里急后重者，可配伍活血行气药等。

本类中药方剂易伤脾胃，中病即止，不可过服。

中药

金银花《新修本草》

【来源】为忍冬科植物忍冬 *Lonicera japonica* Thunb. 的干燥花蕾或带初开的花。生用，炒用或制成露剂使用。

【性能】甘，寒。归肺、心、胃经。

【功效】清热解毒，疏散风热。

【应用】

1. 痈肿疔疮，喉痹，丹毒 本品甘寒，清热解毒，散痈消肿，为治一切内痈外痈之要药。治疗痈疮初起，红肿热痛，可单用煎服，并用渣敷患处，亦可与皂角刺、当归、白芷等配伍；治疗疮肿毒，坚硬根深，常与紫花地丁、蒲公英、野菊花同用；治肠痈腹痛者，常与当归、地榆、黄芩配伍；治肺痈咳吐脓血，常与鱼腥草、芦根、桃仁等同用；治咽喉肿痛，可与板蓝根、山豆根、马勃等配伍；治丹毒，可与大青叶、板蓝根、紫花地丁等同用。

2. 风热感冒，温病发热 本品甘寒，芳香疏散，善散肺经热邪，透热达表，常与连翘、薄荷、牛蒡子等同用，治疗外感风热或温病初起，身热头痛，咽痛口渴。本品善清心、胃热毒，有透营转气之功，配伍水牛角、生地黄、黄连等，治热入营血，舌绛神昏，心烦少寐；与香薷、厚朴、连翘同用，又可治疗暑温，发热烦渴，头痛无汗。

3. 热毒血痢 本品甘寒，有清热解毒，凉血止痢之效，故常用治热毒痢疾，下利脓血，单用浓煎口服即可奏效；亦可与黄芩、黄连、白头翁等同用。

【用法用量】水煎服，6~15g。热盛毒重者，可用至30~60g。疏散风热，清泄里热以生品为佳；炒炭宜用于热毒血痢；露剂多用于暑热烦渴。

【使用注意】脾胃虚寒及气虚疮疡脓清者忌用。

【附药】**忍冬藤** 为忍冬科植物忍冬 *Lonicera japonica* Thunb. 的干燥茎枝，又名银花藤。秋冬割取带叶的嫩枝，晒干，生用。味甘，性寒，归肺、胃经，其功效与金银花相似。本品解毒作用不及金银花，但有清热疏风，通络止痛的作用，故常用于温病发热，风湿热痹，关节红肿热痛、屈伸不利等症。水煎服，9~30g。

类方　　仙方活命饮《校注妇人良方》

【组成】金银花25g　白芷　贝母　赤芍　当归　甘草　皂角刺　穿山甲　天花粉　乳香　没药　防风各6g　陈皮9g

【用法】水煎服，或水酒各半煎服。

【功用】清热解毒，消肿溃坚，活血止痛。

【主治】痈疡肿毒初起。红肿焮痛，或身热凛寒，舌苔薄白或黄，脉数有力。

【方义】本方主治疮疡肿毒初起，赤肿焮痛，属疮痈阳证，治宜清热解毒为主，辅以行气活血，消肿散结之法。方中君以金银花甘寒清热解毒，为疮疡圣药。臣以当归尾、赤芍、乳香、没药、橘皮行气通络，活血散瘀，消肿止痛。白芷、防风透达营卫，疏风解表，散结消肿；穿山甲、皂角刺通行经络，溃坚决痈，可使脓成即溃；天花粉、贝母清热化痰排脓，可使未成即消，均为佐药。甘草为使，助清热解毒，并调和诸药。煎加酒者，借其通瘀而行周身，助药力直达病所。

中药　　连翘《神农本草经》

【来源】为木犀科植物连翘 *Forsythia suspensa* (Thunb.) Vahl 的干燥果实。生用。

【性能】苦，微寒，归肺、心、小肠经。

【功效】清热解毒，消肿散结，疏散风热。

【应用】

1. 痈肿疮毒，瘰疬痰核　本品苦寒，主入心经，既能清心火、解疮毒，又能消散痈肿结聚，故有“疮家圣药”之称。治痈肿疮毒，常与金银花、蒲公英、野菊花等同用，若疮痈红肿未溃，常与穿山甲、皂角刺配伍，若疮疡脓出，红肿溃烂，常与牡丹皮、天花粉同用；治痰火郁结，瘰疬痰核，常与夏枯草、浙贝母、玄参、牡蛎等同用；治乳痈肿痛，常与蒲公英、紫花地丁、漏芦等配伍；治丹毒，可配伍大青叶、板蓝根、紫花地丁等。

2. 风热外感，温病初起，温热入营，高热烦渴，神昏发斑　本品苦能清泄，寒能清热，入心、肺二经，长于清心火，散上焦风热，常与金银花、薄荷、牛蒡子等同用，治疗风热外感或温病初起之头痛发热、口渴咽痛；与麦冬、莲子心等配伍，可用治温热病热入心包，高热神昏；本品又有透热转气之功，与水牛角、生地黄、金银花等同用，可治疗热入营血之舌绛神昏、烦热斑疹。若上中二焦火盛，烦渴唇焦、便秘溲赤，可配伍大黄、黄芩等用。

3. 热淋涩痛　本品苦寒通降，兼有清心利尿之功，多与车前子、白茅根、竹叶、木通等配伍，治疗湿热壅滞所致之小便不利或淋沥涩痛。

【用法用量】水煎服，6～15g。

【使用注意】脾胃虚寒及气虚脓清者不宜用。

【按语】连翘与金银花均有清热解毒作用，既能透热达表，又能清里热而解毒。对外感风热、温病初起、热毒疮疡等病证常相须为用。两者的区别为：连翘清心解毒之力强，并善于消痈散结，为疮家圣药，亦治瘰疬痰核；金银花疏散表热之效优，且炒炭后善于凉血止痢，用治热毒血痢。

类方

银翘散《温病条辨》

【组成】金银花　连翘各30g　薄荷　牛蒡子　桔梗　芦根各18g　荆芥穗　竹叶各12g　淡豆豉　生甘草各15g

【用法】水煎服。

【功用】辛凉透表，清热解毒。

【主治】温病初起。发热，微恶风寒，无汗或有汗不畅，头痛口渴，咳嗽咽痛，舌尖红，苔薄白或微黄，脉浮数。

【方义】本方证为温病初起，邪在肺卫，既要疏散卫分之邪，又需清解肺之热毒。方中重用金银花、连翘为君，既有辛凉透表，清热解毒的作用。薄荷、牛蒡子味辛而性凉，疏散风热，清利头目，且可解毒利咽；荆芥穗、淡豆豉辛而微温，助君药发散表邪，透热外出，与大队辛凉药配伍，可增辛散透表之力，为臣药。竹叶清上焦热；芦根清热生津；桔梗宣肺止咳，同为佐药。甘草既可调和诸药，护胃安中，又可合桔梗清利咽喉，是属佐使之用。诸药相合，共奏辛凉透表，清热解毒之功。

凉膈散《太平惠民和剂局方》

【组成】连翘25g　黄芩　栀子　薄荷各6g　大黄　芒硝　炙甘草各12g

【用法】上药共为粗末，每服6～12g，加竹叶3g，蜜少许，水煎服；亦可作汤剂，水煎服。

【功用】泻火通便，清上泄下。

【主治】上中二焦火热证。烦躁口渴，面赤唇焦，胸膈烦热，口舌生疮，睡卧不宁，谵语狂妄，或咽痛吐衄，便秘溲赤，或大便不畅，舌红苔黄，脉滑数。

【方义】本方所治为上中二焦邪热炽盛，无形之热邪与有形之积滞相博结，治宜清热泻火通便，清上泻下并行。方中重用连翘，清热解毒为君。配伍黄芩以清胸膈郁热；山栀通泻三焦，引火下行；大黄、芒硝泻火通便，以荡热于中，共为臣药。薄荷、竹叶轻清疏散，以解热于上，兼有“火郁发之”之义而为佐。使以甘草、白蜜，既能缓和硝、黄峻泻之力，又能存胃津，润燥结，和诸药。全方配伍，共奏泻火通便，清上泻下之功。

中药

大青叶《名医别录》

【来源】为十字花科植物菘蓝 *Isatis indigotica* Fort. 的叶。晒干生用，或用鲜品。

【性能】苦、寒。归心、胃经。

【功效】清热解毒，凉血消斑。

【应用】

1. 温病高热，神昏，发斑发疹 本品苦寒，善解心胃二经实火热毒；又入血分而能凉血消斑，气血两清。治温热病心胃毒盛，热入营血，气血两燔，高热神昏，发斑发疹，常与水牛角、玄参、栀子等同用。本品功善清热解毒，若与葛根、连翘等同用，能表里同治，可用于风热表证或温病初起，发热头痛、口渴咽痛等。

2. 喉痹口疮，痄腮丹毒，痈肿 本品苦寒，既能清心胃实火，又善解瘟疫时毒，有解毒利咽，凉血消肿之效。治心胃火盛之咽喉肿痛、口舌生疮，常与生地黄、大黄、升麻同用；治瘟毒上攻，发热头痛、痄腮、喉痹，可与金银花、大黄、拳参同用；治血热毒盛，丹毒红肿，可用鲜品捣烂外敷，或与蒲公英、紫花地丁、蚤休等同用。

【用法用量】水煎服，9～15g，鲜品30～60g。外用适量。

【使用注意】脾胃虚寒者忌服。

板蓝根《新修本草》

【来源】为十字花科植物菘蓝 *Isatis indigotica* Fort. 的干燥根。生用。

【性能】苦，寒。归心、胃经。

【功效】清热解毒，凉血，利咽。

【应用】

1. 温疫时毒，发热咽痛 本品苦寒，入心、胃经，其清解实热火毒作用与大青叶相似，而更以解毒利咽散结见长。治外感风热或温病初起，发热头痛咽痛，可单味使用，或与金银花、荆芥等同用；治风热上攻，咽喉肿痛，常与玄参、马勃、牛蒡子等配伍。

2. 温毒发斑，痄腮，烂喉丹痧，大头瘟疫，丹毒，痈肿 本品苦寒，有清热解毒，凉血消肿之功，主治多种瘟疫热毒之证。治时行温病，温毒发斑，舌绛紫暗，常与生地黄、紫草、黄芩同用；治丹毒、痄腮、烂喉丹痧、大头瘟疫、头面红肿、咽喉不利，常配伍玄参、连翘、牛蒡子等；治疮肿，可与金银花、连翘、紫花地丁等同用。

【用法用量】水煎服，9～15g。

【使用注意】体虚而无实火热毒者忌服；脾胃虚寒者慎用。

青黛《药性论》

【来源】为爵床科植物马蓝 *Baphicacanthus cusia*（Nees）Bremek、蓼科植物蓼蓝 *Polygonum tinctorium* Ait. 或十字花科植物菘蓝 *Isatis indigotica* Fort. 的叶或茎叶经加工制得的干燥

粉末、团块或颗粒。研细用。

【性能】咸，寒。归肝经。

【功效】清热解毒，凉血消斑，泻火定惊。

【应用】

1. 温毒发斑，血热吐衄　本品寒能清热，咸以入血，故有清热解毒、凉血、止血、消斑之效。治温毒发斑，常与生地黄、石膏、栀子等同用；治血热妄行的吐血、衄血，常与生地黄、牡丹皮、白茅根等同用。

2. 咽痛口疮，火毒疮疡，痄腮　本品有清热解毒，凉血消肿之效。治热毒炽盛，咽喉肿痛、喉痹，常与板蓝根、甘草同用；治口舌生疮，多与冰片同用，撒敷患处；治火毒疮疡、痄腮肿痛，可与寒水石共研为末，外敷患处。

3. 咳嗽胸痛，痰中带血　本品咸寒，主清肝火，又泻肺热，且能凉血止血。治肝火犯肺，咳嗽胸痛、痰中带血，常与海蛤粉同用。治肺热咳嗽，痰黄而稠，可配伍海浮石、瓜蒌仁、川贝母等。

4. 小儿惊痫　本品咸寒，善清肝火、祛暑热，有熄风止痉之功。治小儿惊风抽搐，多与钩藤、牛黄等同用；治暑热惊痫，常与甘草、滑石同用。

【用法用量】内服1.5~3g，本品难溶于水，一般作散剂冲服，或入丸剂。外用适量。

【使用注意】胃寒者慎用。

【按语】本品与大青叶、板蓝根同出一源，功效相近，皆有清热解毒，凉血消斑作用。大青叶为菘蓝叶；板蓝根为菘蓝或马蓝的根；青黛为马蓝、蓼蓝或菘蓝的茎叶经加工制得的粉末。比较而言，大青叶凉血消斑力强，板蓝根解毒利咽效著，青黛清肝定惊功胜。

贯众《神农本草经》

【来源】为鳞毛蕨科植物粗茎鳞毛蕨 *Dryopteris crassirhizoma* Nakai 的带叶柄残基的干燥根茎。生用或炒炭用。

【性能】苦，微寒。有小毒。归肝、脾经。

【功效】清热解毒，凉血止血，杀虫。

【应用】

1. 风热感冒，温毒发斑　本品苦寒，既能清气分之实热，又能解血分之热毒，凡温热毒邪所致之证皆可用之，常与黄连、甘草等同用。单用本品或配伍桑叶、金银花等，可治风热感冒；与板蓝根、大青叶、紫草等配伍，可治痄腮、温毒发斑、发疹等。

2. 血热出血　本品味苦微寒，主入肝经，有凉血止血之功，主治血热所致之衄血、吐血、便血、崩漏等证，尤善治崩漏下血。治衄血，可单用研末调服；治吐血，可与黄连同用，研末糯米饮调服；治便血，可配伍侧柏叶；治崩漏下血，可与五灵脂同用。

3. 虫疾　本品有杀虫之功。用于驱杀绦虫、钩虫、蛲虫、蛔虫等多种肠道寄生虫，可与驱虫药配伍使用。

此外，本品还可用于治疗烧烫伤及妇人带下等病证。

【用法用量】水煎服，4.5~9g。杀虫及清热解毒宜生用；止血宜炒炭用。外用适量。

【使用注意】用量不宜过大。服用本品时忌油腻。脾胃虚寒者及孕妇慎用。

蒲公英《新修本草》

【来源】为菊科植物蒲公英 *Taraxacum mongolicum* Hand. Mazz. 、碱地蒲公英 *Taraxacum borealisinense* Kitag. 或同属数种植物的干燥全草。生用。

【性能】苦、甘，寒。归肝、胃经。

【功效】清热解毒，消肿散结，利尿通淋。

【应用】

1. 疔疮肿毒，乳痈，肺痈，肠痈，瘰疬，咽喉肿痛 本品苦寒，善于清热解毒，消痈散结，主治内外热毒疮痈诸证。治疗毒肿痛，常与野菊花、紫花地丁、金银花等同用；治乳痈肿痛，可单用浓煎服，或以鲜品捣汁内服，渣敷患处，也可与全瓜蒌、金银花、牛蒡子等同用；治肺痈吐脓，常与鱼腥草、冬瓜仁、芦根等同用；治肠痈腹痛，常与大黄、牡丹皮、桃仁等同用；治瘰疬结核，可与香附、山慈姑、大蓟等配伍；治咽喉肿痛，可与板蓝根、玄参等配伍；鲜品外敷还可用治毒蛇咬伤。

2. 热淋涩痛，湿热黄疸 治热淋涩痛，常与白茅根、金钱草、车前子等同用；治疗湿热黄疸，常与茵陈、栀子、大黄等同用。

3. 肝热目赤 本品有清肝明目作用，用治肝火上炎引起的目赤肿痛，可单用取汁点眼，或浓煎服，亦可配伍菊花、夏枯草、决明子等。

【用法用量】水煎服，10～15g。外用鲜品适量捣敷或煎汤熏洗患处。

【使用注意】用量过大，可致缓泻。

紫花地丁《本草纲目》

【来源】为堇菜科植物紫花地丁 *Viola yedoensis* Makino 的干燥全草。生用。

【性能】苦、辛，寒。归心、肝经。

【功效】清热解毒，凉血消肿。

【应用】

1. 疔毒痈疽 治疗疮肿毒、痈疽发背、丹毒等，可单用鲜品捣汁内服，以渣外敷，也可配伍金银花、蒲公英、野菊花等；治乳痈，常与蒲公英同用，煎汤内服，并以渣外敷，或熬膏摊贴患处；治肠痈，常与大黄、红藤、白花蛇舌草等同用。

2. 毒蛇咬伤 可用鲜品捣汁内服，亦可配伍雄黄少许，捣烂外敷。

此外，还可用于肝热目赤肿痛以及外感热病。

【用法用量】水煎服，15～30g。外用鲜品适量，捣烂敷患处。

【使用注意】体质虚寒者忌服。

野菊花《本草正》

【来源】为菊科植物野菊 *Chrysanthemum indicum* L. 的干燥头状花序。生用。

【性能】苦、辛，微寒。归心、肝经。

【功效】清热解毒，泻火平肝。

【应用】

1. 疔疮痈肿，咽喉肿痛 本品辛散苦降，其清热泻火、解毒利咽、消肿止痛力胜，为治外科疔痈之良药。可与蒲公英、紫花地丁、金银花等同用。

2. 目赤肿痛，头痛眩晕 本品散风热，清肝火，治疗风火上攻之目赤肿痛，常与金银花、密蒙花、夏枯草等同用；治肝火上炎之头痛眩晕，常与决明子同用。

此外，本品内服并煎汤外洗也用治湿疹、湿疮、风疹痒痛等。

【用法用量】水煎服，9～15g。外用适量。

【按语】野菊花与菊花为同科同属植物，均有清热解毒、散风热、清肝热之功，但野菊花苦寒之性尤胜，长于解毒消痈，疮痈疔毒肿痛多用之；而菊花辛散之力较强，长于清热疏风，上焦头目风热多用之。

类方

五味消毒饮《医宗金鉴》

【组成】金银花30g　野菊花　蒲公英　紫花地丁　紫背天葵子各12g

【用法】加黄酒20mL水煎服。

【功用】清热解毒，消散疔疮。

【主治】火毒结聚之疔疮。疔疮初起，发热恶寒，疮形如粟，坚硬根深，状如铁钉，以及痈疡疖肿，局部红肿热痛，舌红苔黄，脉数。

【方义】本方所治疔疮是因感受火毒，内生积热而致，当以清热解毒之法为重。方中金银花清热解毒，消散痈疮，重用为君药。蒲公英、紫花地丁清热解毒，消痈散结，增强君药清热解毒，消散痈疮之功，共为臣药。佐以野菊花、紫背天葵清热解毒而治痈疮疔毒。加酒少量同煎，以宣通血脉，有利于疔疮之消散。诸药相合，共奏清热解毒，消散疔疮之功。

中药

土茯苓《本草纲目》

【来源】为百合科植物光叶菝葜 *Smilax glabra* Roxb. 的干燥根茎。生用。

【性能】甘、淡，平。归肝、胃经。

【功效】解毒，除湿，通利关节。

【应用】

1. 梅毒及汞中毒所致的肢体拘挛、筋骨疼痛　治梅毒可单用或配伍金银花、白鲜皮、威灵仙、甘草；治因服汞剂中毒而致肢体拘挛，常与薏苡仁、防风、木瓜等配伍。

2. 湿热淋浊带下，疥癣，湿疹瘙痒　治热淋，常与木通、萹蓄、蒲公英、车前子同用；治阴痒带下，可单用本品水煎服；治湿热皮肤瘙痒，可与生地黄、赤芍、地肤子、白鲜皮、茵陈等配伍。

3. 痈肿疮毒，瘰疬　治疗痈疮红肿溃烂，可以本品研为细末，好醋调敷；治疗瘰疬溃烂，可将本品切片或为末，水煎服或入粥内食之，或与苍术、黄柏、苦参等药配伍。

【用法用量】水煎服，15～60g。外用适量。

【使用注意】肝肾阴虚者慎服。服药时忌茶。

鱼腥草《名医别录》

【来源】为三白草科植物蕺菜 *Houttuynia cordata* Thunb. 的新鲜全草或干燥地上部分。生用。

【性能】辛，微寒。归肺经。

【功效】清热解毒，消痈排脓，利尿通淋。

【应用】

1. 肺痈吐脓，痰热咳喘　本品为治肺痈咳吐脓血之要药，常与桔梗、芦根、瓜蒌等同用；治痰热咳喘，痰黄气急，常与黄芩、贝母、知母等同用。

2. 痈肿疮毒　常与野菊花、蒲公英、金银花等同用，亦可单用鲜品捣烂外敷。

3. 热淋，热痢　治热淋涩痛，常与车前草、白茅根、海金沙等同用；治湿热泻痢，可与黄连、黄芩、苦参等配伍。

【用法用量】水煎服，15～25g；鲜品用量加倍，水煎或捣汁服。外用适量，捣敷或煎汤熏洗患处。

【使用注意】不宜久煎。虚寒证及阴性疮疡忌服。

大血藤《本草图经》

【来源】为木通科植物大血藤 *Sargentodoxa cuneata*（Oliv.）Rehd. et Wils. 的干燥藤茎。又称红藤。生用。

【性能】苦，平。归大肠、肝经。

【功效】清热解毒，活血，祛风止痛。

【应用】

1. 肠痈腹痛，热毒疮疡 本品苦降开泄，长于清热解毒，消痈止痛，又入大肠经，善散肠中瘀滞，为治肠痈要药；治肠痈腹痛，常与桃仁、大黄等同用；治热毒疮疡，常与连翘、金银花、贝母等同用。

2. 跌打损伤，经闭痛经 治跌打损伤，瘀血肿痛，常与骨碎补、续断、赤芍等同用；治经闭痛经，常与当归、香附、益母草等同用。

3. 风湿痹痛 常与独活、牛膝、防风等同用。

【用法用量】水煎服，9～15g。外用适量。

【使用注意】孕妇慎服。

败酱草《神农本草经》

【来源】为败酱科植物黄花败酱 *Patrinia scabiosaefolia* Fisch. ex Link.、白花败酱 *Patrinia villose* Juss. 的干燥全草。生用。

【性能】辛、苦，微寒。归胃、大肠、肝经。

【功效】清热解毒，消痈排脓，祛瘀止痛。

【应用】

1. 肠痈肺痈、痈肿疮毒 本品为治疗肠痈腹痛首选药物，治肠痈初起，腹痛便秘，未化脓者，常与金银花、蒲公英、牡丹皮、桃仁等同用；治肠痈脓已成者，常与薏苡仁、附子同用。治肺痈咳吐脓血，常与鱼腥草、芦根、桔梗等同用。治痈肿疮毒，无论已溃未溃皆可用之，常与金银花、连翘等药配伍，并可以鲜品捣烂外敷。

2. 用于产后瘀阻腹痛 可单用本品煎服，或与五灵脂、香附、当归等配伍。

此外，本品亦可用治肝热目赤肿痛及赤白痢疾。

【用法用量】水煎服，6～15g。外用适量。

【使用注意】脾胃虚弱、食少泄泻者忌服。

射干《神农本草经》

【来源】为鸢尾科植物射干 *Belamcanda chinensis*（L.）DC. 的干燥根茎。生用。

【性能】苦，寒。归肺经。

【功效】清热解毒，消痰，利咽。

【应用】

1. 咽喉肿痛 本品苦寒泄降，入肺，清肺利咽，解毒消肿，为治咽喉肿痛所常用。治热毒痰火郁结，咽喉肿痛，可单用，或与升麻、甘草等同用；治外感风热，咽痛音哑，常与荆芥、连翘、牛蒡子同用。

2. 痰涎壅盛，咳嗽气喘 善清肺火，降气消痰。治肺热咳喘，痰多而黄，常与桑白皮、马兜铃、桔梗等同用；治寒痰咳喘，痰多清稀，多与麻黄、细辛、生姜、半夏等配伍。

【用法用量】水煎服，3～10g。

【使用注意】脾虚便溏者不宜使用；孕妇忌用或慎用。

山豆根《开宝本草》

【来源】为豆科植物越南槐 *Sophora tonkinensis* Gapnep. 的干燥根及根茎。又名广豆根。生用。

【性能】苦，寒；有毒。归肺、胃经。

【功效】清热解毒，利咽消肿。

【应用】

1. 火毒蕴结，乳蛾喉痹，咽喉肿痛 可单用，磨醋噙服；或与桔梗、栀子、连翘等药同用；治乳蛾喉痹，可配伍射干、天花粉、麦冬等。

2. 牙龈肿痛，口舌生疮 可单用煎汤漱口，或与石膏、黄连、升麻、牡丹皮等同用。

此外，本品还可用于湿热黄疸、肺热咳嗽、痈肿疮毒等病证。

【用法用量】水煎服，3～6g。外用适量。

【使用注意】用量不宜过大。脾胃虚寒者慎用。

马勃《名医别录》

【来源】为灰包科真菌脱皮马勃 *Lasiosphaera fenzlii* Reich.、大马勃 *Calvatia gigantea*（Batsch ex Pers.）Lloyd. 或紫色马勃 *Calvatia lilacina*（Mont. et Berk.）Lloyd 的干燥子实体。生用。

【性能】辛，平。归肺经。

【功效】清肺利咽，止血。

【应用】

1. 风热郁肺之咽痛音哑、咳嗽 治风热及肺火所致的咽喉肿痛、咳嗽失音，常与牛蒡子、玄参、板蓝根等同用；若配伍生地黄、玄参、知母等，也可用于肺肾阴虚所致的咽喉肿痛；治肺热咳嗽，声音嘶哑，可与黄芩、蝉蜕、射干等同用。

2. 血热吐衄，外伤出血 治火邪迫血妄行引起的吐血、衄血等症，可单用，或与其他凉血止血药配伍；治外伤出血，可用马勃粉撒敷伤口。

【用法用量】水煎服，2～6g，布包煎；或入丸、散。外用适量，研末撒，或调敷患处，或作吹药。

【使用注意】风寒伏肺，咳嗽失音者禁服。

白头翁《神农本草经》

【来源】为毛茛科植物白头翁 *Pulsatilla chinensis*（Bge.）Regel 的干燥根。生用。

【性能】苦，寒。归胃、大肠经。

【功效】清热解毒，凉血止痢。

【应用】

1. 热毒血痢 本品为治热毒血痢，里急后重，下痢脓血之良药，单用或配伍黄连、黄柏、秦皮等；治赤痢日久，腹内冷痛，可与阿胶、干姜、赤石脂等同用。

2. 阴痒带下 本品苦寒，有清热燥湿之效，治下焦湿热所致的阴痒带下，常与苦参、白鲜皮、秦皮等煎汤外洗。

此外，亦可用治疮痈肿毒、痄腮、瘰疬，常配伍蒲公英、连翘等。

【用法用量】水煎服，9～15g，鲜品15～30g。外用适量。

【使用注意】虚寒泄痢忌服。

【按语】本品苦寒降泄，功能清热解毒、凉血止痢，尤善于清胃肠湿热及血分热毒，为治热毒血痢之良药。

类方　白头翁汤《伤寒论》

【组成】白头翁15g　黄柏　黄连　秦皮各9g

【用法】水煎服。

【功用】清热解毒，凉血止痢。

【主治】热毒痢疾。腹痛，里急后重，肛门灼热，下痢脓血，赤多白少，渴欲饮水，舌红苔黄，脉弦数。

【方义】本方所治痢疾是因热毒深陷血分，下迫大肠所致，治宜清解血分热毒为要，方可热清毒除，血痢自止。方中白头翁为君，以其归大肠与肝，味苦性寒，能入血分，清热解毒，凉血止痢。臣以黄连之苦寒，清热解毒，燥湿厚肠；黄柏泻下焦湿热，两药共助君药以清热解毒，尤能燥湿止痢。秦皮归大肠经，苦寒性涩，清热解毒，收涩止痢，为佐使药。四药相合，清热解毒、凉血止痢作用较强，为热毒血痢之良方。

中药　马齿苋《本草经集注》

【来源】为马齿苋科植物马齿苋 *Portulaca oleracea* L. 的干燥地上部分。切段，生用。

【性能】酸，寒。归肝、大肠经。

【功效】清热解毒，凉血止血，止痢。

【应用】

1. 热毒血痢 本品性寒质滑，味酸收敛，为痢疾常用药，单味水煮或与粳米煮粥，空腹食用；治大肠湿热，腹痛泄泻，或下利脓血，里急后重，可与黄芩、黄连等配伍。

2. 痈肿疔疮，丹毒，蛇虫咬伤，湿疹 治火热毒盛，痈肿疔疮、丹毒，以及蛇虫咬伤、湿疹，可单用本品煎汤内服并外洗，再以鲜品捣烂外敷，也可与其他清热解毒药配伍使用。

3. 崩漏下血，便血，痔血 治血热妄行之崩漏下血，可单味药捣汁服，或配伍茜草、苎麻根、侧柏叶等；治大肠湿热，便血痔血，可与地榆、槐角等同用。

此外，本品还可用于湿热淋证、带下等。

【用法用量】水煎服，9～15g，鲜品30～60g。外用适量，捣敷患处。

【使用注意】脾胃虚寒，肠滑作泄者忌服。

鸦胆子《本草纲目拾遗》

【来源】为苦木科植物鸦胆子 *Brucea javanica*（L.）Merr. 的干燥成熟果实。去壳取仁，生用。

【性能】苦，寒。有小毒。归大肠、肝经。

【功效】清热解毒，止痢，截疟；外用腐蚀赘疣。

【应用】

1. 热毒血痢，冷积久痢　治热毒血痢，可单用本品去皮，白糖水送服；治冷积久痢，可采取口服与灌肠并用的方法，也可与诃子肉、乌梅肉、木香等同用。

2. 疟疾　对各种疟疾均可应用，尤以间日疟及三日疟效果较好，可装入胶囊吞服。

3. 鸡眼，赘疣　可取鸦胆子仁捣烂涂敷患处，或用鸦胆子油局部涂敷。

【用法用量】内服，0.5～2g，以龙眼肉包裹或装入胶囊吞服，亦可压去油制成丸剂、片剂服，不宜入煎剂。外用适量。

【使用注意】内服严格控制剂量，不宜多用、久服。外用注意用胶布保护好周围的正常皮肤，以防止对正常皮肤的刺激。孕妇及小儿慎用。胃肠出血及肝肾病患者，应忌用或慎用。

白花蛇舌草《广西中药志》

【来源】为茜草科植物白花蛇舌草 *Oldenlandia diffusa*（Willd.）Roxb. 的全草。生用。

【性能】微苦、甘，寒。归胃、大肠、小肠经。

【功效】清热解毒，利湿通淋。

【应用】

1. 痈肿疮毒，咽喉肿痛，毒蛇咬伤　治疗痈肿疮毒，可单用鲜品捣烂外敷，也可与金银花、连翘、野菊花等同用；治肠痈腹痛，常与红藤、败酱草、牡丹皮等配伍；治咽喉肿痛，多与黄芩、玄参、板蓝根等同用；治毒蛇咬伤，可单用鲜品捣烂绞汁内服或水煎服，渣敷伤口，亦可与半枝莲、紫花地丁、蚤休等配伍。

2. 热淋涩痛　可单用，或与白茅根、车前草、石韦等同用。

此外，本品既能清热又兼利湿，尚可用于湿热黄疸。

【用法用量】水煎服，15～60g。外用适量。

【使用注意】阴疽及脾胃虚寒者忌用。

【按语】本品苦寒，有较强的清热解毒作用，用治热毒所致诸证，内服外用均可。近年因本品具清热解毒消肿之功，已被广泛用于各种肿瘤的治疗。

熊胆粉《新修本草》

【来源】为脊椎动物熊科棕熊 *Ursus arctos* Linnaeus、黑熊 *Selenarctos thibetanus* Cuvier 的干燥胆汁。以人工养殖熊无管造瘘引流取胆汁干燥后入药。

【性能】苦，寒。归心、肝、胆经。

【功效】清热解毒，息风止痉，清肝明目。

【应用】

1. 热极生风，惊痫抽搐　可用本品和乳汁及竹沥化服，也可单用本品温开水化服。

2. 热毒疮痈　可单用内服，也可用水调化或加入少许冰片，涂于患部。

3. 目赤翳障　可以本品少许，蒸水外洗，或以本品与冰片化水，外用点眼。

此外，还可用于黄疸、小儿疳积、风虫牙痛等。

【用法用量】内服，0.25～0.5g，入丸、散。由于本品有腥苦味，口服易引起呕吐，故宜用胶囊剂。外用适量，调涂患处。

【使用注意】脾胃虚寒者忌服。虚寒证当禁用。

第四节 清热凉血类

本类中药方剂有清解营分、血分热邪的作用。主要用于营分、血分等实热证。如温热病热入营分，症见舌绛、身热夜甚、心烦不寐、脉细数，甚则神昏谵语、斑疹隐隐；或热陷心包，症见神昏谵语、舌謇肢厥、舌质红绛；或热盛迫血，症见舌色深绛、吐血衄血、尿血便血、斑疹紫暗、躁扰不安，甚或昏狂等。亦可用于其他疾病引起的血热出血证。若与清热泻火药配伍组方，则能气血两清，治温热病气血两燔者。

中药

地黄《神农本草经》

【来源】为玄参科植物地黄 *Rehmannia glutinosa* Libosch. 的块根。鲜用，或干燥生用。

【性能】鲜地黄：甘、苦，寒；归心、肝、肾经。生地黄：甘，寒；归心、肝、肾经。

【功效】鲜地黄：清热生津，凉血，止血。生地黄：清热凉血，养阴生津。

【应用】

1. 热入营血，舌绛烦渴、斑疹吐衄 本品苦寒入营血分，为清热、凉血、止血之要药，又因其甘寒质润，能清热生津止渴。用治温热病热入营血之壮热烦渴、神昏舌绛，多配伍玄参、连翘、丹参等；治热入血分，身热发斑疹，甚则神昏谵语，配伍水牛角、赤芍、牡丹皮等；治血热吐衄，常与大黄同用；治血热便血、尿血，常与地榆同用；治血热崩漏或产后下血不止、心神烦乱，可配伍益母草等。

2. 阴虚内热，骨蒸劳热 本品甘寒养阴，苦寒泄热，入肾经而滋阴降火，养阴津而泄伏热。治阴虚内热，潮热骨蒸，可配伍知母、地骨皮；治温病后期，余热未尽，阴津已伤，邪伏阴分，症见夜热早凉、舌红脉数，可配伍青蒿、鳖甲、知母等。

3. 津伤口渴，内热消渴，肠燥便秘 本品甘寒质润，既能清热养阴，又能生津止渴。治热病伤阴，烦渴多饮，常配伍麦冬、沙参、玉竹等；治阴虚内热之消渴证，可配伍山药、黄芪、山茱萸；治温病津伤，肠燥便秘，可配伍玄参、麦冬。

【用法用量】水煎服，10～15g。鲜地黄12～30g，或以鲜品捣汁入药。

【使用注意】脾虚湿滞、腹满便溏者不宜使用。

【按语】地黄，包括鲜地黄和干地黄，均味甘性寒，清热凉血、养阴生津。但鲜地黄寒性更强，苦重于甘，偏于清热凉血，多用于温热病热入营血，壮热烦渴，神昏舌绛者。干地黄寒性稍弱，甘重于苦，偏于滋阴养血，多用于阴虚劳热、内热消渴、血热出血等证。

类方

清营汤《温病条辨》

【组成】水牛角30g 生地黄15g 玄参 麦冬 金银花各9g 连翘 丹参各6g 黄连5g 竹叶3g

【用法】水煎服。

【功用】清营解毒，透热养阴。

【主治】热入营分证。身热夜甚，神烦少寐，时有谵语，或斑疹隐隐，舌绛而干，脉细数。

【方义】本方证由邪热内传营分所致。治当清解营分热毒，养阴生津为要，并辅以透热转气之法。方中水牛角苦咸性寒，清热凉血解毒，且能散瘀，为君药。热伤营阴，配以生地黄清热凉血滋阴；麦冬养阴生津清热；玄参滋阴降火解毒，此三药既能甘寒养阴生津，又可助君药清营凉血解毒，共为臣药。佐以金银花、连翘清热解毒，轻宣透邪，使营分之邪透出气分而解，此为“透热转气”之意；竹叶用心，专清心热；黄连苦寒，清心泻火；丹参清心，而又凉血活血，不仅助君药以清热凉血，且可防热与血结。竹叶、黄连、丹参皆入心经，兼有使药之用。诸药合用，共奏清营解毒，透热养阴之功。

中药

玄参《神农本草经》

【来源】为玄参科植物玄参 *Scrophularia ningpoensis* Hemsl. 的干燥根。生用。

【性能】甘、苦、咸，微寒。归肺、胃、肾经。

【功效】清热凉血，滋阴降火，解毒散结。

【应用】

1. 热入营血，温毒发斑　本品咸寒入血分而能清热凉血。治温病热入营分，身热夜甚、心烦口渴、舌绛脉数，常配伍生地黄、丹参、连翘等；治温病邪陷心包，神昏谵语，可配伍麦冬、竹叶卷心、连翘心等；治温热病，气血两燔，发斑发疹，可配伍石膏、知母、升麻等。

2. 热病伤阴，津伤便秘，骨蒸劳嗽　本品甘寒质润，功能清热生津，滋阴润燥。治热病伤阴，津伤便秘，常配伍生地黄、麦冬；治肺肾阴虚，骨蒸劳嗽，可配伍百合、生地黄、贝母等。

3. 目赤咽痛，瘰疬，白喉，痈肿疮毒　本品性味苦咸寒，既能清热凉血，又能泻火解毒。治肝经热盛，目赤肿痛，可配伍栀子、大黄、羚羊角等；治瘟毒热盛，咽喉肿痛、白喉，可配伍黄芩、连翘、板蓝根等；治痰火郁结之瘰疬，可配伍浙贝母、牡蛎；治痈肿疮毒，可配伍金银花、连翘、蒲公英等；治脱疽，可配伍金银花、当归、甘草。

【用法用量】水煎服，9～15g。

【使用注意】脾胃虚寒，食少便溏者不宜服用。反藜芦。

【按语】玄参与生地黄均能清热凉血，养阴生津，用治热入营血、热病伤阴、阴虚内热等证，常相须为用。但玄参泻火解毒力较强，又咸能软坚，故咽喉肿痛、痰火瘰疬多用；生地黄清热凉血力较大，故血热出血、内热消渴多用。二者养阴作用也有不同，生地黄甘润滋养，可用于真阴亏耗之纯虚证；玄参苦咸降泻，滋肾水以制浮游之火，为滋阴降火要药，适用于阴虚而火盛者。

类方

增液汤《温病条辨》

【组成】玄参30g　麦冬　生地黄各24g

【用法】水煎服。

【功用】增液润燥。

【主治】温热病热邪伤津，津亏便秘证。大便秘结，口渴，舌干红，脉细数或沉而无力。

【方义】本方证为阳明温病，津亏便秘。治当大补阴液，润滑肠道以通便。方中重用玄参苦咸寒，养阴生津，启肾水以滋肠燥，为君药。麦冬甘寒，增液润燥；细生地甘苦寒，养阴润燥，共为臣药。三药合用，养阴增液，使肠燥得润，大便自下，故名之曰“增液汤”。

中药

牡丹皮《神农本草经》

【来源】为毛茛科植物牡丹 *Paeonia suffruticosa* Andr. 的干燥根皮。生用或酒制用。

【性能】苦、辛，微寒。归心、肝、肾经。

【功效】清热凉血，活血化瘀。

【应用】

1. 热入营血，温毒发斑，血热吐衄 本品苦寒，入心肝血分。善能清营分、血分实热，功能清热凉血。治温病热入营血，迫血妄行所致的发斑、吐血、衄血，可配伍水牛角、生地黄、赤芍等；治温毒发斑，可配伍栀子、大黄、黄芩等；治血热吐衄，可配伍大黄、大蓟、茜草根等；治阴虚血热之吐衄，可配伍生地黄、栀子等。

2. 温病伤阴，阴虚发热，夜热早凉，无汗骨蒸 本品性味苦辛寒，其气清芬，入血分而善于清透阴分伏热，为治无汗骨蒸之要药。治温病后期，邪伏阴分，夜热早凉，热退无汗，常配伍鳖甲、知母、生地黄等；若治阴虚内热，无汗骨蒸，常与生地黄、麦冬等同用。

3. 血滞经闭，痛经，跌打伤痛 本品辛行苦泄，有活血祛瘀之功。治血滞经闭、痛经，可配伍桃仁、川芎、桂枝等；治跌打伤痛，可与红花、乳香、没药等同用。

4. 痈肿疮毒 本品苦寒，清热凉血并善于散瘀消痈。治火毒炽盛，痈肿疮毒，可配伍大黄、白芷、甘草等；治瘀热互结之肠痈初起，可配伍大黄、桃仁、芒硝等。

【用法用量】水煎服，6～12g。清热凉血宜生用，活血祛瘀宜酒制用。

【使用注意】血虚有寒、月经过多及孕妇不宜用。

类方

桂枝茯苓丸《金匮要略》

【组成】桂枝　茯苓　牡丹皮　桃仁　芍药各6g

【用法】共为末，炼蜜为丸，每服3～5g；或作汤剂，水煎服。

【功用】活血化瘀，缓消癥块。

【主治】瘀阻胞宫证。妇人素有癥块，妊娠漏下不止，或胎动不安，血色紫黑晦暗，腹痛拒按，或经闭腹痛，或产后恶露不尽而腹痛拒按者，舌质紫暗或有瘀点，脉沉涩。

【方义】本方证由瘀血癥块留结胞宫所致。此时癥块不消则漏下不止，漏下不止则胎元不固，治宜活血化瘀。但祛瘀药多有碍胎元，特别是祛瘀过猛，易损胎气，故唯有渐消缓散之法。方中桂枝温通经脉而行瘀滞，为君药。桃仁、丹皮散瘀消癥，用治漏下，亦含“通因通用”之意，二药共为臣药。芍药和血养血，使活血而不伤血，并能缓急止痛；癥之为物，多因瘀血痰湿互结而成，茯苓甘淡渗利，消痰利湿以助消癥，共为佐药。白蜜为丸，缓和药性，为使药。诸药合用，共奏活血化瘀，缓消癥块之效。

中药

赤芍《开宝本草》

【来源】为毛茛科植物赤芍 *Paeonia lactiflora* Pall. 或川赤芍 *Paeonia veitchii* Lynch 的干燥根。生用，或炒用。

【性能】苦、微寒。归肝经。

【功效】清热凉血，散瘀止痛。

【应用】

1. 热入营血，温毒发斑，血热吐衄 本品苦寒入肝经血分，善清泻肝火，泄血分郁热而奏凉血、止血之功。治温病热入营血，迫血妄行所致之吐血衄血、斑疹紫暗者，可配伍水牛角、牡丹皮、生地黄等；治温毒发斑，血热毒盛，斑疹紫黑者，常与紫草、蝉蜕、甘草等同用；治血热吐衄，可配伍生地黄、大黄、白茅根等。

2. 目赤肿痛，痈肿疮疡 本品苦寒入肝经而清肝火，治肝经风热，目赤肿痛、羞明多眵，可配伍荆芥、薄荷、黄芩等；治热毒壅盛，痈肿疮疡，可配伍金银花、天花粉、乳香等，或与连翘、栀子、玄参等同用。

3. 肝郁胁痛，经闭痛经，癥瘕腹痛，跌打损伤 本品苦寒入肝经血分，有活血散瘀止痛之功。治肝郁血滞之胁痛，可配伍柴胡、牡丹皮等；治血滞经闭、痛经、癥瘕腹痛，可配伍当归、川芎、延胡索等；治跌打损伤，瘀肿疼痛，可配伍虎杖、桃仁、红花、当归等。

【用法用量】水煎服，6～12g。

【使用注意】血寒经闭不宜用。反藜芦。

【按语】本品味苦微寒，入血分，清肝火，凉血热，散瘀血，通经脉，消痈肿，主要以凉血活血为用。赤芍与牡丹皮皆能凉血、活血。但赤芍活血止痛效佳，兼能清泻肝火；牡丹皮凉血清热力胜，兼透阴分伏热。

紫草《神农本草经》

【来源】为紫草科植物新疆紫草 *Arnebia euchroma*（Royle）Johnst. 或内蒙古紫草 *Arnebia guttata* Bunge 的干燥根。生用。

【性能】甘、咸，寒。归心、肝经。

【功效】清热凉血，活血解毒，透疹消斑。

【应用】

1. 血热毒盛，斑疹紫黑，麻疹不透 本品咸寒，入肝经血分，有凉血活血，解毒透疹之功。治温毒发斑，血热毒盛，斑疹紫黑，常配伍赤芍、蝉蜕、甘草等；治麻疹不透，疹色紫暗，兼咽喉肿痛，可配伍牛蒡子、山豆根、连翘等；治麻疹气虚，疹出不畅，可配伍黄芪、升麻、荆芥等。

2. 疮疡，湿疹，水火烫伤 本品甘寒能清热解毒，咸寒能清热凉血，并能活血消肿。治痈肿疮疡，可配伍金银花、连翘、蒲公英等；治疮疡久溃不敛，可配伍当归、白芷、血竭等；治湿疹，可配伍黄连、黄柏、漏芦等；治水火烫伤，可用本品以植物油浸泡，滤取油液，外涂患处，或配伍黄柏、牡丹皮、大黄等药，麻油熬膏外搽。

【用法用量】水煎服，5～10g。外用适量，熬膏或用植物油浸泡涂搽。

【使用注意】脾虚便溏者忌服。

水牛角《名医别录》

【来源】为牛科动物水牛 *Bubalus bubalis* Linnaeus 的角。生用，或制为浓缩粉用。

【性能】苦，寒。归心、肝经。

【功效】清热凉血，解毒，定惊。

【应用】

1. 温病高热，神昏谵语，惊风，癫狂 本品苦寒入心肝血分，能清热凉血，泻火解毒定惊。治温热病热入血分之高热、神昏谵语、惊风抽搐，可以水牛角浓缩粉配伍石膏、玄参、羚羊角等；治热病神昏，或中风偏瘫，神志不清，可配伍牛黄、珍珠母、黄芩等；治血热癫狂，可配伍石菖蒲、玄参、连翘等。

2. 血热妄行之发斑发疹、吐血衄血 取本品清热凉血之功，可配伍生地黄、牡丹皮、赤芍等。

3. 痈肿疮疡，咽喉肿痛 取本品清热解毒之功，可配伍黄连、黄芩、连翘等。

【用法用量】镑片或粗粉煎服，15～30g，宜先煎3小时以上。水牛角浓缩粉冲服，每次1.5～3g，每日2次。

【使用注意】脾胃虚寒者忌用。

第五节 清虚热类

本类中药方剂以清虚热，退骨蒸为主要作用。主要用于肝肾阴虚，虚火内扰所致的骨蒸潮热、午后发热、手足心热、虚烦不寐、盗汗遗精、舌红少苔、脉细数，以及温热病后期，邪热未尽，伤阴劫液，而致夜热早凉、热退无汗、舌质红绛、脉象细数等的虚热证，亦可用于实热证。本类药物常与清热凉血及清热养阴之品配伍组方，以标本兼顾。

中药

青蒿《神农本草经》

【来源】为菊科植物黄花蒿 *Artemisia annua* L. 的干燥地上部分。生用。

【性能】苦、辛，寒。归肝、胆经。

【功效】清虚热，除骨蒸，解暑热，截疟，退黄。

【应用】

1. 温邪伤阴，夜热早凉 本品苦寒清热，辛香透散，长于清透阴分伏热。用治温病后期，余热未清，邪伏阴分，伤阴劫液，夜热早凉，热退无汗，或热病后低热不退等，常与鳖甲、知母、牡丹皮、生地黄等同用。

2. 阴虚发热，劳热骨蒸 本品清退虚热，凉血除蒸，用治阴虚发热、骨蒸劳热、潮热盗汗、五心烦热、舌红少苔，常与银柴胡、胡黄连、知母、鳖甲等同用。

3. 暑热外感，发热口渴 本品苦寒清热，芳香而散，善解暑热。治外感暑热，头昏头痛、发热口渴等，常与连翘、滑石、西瓜翠衣同用。

4. 疟疾寒热，湿热黄疸 本品辛寒芳香，主入肝胆，截疟之功甚强，尤善除疟疾寒热，为治疗疟疾之良药。可单用较大剂量鲜品捣汁服，或随证配伍黄芩、滑石、青黛、通草等。本品芳香透散，又长于清解肝胆之热邪，可与黄芩、滑石、半夏等同用，治疗湿热郁遏少阳三焦，气机不利，寒热如疟，胸痞作呕之证；治湿热黄疸，可与茵陈、栀子、大黄同用。

【用法用量】水煎服，6～12g，后下；或鲜用绞汁服。

【使用注意】脾胃虚弱、肠滑泄泻者忌服。

【按语】本品苦寒芳香，善于清泻肝胆和血分之热，使阴分伏热外透而出，为清热凉血退蒸之佳品。不论温邪伤阴发热或阴虚内热、阴虚血热、骨蒸劳热，凡热自阴来者，皆为要药。又有很强的截疟作用，尤善除疟疾寒热，为治疟疾之良药。

类方

青蒿鳖甲汤《温病条辨》

【组成】青蒿6g 鳖甲15g 生地黄12g 知母6g 牡丹皮9g

【用法】水煎服。

【功用】养阴透热。

【主治】温病后期，邪伏阴分证。夜热早凉，热退无汗，舌红少苔，脉细数。

【方义】本方证为温病后期，邪伏阴分证，既有邪热未尽，又有阴液已伤。治当养阴清热并施，使热退而阴复。然因邪热深伏，故宜选用具有透达作用的清热药物使之透出阳分而解。方用鳖甲直入阴分，滋阴退热，入络搜邪；青蒿芳香，清热透络，引邪外出，两味相合，滋阴清热，内清外透，共为君药。生地黄甘凉，滋阴凉血；知母苦寒质润，滋阴降火，共助鳖甲以养阴退虚热，两药为臣。佐以牡丹皮辛苦性凉，泻阴中之伏火，助青蒿清透阴分伏热。诸药合用，有养阴透热之功。

中药

白薇《神农本草经》

【来源】为萝藦科植物白薇 *Cynanchum atratum* Bge. 或蔓生白薇 *Cynanchum versicolor* Bge. 的干燥根及根茎。生用。

【性能】苦、咸，寒。归胃、肝、肾经。

【功效】清热凉血，利尿通淋，解毒疗疮。

【应用】

1. 温邪伤营发热，阴虚发热，骨蒸劳热，产后血虚发热　本品苦寒，善入血分，有清热凉血，益阴除热之功。治热病后期，余邪未尽，夜热早凉，或阴虚发热，骨蒸潮热，常与地骨皮、知母、青蒿等同用；治产后血虚发热，低热不退及昏厥等症，可与当归、人参、甘草同用。本品既能退虚热，又能清实热，与生地黄、玄参等清热凉血药同用，还可用治温邪入营，高热烦渴，神昏舌绛等。

2. 热淋，血淋　本品既能清热凉血，又能利尿通淋，故可用于膀胱湿热，血淋涩痛，常配伍木通、石韦等。

3. 疮痈肿毒，毒蛇咬伤，咽喉肿痛　本品苦咸而寒，有清热凉血，解毒疗疮，消肿散结之效，内服外敷均可。常与天花粉、赤芍、甘草等同用，治疗血热毒盛之疮痈肿毒、毒蛇咬伤；治咽喉红肿疼痛，常与金银花、桔梗、山豆根同用。

4. 阴虚外感　本品还可清泄肺热而透邪，清退虚热而益阴，常与玉竹、豆豉、薄荷同用，治疗阴虚外感，发热咽干、口渴心烦等症。

【用法用量】水煎服，5～10g。

【使用注意】脾胃虚寒，食少便溏者不宜服用。

地骨皮《神农本草经》

【来源】为茄科植物枸杞 *Lycium chinense* Mill. 或宁夏枸杞 *Lycium barbarum* L. 的干燥根皮。生用。

【性能】甘，寒。归肺、肝、肾经。

【功效】凉血除蒸，清肺降火。

【应用】

1. 阴虚潮热，盗汗骨蒸　治阴虚发热，常与知母、鳖甲、银柴胡等配伍；治盗汗骨蒸、肌瘦潮热，常与秦艽、鳖甲等同用。

2. 肺热咳嗽　常与桑白皮、甘草等同用。

3. 血热出血证　本品能清热凉血以止血。治血热妄行之咯血、吐血、衄血、尿血等，常配伍小蓟、白茅根、侧柏叶等。

4. 内热消渴 本品能生津止渴，治内热消渴，常与生地黄、天花粉、五味子等同用。

【用法用量】水煎服，9～15g。

【使用注意】外感风寒发热及脾虚便溏者不宜用。

【按语】本品甘寒清润，能清肝肾之虚热，除有汗之骨蒸，为退虚热，疗骨蒸之佳品。本品又善清泄肺热，除肺中伏火，使清肃之令自行，故多用治肺火郁结，气逆不降，咳嗽气喘、皮肤蒸热等证。地骨皮与牡丹皮皆能退虚热，治劳热骨蒸。唯牡丹皮辛寒，偏于清透，善治无汗之骨蒸；地骨皮甘寒，偏于清降，善治有汗之骨蒸。

银柴胡《本草纲目拾遗》

【来源】为石竹科植物银柴胡 *Stellaria dichotoma* L. var. *lanceolata* Bge. 的干燥根。生用。

【性能】甘，微寒。归肝、胃经。

【功效】清虚热，除疳热。

【应用】

1. 阴虚发热，骨蒸劳热，潮热盗汗 本品甘寒，善清虚热，为退虚热，除骨蒸之常用药，常与地骨皮、青蒿、鳖甲同用。

2. 小儿疳积发热 本品又能消疳热，常与胡黄连、鸡内金、使君子等同用。

【用法用量】水煎服，3～10g。

【使用注意】外感风寒、血虚无热者忌用。

【按语】本品甘寒益阴，清热凉血，退热而不苦泄，理阴而不升腾，为退虚热，疗骨蒸，除疳热之常用药。银柴胡与柴胡，名称相似且均有退热之功。然银柴胡能清虚热，除疳热，尤善治疗阴虚发热、小儿疳热；而柴胡能发表退热，善治外感发热、邪在少阳之往来寒热。

胡黄连《新修本草》

【来源】为玄参科植物胡黄连 *Picrorhiza scrophulariiflora* Pennell 的干燥根茎。生用。

【性能】苦，寒。归肝、胃、大肠经。

【功效】退虚热，除疳热，清湿热。

【应用】

1. 阴虚发热，骨蒸潮热 常与鳖甲、知母、银柴胡、地骨皮等同用。

2. 小儿疳热 常与党参、白术、山楂等同用。

3. 湿热泻痢，黄疸尿赤 治湿热泻痢，常与黄芩、黄柏、白头翁等同用；治肝经湿热，黄疸尿赤，常与茵陈、栀子、大黄等配伍。

4. 痔疮肿痛 本品善清下焦湿热。治痔疮肿痛、瘘管，常配伍刺猬皮、麝香为丸服。

【用法用量】水煎服，3～10g。

【使用注意】脾胃虚寒者慎用。

【按语】本品性寒，入肝经血分，为治阴虚劳热骨蒸常用之品。又能清热燥湿，尤善除胃肠湿热，为治湿热泻痢之良药。胡黄连与黄连名称相似，且均为苦寒清热燥湿之品，善除胃肠湿热，同为治湿热泻痢之良药。然胡黄连善退虚热，除疳热；而黄连则善清心火，泻胃火，为解毒要药。

类方

清骨散《证治准绳》

【组成】银柴胡5g　青蒿　炙鳖甲　知母　地骨皮　胡黄连　秦艽各3g　甘草2g

【用法】水煎服。

【功用】清虚热，退骨蒸。

【主治】肝肾阴虚，虚火内扰证。骨蒸潮热，或低热日久不退，形体消瘦，唇红颧赤，困倦盗汗，或口渴心烦，舌红少苔，脉细数。

【方义】本方证由肝肾阴亏，虚火内扰所致。治当清泻虚火为要，辅以滋阴。方中银柴胡味甘苦微寒，清热凉血，善退虚热而无苦燥之性，为君药。知母滋阴泻火而清虚热；胡黄连入血分而清热；地骨皮降肺中伏火，去下焦肝肾虚热，三药共清阴分之虚火，善治有汗骨蒸，以上共为臣药。佐以秦艽，辛散苦泄；青蒿芳香，清虚热而善透伏热；鳖甲咸寒，既滋阴潜阳，又引药入阴分，为治虚热的常用药，同用为佐。少用甘草，调和诸药，并防苦寒药物损伤胃气，为使药。诸药相合，共奏清虚热，退骨蒸之功。

第九章 泻下类

凡能引起腹泻，或润滑大肠，以泻下通便为主要功效的药物，称为泻下药。以泻下药为主组方，具有通便、泻热、攻积、逐水等作用，治疗里实证的方剂，称为泻下剂。属于“八法”中的“下”法。

泻下药多为沉降之品，主入大肠与胃经，主要用于有形实邪结聚于肠胃的里实证，以及腹水停饮、水肿、小便不利等。另外，还可用于治疗肠道寄生虫、胆道蛔虫症、胆石症、肠梗阻及虚证便秘等。根据药效缓急与作用特点，可将泻下药分为攻下药、润下药、峻下逐水药三类。其中，峻下逐水药作用最强，攻下药次之，润下药较为缓和。

泻下剂为里实证而设。根据病因的不同，里实证可表现为热结、寒结、燥结、水结等不同证型，泻下剂也须分别选择寒下、温下、润下、逐水药为主组方；同时，根据患者体质虚实的差异、兼夹症的不同，适当配伍行气、清热、温里、活血祛瘀、补益等药。因而，泻下剂常可分为寒下剂、温下剂、润下剂、攻补兼施剂、逐水剂五类。

使用泻下中药及方剂，应首先分清表里虚实。里实兼表者，当先解表后攻里或表里双解，以免表邪内陷；里实兼正虚者，当泻下、补虚同用，以攻补兼施，使泻下而不伤正。攻下、峻下逐水类药物降泄力猛，易败胃伤正，因此，使用本类方药时应注意严格掌握用量用法，中病即止，慎勿过剂。久病体弱、妇女胎前产后及月经期应慎用或忌用。

第一节 攻下类

攻下类药物多具苦寒之性，有较强的泻下作用，既能通便，又能泻火。主要适用于实热积滞之燥屎坚硬、大便秘结，以及宿食停滞等里实证。攻下药应用时常辅以行气药，以加强泻下及消除胀满作用。若治寒积便秘，须配伍温里药物。

攻下类方药中的寒下之品，具有清热泻火功效，也可用于外感热病所致之高热神昏、谵语发狂，或火热上炎所致之头痛、目赤、咽痛、牙龈肿痛，以及火热炽盛所致的上部吐血、衄血等。以其苦寒降泄之力，清除实热，导热下行，起到“釜底抽薪”的作用。痢疾初起，里急后重，或饮食积滞，泻而不畅者，酌用泻下类方药，以攻逐积滞，消除病因，为“通因通用”之法。此外，对于现代医学各种急腹症，如肠道寄生虫病、胆道蛔虫症、胆石症、肠梗阻等，根据中医“不通则痛”“通则不痛”以及“六腑以通为用”的原理，用泻下方药进行保守治疗，有良好效果。

中药

大黄《神农本草经》

【来源】为蓼科植物掌叶大黄 *Rheum palmatum* L.、唐古特大黄 *Rheum tanguticum* Maxim. ex Balf. 或药用大黄 *Rheum officinale* Baill. 的干燥根及根茎。生用，或酒制（饮片称酒大黄），酒炖或蒸（饮片称熟大黄）、炒炭（饮片称大黄炭）用。

【药性】苦，寒。入脾、胃、大肠、肝、心包经。

【功效】泻下攻积，清热泻火，凉血解毒，逐瘀通经，利湿退黄。

【应用】

1. 大便秘结，胃肠积滞　大黄苦寒，有较强的泻下通便，荡涤胃肠积滞作用，为治疗积滞便秘之要药。尤宜于热结便秘之证，常与芒硝、枳实、厚朴配伍，以增强泻下通腑泄热的作用。若属里实热结而兼气血虚亏或阴虚津亏者，可与益气养血药或养阴生津药同用；属脾阳不足之冷积便秘者，须与附子等温里药同用。

2. 血热吐衄，目赤咽肿　大黄苦寒降泄，长于清热泻火，凉血止血，可用治火热上炎之目赤、咽痛、牙龈肿痛，以及血热妄行之吐血、衄血等，常与黄连、黄芩配伍。

3. 痈肿疔疮，肠痈腹痛　本品降泻之性可使热毒自大便排出。治热毒痈肿疔疮，常与金银花、蒲公英、连翘等同用；治肠痈腹痛，可与牡丹皮、桃仁、芒硝等同用。本品外用也能清热清毒，凉血消肿，治痈肿疔疖，可与生甘草共研末，酒熬成膏外敷。

4. 瘀血证　大黄力猛善行，具有较好的活血逐瘀通经作用，既可下瘀血，又可清瘀热，是治疗跌打损伤、癥瘕积聚，以及妇科瘀血经闭、恶露不下等瘀血证的常用药。用治外伤胸痛，可配伍柴胡、当归、桃仁、红花等；治疗血瘀经闭，可配伍桃仁、桂枝等。

5. 湿热痢疾，黄疸尿赤，淋证，水肿　本品泻下通便，能导湿热外出。治肠道湿热积滞之痢疾，单用一味大黄“通因通用”即可见效，也常配伍黄连、黄芩、白芍等；治湿热黄疸，常配茵陈、栀子；治淋证，水肿、小便不利，常配木通、车前子、栀子等。

6. 烧烫伤　本品苦寒，清热泻火，凉血解毒，外用治烧烫伤。可研粉单用，或配地榆粉、麻油调敷。

【用法用量】水煎服，3～15g。用于泻下，不宜久煎。外用适量，研末敷于患处。酒大黄善清上焦血分热毒，用于目赤咽肿，齿龈肿痛；熟大黄泻下力缓，泻火解毒，用于火毒疮疡；大黄炭凉血化瘀止血，用于血热有瘀出血证。

【使用注意】妇女孕期、经期、哺乳期应慎用；脾胃虚弱者慎用。

【按语】大黄苦寒沉降，力猛善走，荡涤胃肠积滞，清泻血分实热，并泻火解毒，活血化瘀。主治热结便秘及湿热下痢、黄疸、淋证；并可用治血热吐衄、疮疡肿毒等证。以其功专力宏而号称“将军”，常为泻下剂之君药。大黄配伍行气药，具有攻下导滞作用；配伍清热药，可泻热降火，用治火热实证；配伍活血药，可祛瘀散结，用治瘀血癥积病证；配伍温里药，可用治寒结便秘；配伍滋阴生津，益气养血药，可用治阴虚肠燥或体虚便秘。

类方

大承气汤《伤寒论》

【组成】大黄 12g　厚朴 24g　炙枳实 12g　芒硝 9g

【用法】水煎服。先煎厚朴、枳实，后下大黄，芒硝溶服。

【功用】峻下热结。

【主治】

1. 阳明腑实证：大便不通，频转矢气，脘腹痞满，腹痛拒按，按之则硬，甚或潮热谵语，手足濈然汗出，舌苔黄燥起刺或焦黑燥裂，脉沉实。

2. 热结旁流证：下利清水，色青气秽，脐腹疼痛，按之坚硬有块，口舌干燥，脉滑实。

3. 里实热证之热厥、痉病、发狂者。

【方义】本方为寒下的代表方，主治阳明腑实证，以“痞、满、燥、实”为病症特点。乃伤寒表邪化热入里，内传阳明之腑，与肠中燥屎相结，腑气不通所致。治当急下邪热积滞，以救阴液，即“釜底抽薪”“急下存阴”法。方中大黄泻热通便，荡涤胃肠邪热积滞；重用厚朴，行气消胀除满，二药共为君药。芒硝润燥软坚通便，增强大黄泻下之功；枳实下气开痞散结，协助厚朴行滞之力，二者共为臣药。四药相合，行气以利攻下，泻下以助行气，具有峻下热结，承顺胃气下行之功，故名“大承气”。

《伤寒论》中还载有小承气汤、调胃承气汤。三方均以大黄为君，为泻热通便的代表方，后世习称“三承气汤”。其中，大承气汤硝、黄、枳、朴并用，大黄后下，厚朴倍于大黄，泻下与行气并重，峻下热结，主治痞、满、燥、实俱备的阳明腑实重证；小承气汤药用大黄12g，厚朴6g，枳实9g，为大承气汤去芒硝，轻用枳、朴而成，功用轻下热结，主治痞满实之阳明腑实轻证；调胃承气汤药用大黄12g，甘草6g，芒硝12g，为大承气汤去枳、朴，加甘草而成，功用缓下热结，主治阳明腑实之燥实并见而无痞满者。《温病条辨》增液承气汤，由玄参30g，麦冬24g，生地黄24g，大黄9g，芒硝5g组成，为调胃承气汤去甘草合增液汤而成。功用滋阴增液，泄热通便。主治阳明热结阴亏证。大便秘结，下之不通，脘腹胀满，口干唇燥，舌红苔黄，脉细数。

温脾汤《备急千金要方》

【组成】大黄15g　当归　干姜各9g　附子　人参　芒硝　甘草各6g

【用法】水煎服，后下大黄。

【功用】攻下冷积，温补脾阳。

【主治】阳虚冷积证。便秘腹痛，脐周绞痛，手足不温，苔白不渴，脉沉弦而迟。

【方义】本方为温下之剂。主治病证由脾阳不足，寒积中阻所致，治宜攻逐寒积与温补脾阳并用。附子辛温大热，温补脾阳，祛除寒凝；大黄苦寒沉降，攻逐泻下，祛除积滞，两者寒温配伍，温下寒积，共为君药。芒硝软坚，助大黄泻下攻积；干姜温中助阳，助附子祛寒温阳，均为臣药。人参合甘草益气补脾，与附子、干姜相伍，有阳虚先益气之意，共为佐药。甘草又能调和药性，又兼使药之能。当归为佐，养血润燥，既润肠以资泻下，又使泻下而不伤正。全方用药，实际是四逆汤（附子、干姜、甘草）配伍调胃承气汤，加人参、当归而成。是温补脾阳与攻下寒积共用，寓温补于攻下之中的温下代表方。

大黄牡丹汤《金匮要略》

【组成】大黄12g　牡丹皮3g　桃仁9g　冬瓜仁30g　芒硝9g

【用法】水煎服。

【功用】泻热破瘀，散结消肿。

【主治】肠痈初起，湿热瘀滞证。右下腹疼痛拒按，或右足屈伸痛甚，甚则局部肿痞，小便自调，或时时发热，自汗恶寒，舌苔薄腻而黄，脉滑数。

【方义】本方证由湿热蕴结于肠，气血瘀滞不通而成。治当泻热破瘀以消散痈肿。方中大黄苦寒攻下，泻热逐瘀，荡涤肠中湿热瘀毒；桃仁苦平破血，与大黄相伍，破瘀泻热，共为君药。芒硝咸寒，泻热导滞，软坚散结；丹皮辛苦微寒，凉血活血，并合桃仁散瘀消肿以疗痈疮，同为臣药。冬瓜仁甘寒滑利，清肠利湿，排脓散结，用为佐药。五味合用，可使肠腑通，湿热清，瘀滞散，痈脓除，而诸症得解。

复元活血汤《医学发明》

【组成】大黄 18g　柴胡 15g　天花粉　当归各 9g　红花　甘草　穿山甲各 6g　桃仁 15g

【用法】共为粗末，每服 30g，加黄酒 30mL 煎服；或加水四分之三、黄酒四分之一同煎，空腹温服；或作汤剂，水煎服。

【功用】活血祛瘀，疏肝通络。

【主治】跌打损伤，瘀血阻滞证。胁肋瘀肿，痛不可忍。

【方义】本方证由外伤致瘀血滞留胁下，气机阻滞而成。治当活血祛瘀为主，兼以疏肝理气通络。方中重用酒大黄荡涤留瘀败血，引瘀血下行；柴胡疏肝理气，气行则血行，兼引诸药入肝经。两药合用，一升一降，攻散胁下瘀血，共为君药。桃仁、红花活血祛瘀，消肿止痛；穿山甲破瘀通络，消肿散结，共为臣药。天花粉可入血分消瘀散结，又能清热消肿；当归补血活血，共为佐药。甘草缓急止痛，调和诸药，为使药。方中大黄、桃仁酒制，增强其活血通络之功。全方活血化瘀与疏肝行气相伍，气血并调；攻逐破瘀与引药入肝相配，升降相合。可使瘀祛新生，气行络通，胁痛自平。

中药

芒硝《名医别录》

【来源】本品为硫酸盐类矿物芒硝族芒硝，经加工精制而成的结晶体。主含含水硫酸钠（$Na_2SO_4 \cdot 10H_2O$）。

【药性】咸、苦，寒。归胃、大肠经。

【功效】泻下通便，润燥软坚，清火消肿。

【应用】

1. 实热积滞，腹满胀痛，大便燥结　芒硝苦寒能清热泻下，咸寒能润燥软坚。尤宜于治实热积滞，腹满胀痛，大便燥结，常与大黄相须为用。

2. 咽痛口疮，目赤肿痛，乳痈，痔疮肿痛　本品外用有良好的清热消肿作用，为外科、五官科常用之品。治咽痛、口疮，可与硼砂、朱砂、冰片等配伍，或置芒硝于西瓜内制成西瓜霜；治眼疮、目赤肿痛，可以玄明粉化水点眼；治肠痈、乳痈，可以芒硝局部外敷；治痔疮肿痛，可单用本品煎汤外洗。

【用法用量】6～12g，一般不入煎剂，待汤剂煎得后，溶入汤液中服用。外用适量。

【使用注意】孕妇慎用；不宜与硫黄、三棱同用。

【按语】芒硝因加工方法不同而有朴硝、芒硝、玄明粉之分。将天然产品用热水溶解过滤，冷却后析出的结晶，称朴硝或皮硝，其杂质较多，泻下最烈；将朴硝再与萝卜加水共煮，取上层液冷却后析出结晶，则称芒硝，本品较纯，作用稍缓；芒硝经风化后失去结晶水而成的白色粉末，称玄明粉或元明粉，本品最为纯净，作用也最为缓和，多作口腔、眼科外用药。清代《疡医大全》所载“西瓜霜”，即以适量芒硝装入西瓜内，以黄泥钵密封阴存，至钵外泛白霜即得。功效清热泻火，消肿止痛，主治肺胃火热上蒸之咽喉红肿疼痛、口舌生疮、牙龈宣肿。

大黄、芒硝均为攻下药，常相须配伍。大黄味苦，泻下力强，有荡涤肠胃之功，为治热结便秘之主药；芒硝味咸，可软坚泻下，善除燥屎坚结。大黄苦寒沉降，又泻火凉血解毒，清利湿热，治疗热毒证、出血证以及湿热内蕴等证；且可活血通经，治疗瘀血诸证。芒硝则清火消肿，多外用治疗疮痈肿痛。

番泻叶《饮片新参》

【来源】为豆科植物狭叶番泻 *Cassia angustifolia* Vahl、或尖叶番泻 *Cassia acutifolia* Delile 的干燥小叶。晒干生用。

【药性】甘、苦，寒。归大肠经。

【功效】泻热行滞，通便，利水。

【应用】

1. 热结便秘　本品苦寒降泄，既能泻下导滞，又能清导实热，适用于热结便秘，亦可用于习惯性便秘及老年便秘。大多单味泡服，小剂量可起缓泻作用，大剂量则可攻下；治热结便秘，腹满胀痛，可与枳实、厚朴配伍，以增强泻下导滞作用。

2. 水肿胀满　本品能泻下行水，用于腹水肿胀，单味泡服或与牵牛子、大腹皮配伍。

【用法用量】水煎服，2～6g，后下，或开水泡服。

【使用注意】孕妇及哺乳期、月经期慎用。

芦荟《药性论》

【来源】为百合科肉质植物库拉索芦荟 *Aloe barbadensis* Miller 叶的汁液浓缩干燥物。习称“老芦荟”。砸成小块用。

【药性】苦，寒。归肝、胃、大肠经。

【功效】泻下通便，清肝泻火，杀虫疗疳。

【应用】

1. 热结便秘　本品质柔降泄，为苦寒泻下之润剂，常用于热结便秘或习惯性便秘。又能清肝火，除烦热，治热结便秘兼有心肝火旺，烦躁失眠之证，常与朱砂配伍。

2. 烦躁惊痫　本品有较好的清肝火作用。用治肝经火盛之便秘溲赤、头晕头痛、烦躁易怒、惊痫抽搐等证，常与龙胆草、栀子等配伍。

3. 小儿疳积　本品能杀虫疗疳。用治虫积腹痛、面色萎黄、形瘦体弱之小儿疳积证，可以芦荟与使君子等分为末，米饮调服，或配伍人参、白术等益气健脾之品。

4. 癣疮　取本品杀虫止痒之效，外用治癣疮，研末调敷。

【用法用量】2～5g，宜入丸、散。外用适量，研末敷患处。

【使用注意】孕妇慎用。

第二节　润下类

润下药多为富含油脂的植物种仁类药材，具有滑润肠道、软化大便、促进泻下作用。本类方药主要适用于老年体弱、久病、产后等津亏、阴虚、血虚便秘者。常根据病情配伍清热养阴、补血、行气药。

中药　火麻仁《神农本草经》

【来源】为桑科植物大麻 *Cannabis sativa* L. 的干燥成熟种子。又名麻子仁。生用或炒用。

【药性】甘，平。归脾、胃、大肠经。

【功效】润肠通便。

【应用】老人、产妇或久病体虚之津枯血少，肠燥便秘。本品性味平和，富含油脂，能润燥滑肠以通便，并兼有滋养补虚作用，故尤适于血虚津枯之肠燥便秘，常与当归、熟地黄、杏仁等配伍；本品亦可与大黄、厚朴等配伍，用治邪热伤阴或素体火旺之习惯性便秘、痔疮便秘等。

【用法用量】水煎服，10～15g。

类方　麻子仁丸《伤寒论》

【组成】麻子仁 20g　芍药　枳实　厚朴各 9g　大黄 12g　杏仁 10g

【用法】药研为末，炼蜜为丸，每次 9g，每日 1～2 次，温开水送服；亦可作汤剂，水煎服。

【功用】润肠泻热，行气通便。

【主治】脾约证。大便秘结，小便频数，脘腹胀痛，舌红苔黄，脉数。

【方义】本方主治之脾约证为《伤寒论》病名，证属肠胃燥热，脾约不足，气机受阻所致。治宜润燥通便，泄热行气。方中麻子仁质润多脂，重用以润肠通便，为君药。大黄苦寒泄热，攻积通便；杏仁肃降肺气，润燥通便；白芍养阴和里缓急，共为臣药。枳实下气破结，厚朴行气除满，共为佐药。使以蜂蜜润燥滑肠，调和诸药。全方为麻子仁、杏仁、白芍、蜂蜜合小承气汤组方，麻子仁重用为主，小承气汤轻用为次。同时配伍柔润之品，和以为丸，共成攻润相合之缓下剂，为肠胃燥热脾约证之主方。

中药　郁李仁《神农本草经》

【来源】为蔷薇科落叶灌木欧李 *Prunus humilis* Bge.、郁李 *Prunus japonica* Thunb. 或长柄扁桃 *Prunus pedunculata* Maxim. 的干燥成熟种子。前二种习称“小李仁”，后一种习称“大李仁”。生用，用时捣碎。

【药性】辛、苦、甘，平。归脾、大肠、小肠经。

【功效】润肠通便，下气利水。

【应用】

1. 肠燥便秘　本品辛开苦降，油润滑利，能降泄滑肠而通大便，功似麻子仁而作用更强，又兼行大肠气滞。常与火麻仁、杏仁、桃仁、柏子仁等其他润肠通便药配伍。

2. 水肿腹满，脚气浮肿　本品兼能利尿、下气，善导大小肠秘结，通利周身水气。用治水肿腹满，脚气浮肿，常与桑白皮、牵牛子、白茅根等配伍。

【用法用量】水煎服，6～10g。

【使用注意】孕妇慎用。

【按语】郁李仁与火麻仁均为润下药，火麻仁润燥滑肠，兼能补益，故常用于虚人肠燥津枯、大便秘结；郁李仁既能润肠通便，又能下气行水，可治气滞肠燥，大便不通，又治水肿胀满，小便不利。

类方

五仁丸《世医得效方》

【组成】桃仁　杏仁各15g　柏子仁9g　松子仁5g　郁李仁5g　陈皮15g

【用法】五仁研为膏，陈皮为末，炼蜜为丸。每服9g，每日1～2次，温开水送服；亦作汤剂，水煎服。

【功用】润肠通便。

【主治】津枯便秘。大便干燥，艰涩难出，舌燥少津，脉细涩，以及年老或产后血虚便秘。

【方义】本方证为津亏肠燥。治当以润下为主。方中杏仁为君药，滋肠燥，降肺气，通利大肠。桃仁为臣，助杏仁润燥滑肠，柏子仁、郁李仁润滑肠道，专治肠胃燥热，大便秘结；松子仁润五脏，治虚秘；复以陈皮理气行滞，使气行则大肠得以运化，共为佐药。炼蜜为丸，更能助其润下之功。诸药合用，润肠通便而不伤津，为滋液润燥通便良方。

第三节　峻下逐水类

本类药物性烈峻猛，多具毒性，能导致剧烈腹泻，使体内潴留的水液从大便排除，部分药物还具有利尿作用。

本类中药方剂主要适用于水肿、胸腹积水及痰饮喘满等证。水肿、胸腹积水一证，乃全身积水重证，选择本类药物，是取其性质毒烈，峻逐水饮之功，为急则治标之法。

本类方药有毒而力峻，易于损伤正气，临床应用当"中病则止"，不可久服。体虚者慎用，孕妇忌用。对水肿、鼓胀属于邪实而正虚者，在使用本类方药时，要注意顾护正气，可采取先补后攻或攻补兼施方法施治。同时还要注意本类药物的炮制、剂量、用法及禁忌等，以确保用药安全。

中药

甘遂《神农本草经》

【来源】为大戟科多年生草本植物甘遂 *Euphorbia kansui* T. N. Liou ex T. P. Wang 的干燥块根。生用或醋制用。

【药性】苦，寒；有毒。归肺、肾、大肠经。

【功效】泻水逐饮，消肿散结。

【应用】

1. 水肿胀满，胸腹积水，痰饮积聚，气逆咳喘，二便不利　甘遂苦能降泄，寒可除热，功能通利二便，为泻水逐饮之峻药，药后可连续泻下，使潴留水饮排出体外。常与大戟、芫花等配伍，亦可单用；治水饮热邪互结之大结胸证，可与大黄、芒硝配伍。

2. 风痰癫痫　本品泻水逐饮作用还可用于驱逐痰涎，以治风痰上窜，阻闭清窍之癫痫。

3. 痈肿疮毒　本品外用能消肿散结，治疮痈肿毒，可单味研末水调外涂。现代临床用化瘀膏（青核桃枝、参三七、甘遂、生甘草）外贴，治乳腺肿瘤。

【用法用量】0.5～1.5g。炮制后多入丸、散用。外用适量，生用。

【使用注意】孕妇禁用。不宜与甘草同用。

京大戟《神农本草经》

【来源】为大戟科植物大戟 *Euphorbia pekinensis* Rupr. 的干燥根。生用或醋制用。

【药性】苦、寒；有毒。归肺、脾、肾经。

【功效】泻水逐饮，消肿散结。

【应用】

1. 身面浮肿，胸腹积液等证　本品泻水逐饮作用与甘遂相似而力稍逊，多治水肿、鼓胀正气未衰者，与甘遂、芫花等配伍应用。

2. 热毒痈肿及瘰疬痰核等证　本品能消肿散结，内服外用均可。治热毒痈肿疮毒，可鲜品捣烂外敷。

【用法用量】水煎服，1.5～3g；入丸、散服，每次1g。内服醋制用。外用适量，生用。

【使用注意】孕妇禁用。不宜与甘草同用。

芫花《神农本草经》

【来源】为瑞香科植物芫花 *Daphne genkwa* Sieb. et Zucc. 的干燥花蕾。生用或醋制用。

【药性】苦、辛，温；有毒。归肺、脾、肾经。

【功效】泻水逐饮；外用杀虫疗疮。

【应用】

1. 胸胁停饮，水肿鼓胀　芫花善消胸胁中水饮，并能祛痰止咳，常用治胸腹积水、痰饮咳嗽、痛引胸胁等，可与甘遂、大戟配伍。

2. 头疮，白秃，顽癣　本品外用能杀虫疗疮，可单用，或与雄黄共研细末，以猪脂调膏外涂；治冻疮，可与甘草煎汤外洗。

【用法用量】水煎服，1.5～3g；醋芫花研末吞服，每次0.6～0.9g，每日1次。外用适量，生用。

【使用注意】孕妇禁用。不宜与甘草同用。

【按语】甘遂、大戟、芫花三药均为峻下逐水药，可泻水逐饮，用治水饮壅滞之重证。其中，甘遂药力最盛，善行经遂之水湿，并可治疮疡、癫痫；大戟药力次之，善泄脏腑之水湿，又可治痈肿瘰疬；芫花药力较缓，然毒性最大，善消胸胁之水饮，更能止咳杀虫，以治痰饮咳嗽、头疮顽癣等。三药性烈有毒，唯体壮气实者方可应用，且组方时多配伍大枣、蜂蜜等以顾护脾胃，不宜与甘草同用。内服时，多醋制，降低其毒性。

类方

十枣汤《伤寒论》

【组成】芫花　甘遂　大戟各等分

【用法】三药研细末，或装入胶囊，每次服0.5～1g，每日1次，以大枣10枚煎汤送服，清晨空腹服，得快下利后，糜粥自养。

【功用】攻逐水饮。

【主治】

1. 悬饮　咳唾胸胁引痛，心下痞硬，干呕短气，头痛目眩，或胸背掣痛不得息，舌苔白滑，脉沉弦。

2. 水肿　一身悉肿，尤以身半以下为重，腹胀喘满，二便不利，脉沉实。

【方义】本方证为水饮壅实，停聚于里，内外泛滥所致，须用峻剂攻逐以去其水饮。方中甘遂善行经隧络脉水湿，大戟善泻脏腑水邪，芫花善消胸胁伏饮痰癖。三药合用，攻逐水饮之功甚著，可使胸腹积水迅速逐出体外，共为君药。但三药药性峻猛，性烈有毒，故以大枣煎汤送服，取其益脾缓中，缓和毒性，防止峻猛药物伤及脾胃，使邪去而不伤正，用为佐使。本方峻下逐水为主，寓以甘缓补中之法，共成正邪相顾之峻泻逐水重剂。

中药

牵牛子《名医别录》

【来源】为旋花科植物裂叶牵牛 *Pharbitis nil*（L.）Choisy 或圆叶牵牛 *Pharbitis purpurea*（L.）Voigt 的干燥成熟种子。生用或炒用，用时捣碎。

【药性】苦，寒；有毒。归肺、肾、大肠经。

【功效】泻水通便，消痰涤饮，杀虫攻积。

【应用】

1. 水肿鼓胀，二便不利 本品苦寒降泄，能通利二便以排泄水湿。治水肿鼓胀，二便不利，可单用研末服；病情较重者，可与甘遂、京大戟等配伍。

2. 痰饮喘咳 本品能泻肺气，逐痰饮，治肺气壅滞之痰饮咳喘、面目浮肿，可与大黄、槟榔为末服。

3. 虫积腹痛 本品能杀虫攻积，并可借其泻下通便作用以排除虫体。治蛔虫、绦虫及虫积腹痛，可与槟榔、使君子配伍，研末送服。

【用法用量】水煎服，3～6g；入丸、散服，每次1.5～3g。

【使用注意】孕妇禁用。不宜与巴豆、巴豆霜同用。

【按语】本品苦寒降泄，少用可通大便，多用则善泻水，且能利尿、消积，故常用于水肿、痰饮、鼓胀、胃肠实热积滞之大便秘结等；复因具有杀虫通便之功，也常用治虫积腹痛。牵牛子表皮灰黑色者称黑丑、淡黄色者称白丑，同等使用，故又有“二丑”“黑白丑”之称。

巴豆霜《神农本草经》

【来源】为大戟科植物巴豆 *Croton tiglium* L. 干燥净仁的炮制加工品。去皮取净仁，照制霜法制霜，或取仁研细后，测定脂肪油含量，加适量的淀粉，使脂肪油含量符合规定（应为18.0%～20.0%），混匀，即得巴豆霜。

【药性】辛，热；有大毒。归胃、大肠经。

【功效】峻下冷积，逐水退肿，豁痰利咽；外用蚀疮。

【应用】

1. 寒积便秘 巴豆能峻下寒积，开通闭塞，有“斩关夺门之功”。用治寒邪食积阻结肠道，突然腹满胀痛、大便不通，甚至气急暴厥，常与干姜、大黄配伍。

2. 小儿乳食停积 本品峻药轻投，可消积祛痰，用治小儿乳食停积、痰涎惊悸证。常以小量巴豆霜配伍神曲、天南星、朱砂等。

3. 大腹水肿 巴豆具有强烈的泻下逐水退肿作用，可用治大腹水肿。

4. 喉痹 用巴豆研末吹喉，有豁痰利咽，通痹开塞，救急扶危的作用，适用于痰涎壅塞、呼吸急促，甚至窒息濒死等症。

5. 痈肿脓成未溃，疮癣恶疮 本品外用有蚀腐肉、疗疮毒的作用。可用治疮痈脓成未溃者，用焦巴豆、乳香适量，捣为膏敷患处。

【用法用量】0.1～0.3g，多入丸、散用。外用适量。

【使用注意】孕妇禁用。不宜与牵牛子同用。

【按语】巴豆辛热大毒，能荡涤胃肠沉寒痼冷，宿食积滞，为热性泻下药。适用于寒积腹痛、大便秘结及痰饮、腹水胀满、二便不通等。本品辛散破结又能解毒排脓疗疮。但其药性毒烈，以少许擦皮肤即能起泡，内服最易劫液伤阴，故不可轻投。本品得热则助泻，得冷则泻止。故服巴豆时不宜饮热粥、开水等，以免加剧泻下。如服后欲泻不泻者，可进热粥以助药力；若泻利不止时，可速进冷粥或冷水以解药力。中毒腹痛大泻不止者，急用黄连、黄柏或绿豆煎汤冷服以解之。

第十章 祛风湿类

凡以祛除风湿、解除痹痛为主要作用的药物，称为祛风湿药。以祛风湿药为主组方，具有祛除风湿，主治风湿痹痛的方剂，称为祛风湿剂。

祛风湿药物多辛散苦燥，性温散寒，主入肝、脾、肾经。善祛风湿，除痹证，部分药物还具有止痹痛、通经络、强筋骨等作用。适用于风湿痹证之关节疼痛、屈伸不利、筋脉拘挛、腰膝酸痛、下肢痿弱等。

祛风湿方剂以祛风湿药为主组方，常因病因、病位、病程等不同，选择用药并进行相应配伍。风邪偏胜之行痹，多见拘挛掣痛，痛无定处，常配伍散邪祛风药；寒邪偏胜之痛痹，多疼痛较剧，痛有定处，遇冷加重，常配伍温通散寒药；湿邪偏胜之着痹，多关节麻痹肿痛，重着不移，可配伍化湿药或利湿药；热邪偏胜之热痹，多关节红肿热痛，宜配伍清热凉血药。另外，痹证初起兼表证者，宜配伍解表药；久病入络，经脉瘀阻者，宜配伍活血通络药；气血亏虚，肝肾不足者，宜配伍益气养血，补益肝肾药；痹证发于上者，常配伍桑枝、姜黄、羌活等疏散上行药；痹证发于下者，常配伍牛膝、狗脊、杜仲等质重沉降，补肝肾，强腰膝药。

根据本类药物的药性、功效特点，可分为祛风湿散寒药、祛风湿清热药、祛风湿强筋骨药三类。

祛风湿药多辛温香燥，易耗伤阴血，故应用本类药物或以其为主组方时，应注意对阴亏血虚者慎用；同时，痹证多属慢性疾病，故常用酒剂或制丸散以便于常服。

第一节 祛风湿散寒类

祛风湿散寒药多性味辛苦温，入肝、脾、肾经。辛以祛风，苦以燥湿，温以胜寒。本类方药具有祛风除湿、散寒止痛、舒筋通络等作用，适用于风寒湿痹，肢体关节疼痛，筋脉拘挛，痛有定处，遇寒加重等。若与清热药配伍组方，也可用治风湿热痹。

中药

独活《神农本草经》

【来源】为伞形科多年生草本植物重齿毛当归 *Angelica pubescens* Maxim. f. *biserrata* Shan et Yuan 的干燥根。切片生用。

【药性】辛、苦，微温。归肝、肾、膀胱经。

【功效】祛风除湿，通痹止痛。

【应用】

1. 风湿痹痛 本品善祛风除湿而散寒止痛，为治风寒湿痹常用药。善治腰膝两足等下部痹痛等，无论新久均可应用，常与桑寄生、秦艽、牛膝等。

2. 外感风寒兼湿证 本品散风祛湿并能发汗解表，治风寒表证兼湿，头身重痛等，常配伍羌活、防风等。本品具有较好的疏风止痛作用，常配伍白芷、藁本、川芎用治头风头痛；并可单味酒煎漱口，治风邪牙龈肿痛。

【用法用量】水煎服，3～10g。

【按语】独活、羌活二者均可祛风胜湿，散寒止痛，常相须为用。但羌活气味浓烈，发散力强，直上巅顶，横行肢臂，善治上部风邪，多用于风寒表证或风寒湿痹偏于上半身者；独活气味较淡，性质缓和，善祛筋骨间风湿，多用于风寒湿痹偏于下半身者。二者均可用治头痛，但羌活主治太阳经头痛（巅顶至枕项疼痛）；独活主治少阴经头痛（痛连齿颊）。

类方

败毒散《太平惠民和剂局方》

【组成】柴胡 前胡 川芎 枳壳 羌活 独活 茯苓 桔梗 人参各6g 甘草3g

【用法】上为末，每服6g，入生姜、薄荷煎。

【功用】散寒祛湿，益气解表

【主治】素体气虚，外感风寒湿表证。憎寒壮热，头项强痛，肢体酸痛，无汗，鼻塞声重，咳嗽有痰，胸膈痞满，舌淡苔白腻，脉浮而重按无力。

【方义】本方为素体气虚，外感风寒湿邪证而设。方中羌活、独活辛温发散，通治一身上下之风寒湿邪，通络止痛，并为君药。柴胡辛散解肌，川芎行血祛风，并为臣药，助君药解表退热，宣痹止痛。枳壳降气，桔梗开肺，前胡祛痰，茯苓渗湿，共为佐药以畅脾肺而宽胸膈，除痰湿而止咳嗽。更以小量人参益气，一则扶助正气以利解表，二则使祛邪而不伤正，亦为佐药。甘草调和诸药，兼以益气和中；生姜、薄荷发散外邪，皆为佐使。诸药合用，共奏散寒祛湿，益气解表之功。

中药

威灵仙《新修本草》

【来源】为毛茛科植物威灵仙 *Clematis chinensis* Osbeck、棉团铁线莲 *Clematis hexapetala* Pall. 或东北铁线莲 *Clematis manshurica* Rupr. 的根及根茎。晒干，生用。

【药性】辛、咸，温。归膀胱经

【功效】祛风湿，通经络，止痹痛，治骨鲠。

【应用】

1. 风湿痹痛 本品辛温通利，长于通经止痛。用治痹证肢体麻木、筋脉拘挛、屈伸不利，可单用本品研末酒调服，或配伍羌活、独活、秦艽等。

2. 鱼骨梗喉 取本品水煎或米醋煎汤，缓慢咽下，有软化鲠骨的作用；治跟骨骨刺、足跟痛，常配伍羌活、独活、红花等，醋煎熏洗。

另有本草著作记载，威灵仙有消痰水的作用，可用治痰饮积聚，多与半夏、姜汁等配伍。

【用法用量】水煎服，6～10g。

【使用注意】本品走窜力强，久服易伤正气，体弱者慎用。

川乌《神农本草经》

【来源】为毛茛科多年生草本植物乌头 *Aconitum carmishaeli* Debx. 的块根。晒干，生用或制用。

【药性】辛、苦，热；有大毒。归心、肝、肾、脾经。

【功效】祛风除湿，温经止痛。

【应用】

1. 风寒湿痹 本品为治风寒湿痹之佳品，尤宜于寒邪偏胜之历节疼痛，不可屈伸，常与麻黄、芍药、甘草等配伍；治寒湿瘀血留滞经络所致之肢体筋脉挛痛，关节屈伸不利，日久不愈，常配伍草乌、地龙、乳香等。

2. 心腹冷痛，寒疝疼痛 本品具有较好的散寒止痛作用。治阴寒内盛之心腹冷痛，可与干姜、花椒等配伍；治寒疝，绕脐腹痛，手足厥冷，多配伍蜂蜜同煎。古方以本品作为麻醉止痛药，多用生川乌配伍生草乌，或配伍生南星、蟾酥外用。

【用法用量】制川乌水煎服，1.5～3g；宜先煎、久煎。外用适量。

【使用注意】孕妇忌用；本品"反"贝母类、半夏、白及、白蔹、天花粉、瓜蒌，不宜与之同用；内服一般应制用，慎用生品；酒浸、酒煎服易致中毒，应慎用。

【附药】**草乌** 为毛茛科植物北乌头 Aconitum kusnezoffii Reichb. 的干燥根。秋季茎叶枯萎时采挖，除去须根及泥沙，干燥后用。性能、功效、应用、用法用量、使用注意与川乌同，而毒性更强。

【按语】川乌辛散苦燥温通，可散在表之风邪，逐在里之寒湿，有较强的止痛作用。其毒大力强，为治风寒湿痹之佳品，尤宜于寒邪偏胜之痹证。又治寒湿头痛、心腹冷痛及寒疝腹痛等证，并可用于麻醉止痛。但因其毒烈，故应慎用。川乌与附子来源相同，若论补阳之功，川乌不及附子；而祛风通痹之力，则川乌胜于附子。

类方　　小活络丹《太平惠民和剂局方》

【组成】炮川乌　炮草乌　地龙　炮天南星各30g　乳香　没药各6g

【用法】为丸如梧桐子大，每服20丸，陈酒或温开水送服；亦可作汤剂，川乌、草乌先煎30分钟。

【功用】祛风除湿，化痰通络，活血止痛。

【主治】风寒湿痹。肢体筋脉疼痛，麻木拘挛，关节屈伸不利，疼痛游走不定。亦治中风，手足不仁，日久不愈，经络湿痰瘀血，而见腰腿沉重，或腿臂间作痛。

【方义】本证为风寒痰湿瘀血痹阻经络所致。方中川乌、草乌大辛大热，祛风除湿，温经通络，散寒止痛，共为君药。天南星祛风燥湿化痰，以除经络中风痰湿浊，为臣药。佐以乳香、没药行气活血，通络止痛；地龙性善走窜，通经活络。以酒送服，取其辛散温通之性以行药势。诸药合用，风寒湿邪与痰浊瘀血得去，经络疏通，营卫调和，诸症自可痊愈。

中药　　蕲蛇《雷公炮炙论》

【来源】为蝰科动物五步蛇 *Agkistrodon acutus*（Güenther）的干燥体。去头、鳞，切段生用或酒制用。

【药性】甘、咸，温；有毒。归肝经。

【功效】祛风，通络，止痉。

【应用】

1. 风湿顽痹，中风半身不遂 本品祛风通络药力颇强，为截风要药，凡风湿痹证无不宜之。治病深日久之风湿顽痹，关节不利，麻木拘挛，以及中风口眼㖞斜，半身不遂，常与防风、羌活、当归等配伍。

2. 小儿惊风，破伤风　本品入肝经，既能祛外风，又能息内风。治小儿急慢惊风、破伤风之抽搐痉挛，多与乌梢蛇、蜈蚣配伍。

3. 麻风，疥癣　本品可祛风止痒。治疥癣瘙痒顽症，有“以毒攻毒”之效，常配伍荆芥、薄荷、天麻等；治麻风，可配伍大黄、蝉蜕、皂角刺等。

【用法用量】水煎服，3～9g；研末吞服，每次1～1.5g，每日2～3次。或酒浸、熬膏、入丸、散服。

【使用注意】阴虚内热者忌服。

【附药】**金钱白花蛇**　为眼镜蛇科动物银环蛇 *Bungarus multicinctus* Blyth 的幼蛇干燥体。夏、秋二季捕捉，剖开蛇腹，除去内脏，干燥。切段用。性能、功效、应用与蕲蛇相似而药力较强。水煎服，2～5g；研粉吞服1～1.5g。

木瓜《名医别录》

【来源】为蔷薇科植物贴梗海棠 *Chaenomeles speciosa*（Sweet）Nakai 的干燥近成熟果实。切片，生用。

【药性】酸，温。归肝、脾经。

【功效】舒筋活络，和胃化湿。

【应用】

1. 风湿痹证　木瓜味酸入肝，功能舒筋活络，为治疗风湿顽痹，筋脉拘挛要药。治筋急项强，不可转侧，腰膝关节酸重疼痛，常配伍乳香、没药、生地黄等。本品又为治疗脚气水肿，筋脉拘挛常用药，治寒湿脚气，多配伍吴茱萸、苏叶、生姜等；湿热脚气，多配伍黄柏、萆薢等。

2. 吐泻转筋　本品功能化湿和胃，舒筋缓急，常用治湿浊中阻之腹痛吐泻转筋。偏寒者，常配吴茱萸、茴香、紫苏等；偏热者，多配蚕砂、薏苡仁、黄连等。

此外，本品还能消食生津，用于消化不良，津伤口渴等。

【用法用量】水煎服，6～9g。

【使用注意】内有郁热，小便短赤者忌服。

蚕砂《本草经集注》

【来源】为蚕蛾科昆虫家蚕 *Bombyx mori* Linnaeus 幼虫的干燥粪便。生用。

【药性】甘、辛，温。归肝、脾、胃经。

【功效】祛风除湿，和中化浊。

【应用】

1. 风湿痹证　蚕砂辛温发散，作用缓和，可用于各种痹证。治久病风寒湿痹，可配伍蕲蛇、土元、全蝎等；治湿热痹证，可配伍防己、滑石、连翘等。另可单用蚕砂蒸热熨患处，治疗风湿痹痛，肢体不遂。

2. 湿浊内阻、吐泻转筋　本品能和胃化湿并能舒筋。治湿浊中阻之腹痛吐泻转筋，常配伍木瓜、半夏、薏苡仁、黄连等。

蚕砂还可祛风湿止痒，单用或配伍白鲜皮、地肤子、蝉蜕煎汤外洗，治皮肤湿疹瘙痒。

【用法用量】水煎服，5～15g；宜布包入煎剂。外用适量。

【按语】蚕砂与木瓜均能祛风湿，和胃化湿，以治湿痹拘挛及湿阻中焦之吐泻转筋。但蚕砂性味辛甘温，长于祛风散邪，故凡风湿痹痛，不论风重、湿重均可应用；木瓜酸温，长于舒筋活络，尤善治筋脉拘挛，不论湿阻中焦吐泻转筋或是血虚肝旺筋脉挛痛，均可应用。

路路通《本草纲目拾遗》

【来源】为金缕梅科植物枫香树 *Liquidambar formosana* Hance 的干燥成熟果序。冬季果实成熟后采收，除去杂质，干燥。生用。

【药性】苦，平。归肝、肾经。

【功效】祛风活络，利水，通经。

【应用】

1. 风湿痹痛、中风半身不遂 本品“大能通十二经络”，既能祛风湿，又能舒筋络、通经脉。治风湿痹痛，麻木拘挛者，常与伸筋草、络石藤、秦艽等配伍；治气血瘀滞，脉络痹阻，中风后半身不遂，可与黄芪、川芎、红花等配伍。

2. 跌打损伤 本品能通行经脉而散瘀止痛，治跌损肿疼，常配伍桃仁、红花、苏木等。

3. 水肿 本品降泄，利水消肿。治水肿胀满，多与茯苓、猪苓、泽泻等配伍。

4. 经行不畅，乳汁不通 本品能疏理肝气而通经，治气滞血瘀之经行不畅或经闭，常与当归、川芎、茺蔚子等配伍；治乳汁不通、乳房胀痛或乳少证，常与穿山甲、王不留行、青皮等配伍。

此外，本品能祛风止痒。用于风疹瘙痒，可与地肤子、刺蒺藜、苦参等配伍，内服或外洗。

【用法用量】水煎服，5～10g。外用适量。

【使用注意】月经过多及孕妇忌服。

第二节 祛风湿清热类

本类药物多辛苦寒，入肝、脾、肾经，辛散苦泄寒清，故本类方药多具有祛风胜湿、通络止痛、清热消肿等作用。宜用于风湿热痹所致之关节红肿热痛等；也可与温经散寒药配伍组方，用治风寒湿痹。

中药

秦艽《神农本草经》

【来源】为龙胆科植物秦艽 *Gentiana macrophylla* Pall.、麻花秦艽 *Gentiana straminea* Maxim.、粗茎秦艽 *Gentiana crassicaulis* Duthie ex Burk. 或小秦艽 *Gentiana dahurica* Fisch. 的干燥根。晒干，切片，生用。

【药性】苦、辛，微寒。归胃、肝、胆经。

【功效】祛风湿，舒筋络，退虚热，清湿热。

【应用】

1. 风湿痹证 秦艽辛苦微寒，长于散风除痹，舒筋通络，为风中之润剂，用治风湿痹证无论新久或偏寒偏热，均可应用。尤以痹证见有发热，关节红肿等热象者为宜，常与防己、知母、忍冬藤配伍；痹证偏寒者，常配伍羌活、独活、桂枝、附子等。

2. 骨蒸潮热，小儿疳热 本品为治虚热要药，尤以兼风湿者最为适宜，常与青蒿、地骨皮、鳖甲等配伍；治小儿疳热，常配伍地骨皮、胡黄连、银柴胡等。

3. 湿热黄疸　本品清湿热，利小便，治湿热黄疸。可单用或配伍茵陈、栀子、大黄等。

【用法用量】水煎服，5～10g，大剂量可用至30g。

防己《神农本草经》

【来源】为防己科植物粉防己 Stephania tetrandra S. Moore 的干燥根。晒干。切厚片，生用。

【药性】苦、辛，寒。归膀胱、肾、脾经。

【功效】祛风止痛，利水消肿。

【应用】

1. 风湿痹痛，脚气肿痛　本品辛散祛风止痛，苦寒清热利湿，适宜于风湿热痹所致之关节红肿热痛及湿热身痛者，常配伍薏苡仁、滑石、蚕砂等；治寒湿痹证，关节冷痛，可配伍川乌、桂心、白术、生姜等；治脚气肿痛，重着麻木，可配伍木瓜、牛膝、薏苡仁等。

2. 水肿，腹水，小便不利　防己苦寒降泄，利水清热，善除下焦膀胱湿热。治遍身浮肿，脉浮身重，汗出恶风，常配伍黄芪、白术、甘草等；治一身悉肿，小便短少，可配伍茯苓、黄芪、桂枝、甘草；治痰饮内停，腹胀口渴，可配伍椒目、葶苈子、大黄；治湿疹疮毒，常配伍苦参、金银花。

【用法用量】水煎服，5～10g。

【使用注意】本品大苦大寒易伤胃气，胃纳不佳及阴虚体弱者慎服。

类方

防己黄芪汤《金匮要略》

【组成】防己12g　黄芪15g　甘草6g　白术9g

【用法】水煎服。

【功用】益气祛风，健脾利水。

【主治】表虚之风水或风湿。汗出恶风，身重，小便不利，舌淡苔白，脉浮。

【方义】本方证由表虚不固，外受风邪，水湿郁于肌表经络所致。表邪兼虚，纯用发汗必重伤其表，纯用固表则碍于祛邪。因此，治当益气固表、祛风行水并用。方中防己祛风行水；黄芪益气固表，并能利水消肿，二药配伍祛邪不伤正，固表不留邪，共为君药。白术补气健脾祛湿，助黄芪益气固表，助防己祛湿行水，为臣药。甘草培土和中，调和药性，为使药。诸药合用，共成一首治疗风水、风湿兼表虚证的常用方。

中药

桑枝《本草图经》

【来源】为桑科植物桑 *Morus alba* L. 的干燥嫩枝。晒干，生用或炒用。

【药性】微苦，平。归肝经。

【功效】祛风湿，利关节。

【应用】风湿痹证。桑枝善于祛风湿、通经络、达四肢、利关节，凡风湿痹痛，四肢麻木拘挛者，不论新久寒热均可应用，尤宜于风湿热痹及肩臂酸痛麻木者。但因其性平力弱，故多与它药配伍应用。如偏寒者，可配伍桂枝、威灵仙等；偏热者，多配伍络石藤、忍冬藤等；偏气血虚者，多配伍黄芪、鸡血藤、当归等。

另外，本品尚有利水消肿，祛风止痒的作用，可治水肿、白癜风、皮疹瘙痒等。

【用法用量】水煎服，9～15g。外用适量。

络石藤《神农本草经》

【来源】为夹竹桃科植物络石 *Trachelospermum jasminoides*（Lindl.）Lem. 的干燥带叶藤茎。冬季至次春采割，除去杂质，晒干。切段，生用。

【药性】苦，微寒。归心、肝、肾经。

【功效】祛风通络，凉血消肿。

【应用】

1. 风湿热痹 本品味苦性寒，功能祛风通络，适宜于风湿热痹之筋脉拘挛、腰膝酸痛者，每与忍冬藤、秦艽、地龙等配伍；亦可单用酒浸服。

2. 喉痹，痈肿 本品能清热凉血，利咽消肿。治热毒壅盛之喉痹，可配伍桔梗、射干等，或单用本品水煎，慢慢含咽；治痈肿疮毒，常配伍皂角刺、乳香、没药等。

另外，本品还可用于跌扑损伤，瘀滞肿痛，可与伸筋草、红花、桃仁等配伍。

【用法用量】水煎服，6～12g。外用适量，鲜品捣敷。

雷公藤《本草纲目拾遗》

【来源】为卫矛科落叶灌木雷公藤 *Tripterygium wilfordii* Hook. f. 干燥根的木质部。生用。

【药性】辛、苦，寒；有大毒。归肝、肾经。

【功效】祛风除湿，活血通络，消肿止痛，杀虫解毒。

【应用】

1. 风湿顽痹 本品苦辛性寒，有较强的祛风除湿，活血通络，消肿止痛作用，为治风湿顽痹要药。尤宜于关节红肿热痛，肿胀难消，甚则关节变形者。单用内服、外敷均有效，亦常配伍威灵仙、独活等，并宜配伍黄芪、当归等补益气血药以防久服克伐正气。

2. 疔疮，顽癣，湿疹 本品清热凉血，杀虫解毒，可用治疮疡肿毒及诸多皮肤病。常配伍蟾酥用治痈肿疔疮，配伍乌药研末外搽用治腰带疮；用雷公藤叶捣烂外敷，有良好的杀虫止痒作用，可用治皮肤瘙痒或顽癣。

【用法用量】水煎服，去皮根用10～25g；带皮根用10～12g，均需文火煎1～2小时。研粉服，每次0.5～1.5g，每日3次。外用适量。

【使用注意】本品有大毒，内服宜慎。凡有心、肝、肾器质性病变及白细胞减少者慎服。孕妇忌服。

【按语】本品辛苦性寒，作用峻烈，有较强的祛风除湿、消肿止痛及清热解毒、凉血散瘀作用。为治疗风湿痹痛、各种皮肤病、肾脏疾病之良药。但本品有大毒，治疗量与中毒量很接近，临床使用应严格掌握适应证和剂量，并应及时检查血象与肝功能，尽量避免不良反应的发生。

丝瓜络《本草纲目》

【来源】为葫芦科植物丝瓜 *Luffa cylindrica*（L.）Roem. 的干燥成熟果实的维管束。生用。

【药性】甘，平。归肺、胃、肝经。

【功效】祛风，通络，活血，下乳。

【应用】

1. 风湿痹证 本品善祛风通络，药力平和。治风湿痹痛，筋脉拘挛，肢体麻痹，常配伍秦艽、防风、当归、鸡血藤等。

2. 胸痹，胸胁痛　本品能化痰通络。治痰气壅滞，咳嗽胸闷疼痛，常与瓜蒌、薤白、橘络等行气化痰药同用。本品善行气通络止痛，可用治肝郁气滞，胁下胀满疼痛，常配伍柴胡、郁金、白芍等。

3. 乳汁不通，乳痛　本品体轻通利，善通乳络，并能清热散结止痛。治产后乳少或乳汁不通，常与王不留行、路路通、穿山甲、猪蹄等配伍；治乳痈肿痛，每与蒲公英、浙贝母、瓜蒌、青皮等配伍。

【用法用量】水煎服，5～12g。外用适量。

第三节　祛风湿强筋骨类

本类药物多苦甘温，主入肝、肾经。可祛风除湿，兼以补肝肾，强筋骨。因此，多具扶正祛邪，标本兼顾之效。本类药物与补益气血、滋养肝肾药配伍组方，主要用于痹证日久，肝肾虚损，腰膝酸软，脚弱无力等。亦可用于肾虚腰痛，骨痿及中风后遗半身不遂等证。

中药

五加皮《神农本草经》

【来源】为五加科植物细柱五加 *Acanthopanax gracilistylus* W. W. Smith 的干燥根皮。习称"南五加皮"。生用。

【药性】辛、苦，温。归肝、肾经。

【功效】祛风除湿，补益肝肾，强筋壮骨，利水消肿。

【应用】

1. 风湿痹证　本品逐寒祛湿，兼有补益之功，为扶正除痹要药，尤宜于老年痹证及久痹体虚者。治风湿痹证所致之腰膝疼痛、筋脉拘挛，可单用浸酒服，或配伍当归、牛膝、地榆等。

2. 腰膝软弱，小儿行迟　本品补肝肾、强筋骨，凡肝肾亏虚之筋骨痿软者均可选用，常与杜仲、牛膝等配伍；治小儿行迟，常配伍龟甲、牛膝、木瓜等。

3. 水肿　本品功能温肾利水。治水肿、小便不利，可与茯苓皮、大腹皮、生姜皮、地骨皮等配伍。另外，本品还可用治阴囊湿疹等。

【用法用量】水煎服，5～10g；或酒浸、入丸散服。

【按语】五加皮辛苦性温，既能外散风湿而止痹痛，又能温补肝肾而健筋骨，扶正祛邪两得其宜。故为祛风湿、疗痹痛、强筋骨、起痿弱之要药，亦为治疗肝肾不足之腰脊冷痛、阳痿阴痒，或小儿行迟之要药。五加皮药材有南五加皮和北五加皮之分。北五加皮为萝藦科植物杠柳 *Periploca sepium* Bge. 的根皮，长于利水渗湿，《中华人民共和国药典》以"香加皮"之名收入；南五加皮与北五加皮科属不同，功效有异，且北五加皮有毒，故不可混用。

桑寄生《神农本草经》

【来源】为桑寄生科植物桑寄生 *Taxillus chinensis*（DC.）Danser 的干燥带叶茎枝。生用。

【药性】苦、甘，平。归肝、肾经。

【功效】祛风湿，补肝肾，强筋骨，安胎元。

【应用】

1. 风湿痹证　本品祛风湿又长于补肝肾，强筋骨，为祛邪扶正之品。对痹证日久，伤及肝肾，筋骨不利，腰膝酸痛之症，用之最宜，常与独活、杜仲、牛膝、桂心等配伍。

2. 胎漏下血，胎动不安 本品能补肝肾而养精血，固冲任而安胎元。治肝肾亏虚所致之月经过多、妊娠下血、胎动不安，常与阿胶、续断、菟丝子配伍。

【用法用量】水煎服，9～15g。

类方 独活寄生汤《备急千金要方》

【组成】独活9g　桑寄生　杜仲　牛膝　细辛　秦艽　茯苓　桂心　防风　川芎　人参　甘草　当归　芍药　干地黄各6g

【用法】水煎服。

【功用】祛风湿，止痹痛，益肝肾，补气血。

【主治】痹证日久，肝肾两虚，气血不足证。腰膝疼痛，肢节屈伸不利，或麻木不仁，畏寒喜温，心悸气短，舌淡苔白，脉细弱。

【方义】本方证由风湿日久不愈，损伤肝肾，耗伤气血所致。治宜祛风湿，止痹痛，益肝肾，补气血。方中以独活祛风除湿，通经止痛，用为君药。防风、秦艽祛风胜湿通络；肉桂、细辛温经散寒止痛，共为臣药；桑寄生、牛膝、杜仲补肝肾，强筋骨，祛风湿；当归、芍药、干地黄、川芎合人参、茯苓、甘草补益气血，扶助正气，共为佐药；甘草调和诸药，兼以为使。全方配伍，祛风湿、止痹痛为主，辅以补肝肾、养气血，共成邪正兼顾之方。

中药 狗脊《神农本草经》

【来源】为蚌壳蕨科植物金毛狗脊 *Cibotium barometz*（L.）J. Sm. 的干燥根茎。生用或砂烫用。

【药性】苦、甘，温。归肝、肾经。

【功效】祛风湿，补肝肾，强腰膝。

【应用】

1. 风湿痹证 本品甘苦性温，入肝、肾经，善祛脊背之风寒湿而强腰膝。对肝肾不足兼有风寒湿邪之腰痛脊强，不能俯仰者最为适宜，常配伍杜仲、续断、海风藤等；治肝肾虚损，腰膝酸软，下肢无力，常配伍杜仲、熟地黄、鹿角胶等。

2. 遗尿，白带过多 狗脊能温补固摄。治肾虚不固之尿频、遗尿，可与益智仁、茯苓、杜仲等配伍；治冲任虚寒之带下过多或清稀，宜与鹿茸、白蔹、艾叶等配伍。

【用法用量】水煎服，6～12g。

【使用注意】肾虚有热，小便不利或短涩黄赤者慎服。

第十一章　芳香化湿类

凡以芳香温燥、化湿运脾为主要作用，治疗湿浊内阻中焦，脾胃运化失常病证的药物，称为芳香化湿药。以化湿药为主组方，具有化湿行水、运脾和胃的作用，治疗水湿中阻病证的方剂，称为化湿剂。

芳香化湿药多辛香温燥，主入脾、胃经，其芳香之气可醒脾化湿，温燥之性可燥湿健脾。主治脾为湿困，运化失常而引起的脘腹痞满、呕吐泛酸、大便溏薄、食少体倦、口甘多涎、舌苔白腻等症。此外，部分药物亦可用于湿温、暑湿等证。

祛除湿邪的方剂，常根据湿邪为病的内外因之不同，以及兼夹风、寒、暑、热之分，邪犯部位的表里上下之别，病从寒化、热化之异，而各有侧重。大抵湿邪在外在上者，可表散微汗以解之，而有解表除湿之剂；在内在下者，可芳香苦燥以化之或甘淡渗利以除之，而有化湿和胃、利水渗湿之剂；湿盛气实者，可攻下以逐之，而有攻逐水湿之剂；湿从寒化者，宜用温化水湿剂，湿从热化者，可选清热祛湿剂。本类化湿之剂，多用于治疗湿浊阴滞中焦，脾胃运化乏力所致之脘腹痞满、呕吐泄泻、食少体倦、肢体肿重等。

水液的代谢，与肺、脾、肾和三焦、膀胱等脏腑密切相关，应用化湿药组方时需配伍调理脏腑药；另外，湿为阴邪，其性重浊黏腻，易阻碍气机，致气滞不行，则湿邪不得运化，故祛湿剂中常需配伍理气之品，以求气行而湿化。

化湿药多辛温香燥，易于耗气伤阴，阴虚血燥及气虚者宜慎用。化湿药气味芳香，多含挥发油，一般以散剂服用疗效较好，若入煎剂宜后下，且不应久煎，以免降低疗效。

中药

广藿香《名医别录》

【来源】为唇形科植物广藿香 *Pogostemon cablin*（Blanco）Benth 的干燥地上部分。生用。

【药性】辛，微温。归肺、脾、胃经。

【功效】芳香化湿，和中止呕，发表解暑。

【应用】

1. 湿阻中焦证　本品辛温芳香，为芳香化浊要药。用治湿浊内阻，中气不运之脘腹痞闷、少食作呕、神疲体倦等，尤宜于寒湿困脾证，常配伍苍术、厚朴等。

2. 呕吐　本品善化湿和中止呕，为治湿浊中阻呕吐之佳品，常与半夏、丁香等配伍。如治寒湿呕吐，配伍丁香、白豆蔻等；治湿热呕吐，配伍黄连、竹茹等；治胃虚呕吐，配伍党参、白术等；治妊娠呕吐，配伍砂仁、苏梗等。

3. 暑湿证及湿温证初起，寒湿闭暑，暑湿表证，湿温初起　本品既能化湿，又可解暑。治暑月外感风寒，内伤生冷而致恶寒发热、头痛脘闷、呕恶吐泻，常配伍紫苏、厚朴、半夏等；治伤于暑热之头昏胸闷、口腻纳呆，与佩兰、薄荷泡水饮服，鲜品尤佳；治暑湿表证或湿温初起，湿热并重，配伍黄芩、滑石、茵陈等。

【用法用量】水煎服，3～10g。鲜品加倍。

类方 藿香正气散《太平惠民和剂局方》

【组成】藿香9g 白芷 紫苏 茯苓 大腹皮各3g 半夏曲 白术 陈皮 厚朴 桔梗 甘草各6g

【用法】加大枣1枚，生姜3片，水煎服。

【功用】解表化湿，理气和中。

【主治】外感风寒，内伤湿滞证。霍乱吐泻，恶寒发热，头痛，胸膈满闷，脘腹疼痛，舌苔白腻，脉浮或濡缓。以及山岚瘴疟等。

【方义】本方证由风寒在表，湿滞脾胃所致。治当外散风寒，内化湿浊，兼以理气和中，升清降浊。方中藿香辛温发散风寒，芳香除湿化浊，辟秽和中，为君药。半夏曲、陈皮燥湿和胃，降逆止呕；白术、茯苓健脾运湿，和中止泻，助藿香化湿浊以止吐泻，同为臣药。紫苏、白芷助广藿香温散风寒，芳化湿浊；厚朴、大腹皮、桔梗利气化湿，畅中除满；生姜、大枣调营卫而和中气，俱为佐药。甘草调和药性，助姜枣和中，用为使药。全方表里双解，化湿辟秽，升清降浊，理气和中，共成一首治疗感受湿浊，吐泻腹痛之常用方。

中药 佩兰《神农本草经》

【来源】为菊科植物佩兰 *Eupatorium fortunei* Turcz. 的干燥地上部分。生用。

【药性】辛，平。归脾、胃、肺经。

【功效】芳香化湿，醒脾开胃，发表解暑。

【应用】

1. 湿阻中焦，脘痞呕恶 本品气味芳香，长于醒脾除湿，辟秽化浊。治湿滞脾胃，胸痞腹胀，常配伍苍术、厚朴、白豆蔻等。

2. 暑湿表证，湿温初起 本品化湿解暑，常用治暑湿证，与藿香、荷叶、青蒿等配伍；治湿温初起，与滑石、薏苡仁、藿香等配伍。

【用法用量】水煎服，3～10g。

【按语】佩兰化湿和中之功与广藿香相似，二者均为治疗湿浊困脾及夏月暑湿诸证要药，常相须为用。唯广藿香辛散之力较强，长于发表理气，和胃止呕，故常用于暑季受寒轻而暑湿重，以及湿浊内阻之寒热腹痛、呕恶泄泻等症；佩兰性较和缓，长于醒脾化湿，辟秽化浊，故常用于湿浊内蕴、湿热郁蒸之口中甘腻、苔垢多涎等症。

苍术《神农本草经》

【来源】为菊科植物茅苍术 *Atractylodes lancea*（Thunb.）DC. 或北苍术 Atractylodes chinensis（DC.）Koidz. 的干燥根茎。生用或麸炒用。

【药性】辛、苦，温。归脾、胃、肝经。

【功效】燥湿健脾，祛风散寒，明目。

【应用】

1. 湿阻中焦，脘腹胀满，泄泻，水肿 本品苦温燥湿，善治湿阻中焦，脾失健运之脘腹胀闷、呕恶食少、吐泻乏力、舌苔白腻等，常与厚朴、陈皮等配伍；治脾虚湿聚，水湿内停之痰饮证或水肿，常配伍茯苓、泽泻、猪苓等。

2. 风湿痹证，脚气　本品辛散苦燥，能祛散风湿。治痹证湿胜，可配伍薏苡仁、独活等；治湿热痹痛，可配石膏、知母等；治湿热痿证、湿疮湿疹、脚气肿痛等，常与黄柏配伍。

3. 风寒夹湿表证　本品辛香燥烈，能发汗解表，并长于祛湿，故善治风寒表证夹湿者，常配伍羌活、白芷、防风等。

4. 夜盲　本品尚能明目，用于夜盲症及眼目昏涩。可单用，或与羊肝、猪肝蒸煮同食。

【用法用量】水煎服，3～9g。

【使用注意】阴虚内热，气虚多汗者忌用。

类方

平胃散《简要济众方》

【组成】苍术 12g　厚朴 9g　陈皮 6g　甘草 3g

【用法】加生姜 2 片，大枣 2 枚，水煎服。

【功用】燥湿运脾，行气和胃。

【主治】湿滞脾胃证。

【方义】本方证由湿滞脾胃，运化失司所致，治当化湿行气，健运脾胃。方中重用苍术为君药，苦温燥湿健脾；厚朴行气化滞，为臣药；陈皮理气和胃，为佐药；甘草、生姜、大枣健脾和中，培土制水，为佐使药。全方燥湿运脾，兼以行气除满，为治湿滞脾胃主方。

中药

厚朴《神农本草经》

【来源】为木兰科植物厚朴 *Magnolia officinalis* Rehd. et Wils. 或凹叶厚朴 *Magnolia officinalis* Rehd. et Wils. var. *biloba* Rehd. et Wils. 的干燥干皮、根皮及枝皮。生用或姜汁制用。

【药性】苦、辛，温。归肺、脾、胃、大肠经。

【功效】燥湿消痰，下气除满。

【应用】

1. 湿滞伤中，脘痞吐泻　本品苦温燥湿，辛温行气，为燥湿下气，消胀除满要药。常与苍术、陈皮等配伍。

2. 食积气滞、腹胀便秘　本品可下气宽中，消积导滞。治食滞胀满，腹痛便秘，常配伍大黄、枳实；治阳明腑实，腹胀便秘，常配伍大黄、芒硝、枳实。

3. 痰饮喘咳　本品能燥湿消痰，下气平喘。治湿痰壅肺，咳嗽气喘，常配伍杏仁、麻黄、半夏等；治宿有痰喘，感寒而发，可配伍桂枝、杏仁等。

【用法用量】水煎服，3～10g。

【使用注意】气虚津亏者及孕妇慎用。

【按语】厚朴、苍术均为化湿药，常相须为用，治疗湿阻中焦之证。但厚朴以苦降下气为主，长于消积除满并下气消痰；而苍术以辛散温燥为主，又可解表祛风湿。

砂仁《药性论》

【来源】为姜科植物阳春砂 *Amomum Uillosum* Lour.、绿壳砂 *Amomum uillosum* Lour. var. xanthioides T. L. Wu et Senjen 或海南砂 *Amomum longiligulare* T. L. Wu 的干燥成熟果实。打碎生用。

【药性】辛，温。归脾、胃、肾经。

【功效】化湿开胃，温脾止泻，理气安胎。

【应用】

1. 湿阻中焦，脘痞不饥 本品辛温芳香，长于化湿醒脾，行气温中，为醒脾调胃要药。治湿阻或气滞之脘腹胀痛，尤以寒湿气滞者最为适宜，常配伍厚朴、陈皮、枳实等；治脾虚气滞，可配伍党参、白术、茯苓等。

2. 脾胃虚寒，吐泻泄泻 本品调中止呕，温脾止泻，可单用研末吞服，或与干姜、附子等配伍。

3. 妊娠恶阻，胎动不安 本品行气和中止呕而能安胎。治妊娠气滞呕逆，可单用研末姜汤送服，或与苏梗、橘皮等配伍。

【用法用量】水煎服，3～6g，入汤剂宜后下。

【使用注意】阴虚血燥者慎用。

豆蔻《名医别录》

【来源】为姜科植物白豆蔻 *Amomum kravanh* Pierre ex Gagnep. 或爪哇白豆蔻 *Amomum compactum* Soland ex Maton 的干燥成熟果实，又名白豆蔻。捣碎生用。

【药性】辛，温。归肺、脾、胃经。

【功效】化湿行气，温中止呕，开胃消食。

【应用】

1. 湿阻中焦，脾胃气滞 本品长于化湿醒脾行气。治湿浊困脾，气机不畅之脘腹胀满、呕恶食少等，常与厚朴、砂仁、陈皮等配伍；治湿温初起之胸闷不饥、舌苔浊腻，常与薏苡仁、杏仁等配伍。

2. 寒湿呕吐 本品化湿行气宽中，又能止呕，善治寒湿中阻之气滞呕吐，可单用为末服，或配伍广藿香、半夏等。

【用法用量】水煎服，3～6g，入煎剂宜后下。

【按语】白豆蔻与砂仁均善化湿行气，温中止呕，常相须配伍，用治湿阻中焦，脾胃气滞，以及胃寒呕吐等证。唯豆蔻功偏中上焦，长于温胃止呕；砂仁功偏中下焦，善温脾止泻，并治胎动不安、妊娠恶阻等。

类方

三仁汤《温病条辨》

【组成】白蔻仁 6g 杏仁 15g 生薏苡仁 飞滑石各 18g 白通草 竹叶 厚朴各 6g 半夏 15g

【用法】水煎服。

【功用】宣畅气机，清利湿热。

【主治】湿温初起及暑温夹湿之湿重于热证。头痛恶寒，身重疼痛，肢体倦怠，面色淡黄，胸闷不饥，午后身热，苔白不渴，脉弦细而濡。

【方义】本方为治疗湿温初起，邪在气分，湿重于热的主方。证由湿温之邪阻遏气机所致。治以芳香苦辛，轻宣淡渗之品，使三焦气机宣畅，湿热分消。方中滑石清热利湿而解暑为君。杏仁宣利上焦肺气，以使“气化则湿亦化”；白蔻仁芳化中焦脾气，以化湿行气宽中；薏苡仁甘淡性寒疏利下焦，以清利下焦湿热，三者共为臣药，以收宣上、畅中、渗下之功。通草、竹叶清利湿热；半夏、厚朴除湿消痞，共为佐药。诸药合用，使三焦宣畅，上下分消，湿化热清，则诸症自除。

第十二章　利水渗湿类

凡以通利水道，渗泄水湿为主要作用，治疗水湿内停病证的药物，称为利水渗湿药。以利水渗湿药为主组方，具有通利小便，利湿泻浊作用，治疗水湿病证的方剂，称为利水渗湿剂。

利水渗湿药性味多甘淡微寒，淡能渗湿，寒能清热，具有利水消肿、利湿退黄、利尿通淋等功效。适用于小便不利、痰饮、泄泻、水肿、淋证、黄疸、湿痹、带下、湿温等因水湿或湿热所致之各种病证。

应用利水渗湿方药时，应视不同病证，有针对性地选用有关药物，并做适当配伍。如寒湿夹杂者，应配伍祛寒药；湿热夹杂者，应配伍清热药；水肿急起而兼表证者，应配伍宣肺解表发汗药；水肿日久，脾肾阳虚者，应配伍补益脾肾类药；热伤血络而致血尿频发者，应配伍凉血止血药等。水湿属阴邪，其性重浊黏滞，易阻碍气机，使气滞不行，即“气滞则水停，气行则水行”之谓，故临床应用利水渗湿药配伍组方时，常须配伍理气药同用，以求气化则湿化。

利水渗湿药多为甘淡渗利之品，此类药物及以其为主组成的利水渗湿剂易耗伤阴津，使用时应中病即止。对阴虚津亏、病后体虚、肾虚遗精遗尿者及孕妇应慎用或忌用。

第一节　利水消肿类

此类药物性味甘淡，性平或微寒，主入肾、膀胱经，长于渗利水湿邪气。服用后可使小便通畅，尿量增多，故本类方药具有利水消肿之功效，临床多用于水湿内停所致之水肿、小便不利、泄泻、痰饮诸证。

中药

茯苓《神农本草经》

【来源】为多孔菌科真菌茯苓 *Poria cocos*（Schw.）Wolf 的干燥菌核。生用。

【药性】甘、淡，平。归心、肺、脾、肾经。

【功效】利水渗湿，健脾，宁心。

【应用】

1. 水肿尿少　本品味甘性平，为利水渗湿之要药。用治水热互结，阴虚小便不利之水肿，可配伍泽泻、滑石、阿胶等；治脾肾阳虚水肿，多与附子、生姜等配伍；治表邪不解，随经入腑之膀胱蓄水证，或水肿、小便不利，可配伍泽泻、白术、猪苓等。

2. 脾虚诸证　本品有补中健脾之功。治脾气虚弱所致之倦怠乏力、食少纳呆，多与人参、白术、甘草等配伍；治脾虚湿泄，常配伍白术、山药、薏苡仁等；治脾虚停饮，可配伍白术、桂枝等。

3. 失眠，心悸 本品可补益心脾而宁心安神。治心脾两虚，气血不足之心神不宁，可配伍当归、远志、黄芪等；治水气凌心所致之心悸，可配伍白术、桂枝、生姜等。

【用法用量】水煎服，10～15g。

类方

真武汤《伤寒论》

【组成】茯苓　芍药　生姜　附子各9g　白术6g

【用法】水煎服。

【功用】温阳利水。

【主治】

1. 脾肾阳衰，水气内停证 小便不利，四肢沉重疼痛，浮肿，腰以下为甚，畏寒肢冷，腹痛下利，或咳，或呕，舌淡胖，苔白滑，脉沉细。

2. 太阳病发汗太过，阳虚水泛证 汗出不解，其人仍发热，心下悸，头眩，身瞤动，振振欲擗地。

【方义】本方证由脾肾阳虚，水湿内停所致。治当温肾助阳，健脾利水。方中附子大辛大热，温肾助阳，化气行水，兼可暖脾以助运化水湿，为君药。茯苓甘淡平，利水渗湿；白术甘苦而温，健脾燥湿，二者合用，使脾气得复，湿从小便而去，共为臣药。生姜于此功用有二：一可助君药附子温阳散寒，再可助臣药行散水湿，兼能和胃降逆止呕，为佐药。白芍柔肝止痛，敛阴舒筋以解筋肉瞤动，并防利水伤阴，防止附子燥热伤阴，亦为佐药。诸药合而用之，温中有散，利中有化，共奏双补脾肾，温阳利水之功效。

苓桂术甘汤《金匮要略》

【组成】茯苓12g　桂枝　白术各9g　炙甘草6g

【用法】水煎服。

【功用】温阳化饮，健脾利水。

【主治】中阳不足之痰饮。胸胁支满，目眩心悸，或短气而咳，舌苔白滑，脉弦滑或沉紧。

【方义】本方证由中阳不足，饮停心下所致。治当温阳健脾以化水饮。方中茯苓健脾利湿，既消已聚之饮，又杜生痰之源，为君药。用桂枝取其能温阳化饮之功，为臣药。白术健脾燥湿，助茯苓以培土制水，为佐药。炙甘草甘平，配桂枝辛甘化阳，合白术以益气健脾，又可调和药性，为使药。全方药仅四味，但配伍精当，温而不热，利而不峻。诸药合用，可使中阳得健，从而消除痰饮水湿之患。

五皮饮《华氏中藏经》

【组成】生姜皮　桑白皮　陈橘皮　大腹皮　茯苓皮各9g

【用法】水煎服。

【功用】利水消肿，理气健脾。

【主治】皮水。一身悉肿，肢体沉重，心腹胀满，上气喘急，小便不利，以及妊娠水肿等，苔白腻，脉沉缓。

【方义】方中茯苓皮甘淡性平，专行皮肤水湿，以奏健脾渗湿，利水消肿之功，为君药。大腹皮行气消胀，利水消肿；橘皮理气和胃，醒脾化湿，同为臣药。生姜皮散皮间水气以消肿；桑白皮肃降肺气以通调水道，消水肿，俱为佐药。

中药

薏苡仁《神农本草经》

【来源】为禾本科植物薏苡 *Coix lacryma－jobi* L. var. *ma－yuen*（Roman.）Stapf 的干燥成熟种仁。生用或炒用。

【药性】甘、淡，凉。归肺、脾、胃经。

【功效】利水渗湿，健脾止泻，除痹，排脓，解毒散结。

【应用】

1. 水肿，小便不利，脚气，脾虚泄泻　本品甘补淡渗，既能利湿，又可健脾，功似茯苓。治脾虚湿盛之水肿、小便不利、泄泻，可配伍人参、茯苓、白术、黄芪等；治水肿喘急，可配伍郁李仁汁煮饭食疗治之；治脚气浮肿，可配伍防己、木瓜、苍术；治湿热淋证，单用本品煎服即可获效。

2. 湿痹，筋脉拘挛　本品功能渗湿利水，舒缓筋脉，有缓急除痹之功效。治湿痹所致之筋脉挛急疼痛，可配伍独活、防风、苍术等，或单以本品煮粥服之；可治湿温初起或暑湿邪在气分，头痛恶寒，胸闷身重者，可与杏仁、白豆蔻、滑石等配伍。

3. 肺痈，肠痈　本品可清肺与大肠之热，有消痈排脓之功效。治肺痈胸痛，咳吐脓痰，可配伍苇茎、冬瓜仁、桃仁等；治肠痈，常配伍附子、败酱草、牡丹皮等。

4. 赘疣，癌肿　本品能解毒散结，临床也用于赘疣、癌肿。

【用法用量】水煎服，9～30g。清利湿热宜生用，健脾止泻宜炒用。

【使用注意】孕妇慎用。

【按语】薏苡仁微寒清热，甘淡利湿，长于益胃健脾，功效与茯苓相近，均可用治脾虚湿盛诸症，但与茯苓不同的是，本品兼能清肺肠之热，可用于治疗肺痈、肠痈。薏苡仁药力和缓，故临床入汤剂应用时应加大用量。

猪苓《神农本草经》

【来源】为多孔菌科真菌猪苓 *Polyporus umbellatus*（Pers.）Fries 的干燥菌核。生用。

【药性】甘、淡，平。归肾、膀胱经。

【功效】利水渗湿。

【应用】**水肿，小便不利，泄泻，淋浊，带下**　本品甘淡渗泄，利水作用较强，凡一切因水湿停滞所致之疾均可选用，一般单用本品即可取效。治妊娠通身肿满，小便不利，可取本品为末，热水调服，亦可配伍泽泻、茯苓、白术等药；治肠胃寒湿泄泻，可配伍苍术、厚朴、肉豆蔻、黄柏等；治热淋，小便不通，淋沥涩痛，可与生地黄、滑石、木通等药配伍；治阴虚内热所致之小便不利、淋浊等，可与泽泻、滑石、阿胶等配伍；治湿浊带下，可与茯苓、泽泻配伍。

【用法用量】水煎服，6～12g。

【按语】猪苓与茯苓相比，均可利水渗湿消肿，用治水肿、小便不利诸症。但猪苓甘淡偏凉，利水作用较强，以偏热之水湿证用之最宜。而茯苓性味平和，能补能利，既善渗泄水湿，又能健脾宁心。

类方

猪苓汤《伤寒论》

【组成】猪苓　茯苓　泽泻　阿胶　滑石各 10g

【用法】水煎服。

【功用】利水渗湿，养阴清热。

【主治】水热互结伤阴证。发热，口渴欲饮，小便不利，或心烦不寐，或咳嗽，或呕恶，或下利等，舌红苔白或微黄，脉细数。亦治热淋、血淋等。

【方义】本方证由伤寒邪气入里化热，与水搏结所致。治当利水清热为主，兼以养阴止血。方中猪苓入肾与膀胱经，功能淡渗利水，用为君药。茯苓、泽泻可助猪苓利水渗湿，且泽泻兼可泄热，茯苓兼可健脾，共为臣药。阿胶滋阴止血，既益已伤之阴，又防诸药渗利重伤阴血，并止淋证出血；滑石清热利水，俱为佐药。诸药合用，利水而不伤阴，滋阴而不敛邪，可使水湿去，邪热清，阴津旺，则诸症悉愈。

中药 **泽泻**《神农本草经》

【来源】为泽泻科植物泽泻 *Alisma orientalis* (Sam.) Juzep. 的干燥块茎。生用或盐水炙用。

【药性】甘、淡，寒。归肾、膀胱经。

【功效】利水渗湿，泄热。

【应用】

1. 水肿胀满，小便不利，泄泻尿少，痰饮眩晕等 本品甘淡渗湿，利水作用较强。治因水湿停蓄所致之水肿、小便不利，常配伍桂枝、茯苓、猪苓等；治脾胃伤冷，水谷不分，泄泻不止，可配伍厚朴、苍术、陈皮等。本品泻水湿，逐痰饮，治痰饮停聚，清阳不升之头目眩晕，常与白术同用。

2. 淋浊，热淋涩痛，遗精，带下 本品性寒，能清利肾与膀胱之湿热。用治湿热淋证、带下，可配伍木通、车前子等；治肾阴不足所致之遗精、潮热，多配伍熟地黄、山药、山茱萸、牡丹皮等。

3. 高脂血症 本品利水渗湿，可化浊降脂，常用于治疗高脂血症，可与决明子、荷叶等同用。

【用法用量】水煎服，6～10g。

类方 五苓散《伤寒论》

【组成】泽泻15g 猪苓 白术 茯苓各9g 桂枝6g

【用法】捣为散，每服6g，每日3次，温水送服。

【功用】利水渗湿，温阳化气。

【主治】

1. 蓄水证 小便不利，头痛微热，烦渴欲饮，甚则水入即吐，舌苔白，脉浮。

2. 痰饮 脐下动悸，吐涎沫而头眩，或短气而咳。

3. 水湿内停证 水肿，泄泻，小便不利，以及霍乱吐泻等。

【方义】本方证由太阳表邪未解，内传太阳之腑，致膀胱气化不利所致，《伤寒论》谓之“蓄水证”。治当利水渗湿，温阳化气，兼解表邪。方中重用泽泻为君，取其甘淡性寒，可直达肾与膀胱，利水渗湿。茯苓、猪苓甘淡渗利，加强利水渗湿之功，用为臣药。白术补气健脾以运化水湿；桂枝既可助膀胱气化，又可表散外邪，共为佐药。诸药合用，共奏利水渗湿，行气解表之功效。

中药

冬瓜皮《开宝本草》

【来源】为葫芦科植物冬瓜 *Benincasa hispida*（Thunb.）Cogn. 的干燥外层果皮。生用。

【药性】甘，凉。归脾、小肠经。

【功效】利尿消肿，清热解暑。

【应用】

1. 用于水肿胀满，小便不利　本品性凉清热，功能利水消肿，用治水肿偏有热者为宜。治水肿、小便不利，可与五加皮、生姜皮等配伍；治体虚浮肿，可以本品配伍赤小豆、红糖适量，煮烂后食豆服汤。

2. 用于暑热证　本品尚有清热解暑之功效。治暑热口渴、小便短赤，可以本品与西瓜皮等量，煎水代茶饮；治暑湿证，常配伍薏苡仁、滑石、扁豆花等。

【用法用量】水煎服，9～30g。

玉米须《滇南本草》

【来源】为禾本科植物玉蜀黍 *Zea mays* L. 的花柱及柱头。鲜用或晒干生用。

【药性】甘，平。归肝、胆、膀胱经。

【功效】利水消肿，利湿退黄。

【应用】

1. 水肿，小便不利　本品功能利水消肿。治水肿、小便不利，可大剂量单用煎服，或配伍其他利水渗湿药；若治脾虚水肿，可以本品与白术、茯苓等配伍。治小便短赤涩痛，可单味大量煎服，或配伍车前草等；治石淋，可配伍海金沙、金钱草等。

2. 黄疸　本品还有利湿退黄之功效，因其药性平和，故而阳黄、阴黄均可应用，常与金钱草、郁金、茵陈等配用。

【用法用量】水煎服，15～30g。鲜者加倍。

荠菜《备急千金要方》

【来源】为十字花科植物荠菜 *Capsella bursa－pastoris*（L.）Medlc. 的带根全草。生用。

【药性】甘，凉。归肝、胃经。

【功效】清热利水，明目，凉血止血。

【应用】

1. 水肿，泄泻，痢疾　本品功能和脾胃，利水湿，止泻痢。治水湿内停所致之水肿，可以本品配伍车前子，水煎服用；治湿热泻痢，常与马齿苋等配伍。

2. 肝热目赤，目生翳膜　本品性凉，入肝经，功能清泄湿热，降压明目。治目赤涩痛，可将本品捣绞取汁点眼；治目生翳障，亦可取本品洗净焙干，研为细末点眼。

3. 血热出血证　本品功能凉血止血，治因血热妄行所致之吐血、便血、崩漏、月经过多等，可将本品与仙鹤草、地榆、茜草等止血药配伍。

【用法用量】水煎服，15～30g，鲜品加倍。外用适量。

第二节　利尿通淋类

本类药物性味多甘淡苦寒，主入肾、膀胱经。苦能降泄，寒能清热，入下焦，长于利尿通淋，清利下焦湿热。本类方药多用治小便短赤、血淋、石淋、热淋、膏淋等证。

中药

车前子《神农本草经》

【来源】为车前科植物车前 *Plantago asiatica* L. 或平车前 *Plantago depressa* Willd. 的干燥成熟种子。生用或盐水制用。

【药性】甘，寒。归肺、肝、肾、小肠经。

【功效】清热利尿通淋，渗湿止泻，明目，祛痰。

【应用】

1. 淋证，水肿 本品甘寒滑利，善于通利水道，清膀胱之热。治湿热下注之小便淋沥涩痛，常配伍滑石、木通、瞿麦等；治水湿停滞之水肿、小便不利，可配伍茯苓、猪苓、泽泻等；治病久肾虚之腰重脚肿，可配伍牛膝、熟地黄、山茱萸、肉桂等。

2. 暑湿泄泻 本品能利水湿，分清浊而止泻，即“利小便以实大便”。尤宜于大便水泻，小便不利者，可单用本品研末，米饮送服；治脾虚湿盛泄泻，可与白术配伍；治暑湿泄泻，可配伍香薷、茯苓、猪苓等。

3. 目赤肿痛，眼暗昏花，翳障 本品能清利湿热而清肝明目。治目赤涩痛，多配伍菊花、决明子等；治肝肾阴亏所致之两目昏花，可与熟地黄、菟丝子等配伍。

4. 痰热咳嗽 本品入肺经，能清肺化痰止咳。治肺热咳嗽痰多，可配伍瓜蒌、浙贝母、枇杷叶等。

【用法用量】水煎服，9～15g。宜包煎。

【使用注意】肾虚遗滑者及孕妇慎用。

【附药】**车前草** 为车前子同科植物的全草，鲜用或晒干用。性味功用同车前子，并能清热、凉血、解毒，故又可用治痈疮肿毒、血热出血、热痢等，用量9～30g，水煎服。

滑石《神农本草经》

【来源】为硅酸盐类矿物滑石族滑石，主含含水硅酸镁［$Mg_3 \cdot (Si_4O_{10}) \cdot (OH)_2$］。研粉或水飞用。

【药性】甘、淡，寒。归肺、胃、膀胱经。

【功效】利尿通淋，清热解暑。外用祛湿敛疮。

【应用】

1. 小便不利，淋沥涩痛 滑石淡能渗湿，寒能清热，善清膀胱热结，通利水道，为治湿热淋证之常用药。治湿热下注之小便不利、热淋、尿闭等，可配伍木通、车前子、瞿麦等；治石淋，常配伍海金沙、金钱草、木通等。

2. 暑湿，湿温 滑石功能利水湿，解暑热，是治疗暑湿、湿温之常用药。治暑热烦渴、小便短赤，常配伍甘草；治湿温初起或暑温夹湿所致之头痛恶寒、身重胸闷、脉弦细而濡，常配伍白蔻仁、薏苡仁、杏仁等。治湿热或暑湿水泻，小便不利，可与猪苓、车前子等同用。治伏暑泄泻，与藿香、丁香为末服用。

3. 湿疮，湿疹，痱子 本品外用有清热收湿敛疮之功效。治湿疮、湿疹，可单用或与枯矾、黄柏等为末，撒涂患处；治痱子，常以之与薄荷、甘草等制成粉末外涂用之。

【用法用量】水煎服，10～20g；滑石块先煎，滑石粉宜包煎。外用适量。

【使用注意】脾虚、热病伤津及孕妇忌用。

类方　　六一散《宣明方论》

【组成】滑石18g　甘草3g

【用法】上药共为细末，每服9g，每日3次，温水调下。

【功用】清暑利湿。

【主治】暑湿证。身热烦渴，小便不利，或泄泻。

【方义】本方证由暑热夹湿所致。治当清暑利湿。方中滑石质重体滑，甘淡而寒，能清心解暑，渗湿利尿，令暑热水湿从小便而去，用为君药。甘草甘平偏凉，清热泻火，益气和中，并可防滑石寒凉伐胃，为佐使药。二药相合，清热而不留邪，利水而不伤正，可使内蕴之暑湿从下而解，则诸症自愈。

中药　　**木通**《神农本草经》

【来源】为木通科植物木通 *Akebia quinata*（Thunb.）Decne.、三叶木通 *Akebia trifoliate*（Thunb.）Koidz. 或白木通 *Akebia trifoliate*（Thunb.）Koidz. var. *australis*（Diels）Rehd. 的干燥藤茎。切片生用。

【药性】苦，寒；有毒。归心、小肠、膀胱经。

【功效】利尿通淋，清心除烦，通经下乳。

【应用】

1. 水肿，热淋涩痛　本品能利尿通淋，使湿热之邪下行从小便排出。治水肿，可与猪苓、桑白皮等配伍；治疗膀胱湿热所致之小便短赤、淋沥涩痛，可配伍车前子、木通等。

2. 口舌生疮，心烦尿赤　木通能清泄心经、小肠经之火热。用治心火上炎，口舌生疮，或心火下移小肠所致之心烦尿赤，常配伍生地黄、甘草、竹叶等。

3. 经闭乳少，湿热痹痛　本品能通经下乳，通利关节。治血瘀经闭，常配伍红花、桃仁、丹参等；治乳少不通，常配伍王不留行、穿山甲等；治湿热痹痛，常配伍桑枝、薏苡仁等。

【用法用量】水煎服，3～6g。

【使用注意】孕妇慎用。

类方　　导赤散《小儿药证直诀》

【组成】生地黄　木通　生甘草梢各6g

【用法】加竹叶3g，水煎服。

【功用】清心利水养阴。

【主治】心经火热证。心胸烦热，口渴面赤，意欲冷饮，以及口舌生疮；或心热移于小肠，小便赤涩热痛，舌红，脉数。

【方义】本方证由心经蕴热，甚或移于小肠所致。治当清心与养阴兼顾，利水以导热下行，使蕴热从小便而泄。方中生地黄甘凉而润，入心、肾经，凉血滋阴以制心火；木通苦寒而入心与小肠经，上可清心火，下可利小肠，使热从小便而解，两药相配，滋阴制火而不恋邪，利水通淋而不伤阴，共为君药。竹叶甘淡，清心除烦，导热下行，为臣药。甘草梢可直达痛所而止淋痛，并可调和诸药，共为佐使药。上药相伍为用，利水通淋而不伤阴，养阴生津而不恋邪，共奏清心、利水、养阴之功效。

中药　　**瞿麦**《神农本草经》

【来源】为石竹科植物瞿麦 *Dianthus superbus* L. 和石竹 *Dianthus chinensis* L. 的干燥地上

部分。生用。

【药性】苦，寒。归心、小肠经。

【功效】利尿通淋，活血通经。

【应用】

1. 湿热淋证 本品能清心降火，导热下行，有利尿通淋之功效，尤其适宜于湿热淋证，常配伍萹蓄、木通、车前子等；治小便淋沥带血，常配伍栀子、甘草等；治石淋，常配伍石韦、滑石、冬葵子等。

2. 血热瘀阻之闭经、月经不调 本品能活血通经。用治血热瘀阻所致之闭经、月经不调，可配伍丹参、赤芍、益母草、桃仁、红花等。

【用法用量】水煎服，9～15g。

【使用注意】孕妇忌服。

萹蓄《神农本草经》

【来源】为蓼科植物萹蓄 *Polygonum aviculare* L. 的干燥地上部分。生用。

【药性】苦，微寒。归膀胱经。

【功效】利尿通淋，杀虫止痒。

【应用】

1. 湿热淋证 本品入膀胱经，能清利下焦湿热，利尿通淋。用治热淋、石淋，可配伍木通、滑石、瞿麦、车前子等；治血淋，可配伍大蓟、小蓟、白茅根等。

2. 虫积腹痛，湿疹阴痒 本品功能燥湿清热，善杀虫止痒。治蛔虫腹痛，可以本品单味浓煎服用；治小儿蛲虫肛门周围瘙痒，亦可单用水煎，空腹饮之，或以本品煎汤，熏洗肛门；治湿疹、湿疮、阴痒，可单以本品煎汤外洗，或与地肤子、蛇床子、荆芥等煎汤外洗。

【用法用量】水煎服，9～15g。外用适量，煎洗患处。

【按语】萹蓄与瞿麦，均为清热利水通淋药，故用治淋病，两者常相须为用。萹蓄专清膀胱湿热，宜于小便不爽，溲短而黄之湿热交织者；瞿麦利小便而降心火，宜于尿道热痛或尿血之热重于湿者。且萹蓄能清化湿热，故能杀虫；瞿麦兼能破血，故孕妇忌用。

类方

八正散《太平惠民和剂局方》

【组成】车前子　瞿麦　萹蓄　滑石　山栀子仁　炙甘草　木通　大黄各9g

【用法】散剂，每服6～10g，灯心煎汤送服；亦可作汤剂，加灯心，水煎服。

【功用】清热泻火，利水通淋。

【主治】热淋。尿频尿急，溺时涩痛，淋沥不畅，尿色浑赤，甚则癃闭不通，小腹急满，口燥咽干，舌苔黄腻，脉滑数。

【方义】本方证由湿热下注膀胱所致，治当清热利水通淋。方中滑石清热利湿，利水通淋；木通上清心火，下利湿热，使湿热从小便而去，共为君药。车前子、瞿麦、萹蓄均可清热利湿，利水通淋，为臣药。栀子清利三焦湿热；大黄清热降火，俱为佐药。炙甘草益气和中，调和诸药，是为佐使。煎加少量灯心可导热下行，更增利水通淋之力。诸药合用，共奏清热泻火，利水通淋之效。

中药

通草《本草拾遗》

【来源】为五加科植物通脱木 *Tetrapanax papyrifer*（Hook.）K. Koch 的干燥茎髓。生用。

【药性】甘、淡，微寒。归肺、胃经。

【功效】利尿通淋，通气下乳。

【应用】

1. 水肿，淋证 本品淡渗清降，滑利通导，能引热下行而利尿消肿。治小便不利，淋沥涩痛，可配伍石韦、冬葵子、滑石等；治血淋，可配伍石韦、白茅根、蒲黄等；治水湿停蓄所致之水肿，常与猪苓、地龙、麝香配伍研末，米汤送服。

2. 产后乳汁不畅 本品味甘淡而入胃经，能通胃气上达而下乳汁。用治产后乳汁不畅，常配伍猪蹄、穿山甲、甘草等。

【用法用量】水煎服，3～5g。

【使用注意】孕妇慎用。

【按语】通草气淡味薄，滑利通导，功能通气上达而行乳，导热下行而利小便。通草通乳作用与木通相近，但其清热利水之功效则不及木通。

地肤子《神农本草经》

【来源】为藜科植物地肤 *Kochia scoparia*（L.）Schrad. 的干燥成熟果实。生用。

【药性】辛、苦，寒。归肾、膀胱经。

【功效】清热利湿，祛风止痒。

【应用】

1. 淋证 本品苦寒降泄，入膀胱经，能清利下焦湿热而通淋。治膀胱湿热，小便不利，淋沥涩痛，可配伍木通、瞿麦、冬葵子等。

2. 风疹，湿疹，阴痒带下 本品具有清热利湿止痒之功效。用治风疹、湿疹，常与白鲜皮、蝉蜕、黄柏等配伍；用治下焦湿热所致之外阴湿痒，常配伍苦参、龙胆草、白矾等，煎汤外洗；治湿热带下，常与黄柏、苍术等配伍。

【用法用量】水煎服，9～15g。外用适量。

海金沙《嘉祐本草》

【来源】为海金沙科植物海金沙 *Lygodium japonicum*（Thunb.）Sw. 的干燥成熟孢子。生用。

【药性】甘、咸，寒。归膀胱、小肠经。

【功效】清利湿热，通淋止痛。

【应用】

1. 各种淋证 本品咸寒清降，清利小肠与膀胱之湿热，尤善止尿道疼痛，为治诸淋涩痛之常用药。治热淋血淋，可单用为末，甘草汤或砂糖水送服；治石淋，常配伍金钱草、鸡内金等；治膏淋，常配伍滑石、麦冬、甘草等。

2. 水肿，小便不利 本品能利水消肿。治疗水肿、小便不利，常配伍泽泻、猪苓、木通、防己等。

【用法用量】水煎服，6～15g，宜包煎。

灯心草《开宝本草》

【来源】为灯心草科植物灯心草 *Juncus effusus* L. 的干燥茎髓。生用或制用。

【药性】甘、淡，微寒。归心、肺、小肠经。

【功效】利小便，清心火。

【应用】

1. 淋证 本品甘淡性寒，能渗湿清热利尿。治因湿热蕴结下焦所致之小便不利、淋沥涩痛，常配伍木通、栀子、瞿麦、车前子等。

2. 心烦失眠，口舌生疮 本品既能清心火，又可利尿导热下行。治心烦失眠，常配伍木通、钩藤、竹叶、栀子等；治小儿心热夜啼，常配伍淡竹叶，开水泡服，或与车前草配伍煎汤服；治口舌生疮，咽喉肿痛，可单用本品烧炭存性，研末涂抹患处。

【用法用量】水煎服，1～3g。

萆薢《神农本草经》

【来源】为薯蓣科植物绵萆薢 *Dioscorea septemloba* Thunb.、福州薯蓣 *Dioscorea futschauensis* Uline ex R. Kunth 或粉背薯蓣 *Dioscorea hypoglauca* Palibin 的干燥根茎。生用。

【药性】苦，平。归胃、肾经。

【功效】利湿祛浊，祛风除痹。

【应用】

1. 膏淋，白浊 本品善于利湿而分清祛浊，为治膏淋要药，常配伍乌药、益智仁、石菖蒲等；也可治妇女寒湿带下，常配伍猪苓、白术、泽泻等。

2. 风湿痹痛 本品能祛风除湿，通络止痛。长于治疗腰膝痹痛，筋脉拘挛，屈伸不利。证属寒湿者，常配伍附子、牛膝等；属湿热者，常配伍黄柏、忍冬藤、防己等。

【用法用量】水煎服，9～15g。

【使用注意】肾阴亏虚、遗精滑泄者慎用。

类方

萆薢分清饮《杨氏家藏方》

【组成】益智仁　萆薢　石菖蒲　乌药各9g

【用法】水煎服，加入食盐少许。

【功用】温肾利湿，分清化湿。

【主治】下焦虚寒之膏淋、白浊。小便频数，混浊不清，白如米泔，凝如膏糊，舌淡苔白，脉沉。

【方义】本方证由下焦虚寒，湿浊不化所致。治当温暖下元，利湿化浊。方中萆薢味苦性平，功专利湿化浊，为治疗白浊、膏淋要药，故为君药。益智仁温肾阳，缩尿止遗，为臣药。乌药温暖下焦，行气止痛，除膀胱冷气，治小便频数；石菖蒲辛利苦温，化浊祛寒除湿，为佐药。加食盐同煎，取其咸可入肾，能引诸药下行，直达病所，为使药。诸药合用，共奏温暖下焦，利温化浊之功效。

第三节　利湿退黄类

本类药物多苦寒，主入肝、胆、脾、胃经，功效以清热利湿退黄为主，主要用于湿热黄疸证。部分药物还可用于湿疮痈肿等证。组方应用时，若热盛火旺者，可配伍清热泻火解毒药；湿重者，可配伍清热燥湿药；若属寒湿偏重者，则须适当配伍温里药同用。

中药

茵陈《神农本草经》

【来源】为菊科植物滨蒿 *Artemisia scoparia* Waldst. et Kit. 或茵陈蒿 *Artemisia capillaries*

Thunb. 的干燥地上部分。生用。

【药性】苦、辛，微寒。归脾、胃、肝、胆经。

【功效】清利湿热，利胆退黄。

【应用】

1. 黄疸　本品功能除湿清热，善清利脾胃肝胆湿热从小便而出，为治黄疸之常用药。治身目发黄，小便短赤之阳黄证，可配伍栀子、大黄；治黄疸湿重于热者，常与茯苓、猪苓等配伍；治脾胃寒湿郁滞，阳气不得宣运之阴黄，可配伍附子、干姜等。

2. 湿温暑湿　本品其气清芬，清利湿热，治疗外感湿温暑湿，身热倦怠，胸闷腹胀，小便不利，常配伍滑石、黄芩、木通等。

3. 湿疮瘙痒　本品苦而微寒，清利湿热之功，可用于治湿热内蕴所致之湿疮瘙痒、隐疹，可单用本品煎汤外洗，或配伍苦参、黄柏、地肤子等。

【用法用量】水煎服，6～15g。外用适量，煎汤熏洗。

【使用注意】蓄血发黄者及血虚萎黄者慎用。

类方　茵陈蒿汤《伤寒论》

【组成】茵陈 18g　栀子 12g　大黄 6g

【用法】水煎服。

【功用】清热利湿退黄。

【主治】湿热黄疸。一身面目俱黄，黄色鲜明，发热，无汗或但头汗出，口渴欲饮，恶心呕吐，腹微满，小便短赤，大便不爽或秘结，舌红苔黄腻，脉沉数或滑数有力。

【方义】本方证由湿热郁滞，不能外越下泄，熏蒸肝胆，浸渍肌肤所致。治当清热利湿，化瘀通滞，导邪外出。方中重用茵陈，苦寒降泄，功专清热利湿退黄，为君药。栀子通利三焦，清热降火，导湿热邪气自小便而出，为臣药。大黄泻热通便，可使热邪经大便而出，为佐药。三药合用，可使二便通利，前后分消，湿热得下，则黄疸自愈。

另外，还有茵陈五苓散，由茵陈与五苓散组成，功用清热利湿退黄。主治湿热黄疸，湿多热少，小便不利等证。茵陈四逆汤由茵陈合四逆汤组成，功用温里助阳，利湿退黄。主治阴黄，黄色晦暗，肤冷恶寒，手足不温，身重神倦，食少纳呆，脉紧细或沉细无力。

中药　金钱草《本草纲目拾遗》

【来源】为报春花科植物过路黄 *Lysimachia christinae* Hance 的干燥全草。生用。

【药性】甘、咸，微寒。归肝、胆、肾、膀胱经。

【功效】利湿退黄，利尿通淋，解毒消肿

【应用】

1. 湿热黄疸　本品长于清肝利胆，除下焦湿热，有清热利湿退黄之功效。治湿热黄疸，多配伍茵陈蒿，栀子、虎杖等；治肝胆结石，可配伍大黄、郁金、鸡内金等。

2. 石淋，热淋　金钱草能利尿通淋，可大剂量单用煎汤代茶饮，或配伍鸡内金、海金沙、滑石等；治热淋，可配伍车前子、萹蓄等；治肝胆结石，多配伍茵陈、大黄、郁金等。

3. 痈肿疔疮，毒蛇咬伤　本品有解毒消肿之功效。治恶疮肿毒、毒蛇咬伤等证，可单用鲜品捣汁内服或捣烂外敷，亦可与蒲公英、野菊花等配伍。

【用法用量】水煎服，15～60g。

虎杖《名医别录》

【来源】为蓼科植物虎杖 *Polygonum cuspidatum* Sieb. et Zucc. 的干燥根茎和根。生用。

【药性】微苦，微寒。归肝、胆、肺经。

【功效】利湿退黄，清热解毒，散瘀止痛，化痰止咳。

【应用】

1. 湿热黄疸，淋浊，带下 本品苦寒，有清热利湿之功，治湿热黄疸，可单用本品煎服，亦可与茵陈、黄柏、栀子配伍；治湿热蕴结膀胱之小便涩痛，淋浊带下等，单用即有效。

2. 水火烫伤，痈肿疮毒，毒蛇咬伤 本品入血分，有凉血清热解毒作用。若水火烫伤而致肤腠灼痛或溃后流黄水者，可单用研末，香油调敷，亦可与地榆、冰片共研末，调油敷患处；治湿毒蕴结肌肤所致的痈肿疮毒，可以虎杖煎汤洗患处；治毒蛇咬伤，可取鲜品捣烂敷患处，亦可煎浓汤内服。

3. 经闭，癥瘕，跌打损伤 虎杖有活血散瘀止痛之功。治经闭、痛经，常与桃仁、延胡索、红花等配用；治癥瘕，可以本品配牛膝合用；治跌打损伤疼痛，可与当归、乳香、没药、三七等配伍。

4. 肺热咳嗽 本品既能苦降泄热，又能化痰止咳，治肺热咳嗽，可单味煎服，也可与川贝母、枇杷叶、杏仁等配伍。

本品还有泻热通便作用，可用于热结便秘。

【用法用量】水煎服，9～30g。外用适量，制成煎液或油膏涂敷。

第十三章　温里类

凡以温里祛寒为主要功效，用以治疗里寒证的药物，称为温里药。以温里药为主组方，具有温里助阳、散寒通脉作用，治疗里寒证的方剂，称为温里剂。属于“八法”中的“温”法。

温里药多味辛而性温热，辛散温通，善走脏腑而能温里祛寒，温经止痛，个别药物还能助阳、回阳，故可用治里寒证，尤以里寒实证为主。

温里药依其归经不同，各药又有不同的具体功效。主入脾胃经者，能温中散寒止痛；主入肺经者，能温肺散寒化饮；主入肝经者，能暖肝散寒止痛；主入肾经者，能温肾散寒，补火助阳；主入心肾两经者，能温阳通脉，回阳救逆。温里药主要用治里寒证，包括虚、实两类病证。实寒证多因寒邪入侵所致；虚寒证多因阳气不足，阴寒内盛所致，其中又有脾阳不足、肾阳不足、心阳不振、心肾阳衰、元阳暴脱等不同，均可选用相应的温里方药治疗。

温里剂多由辛温燥热药组成，故临床运用时应明辨寒证之病位、真假，根据不同证候做适当配伍。外寒内侵，表寒未解者，当配伍辛温解表药；寒凝经脉，气滞血瘀者，须配伍行气活血药；寒湿内阻者，宜配伍芳香化湿或温燥祛湿药；脾肾阳虚者，应配伍温补脾肾药；亡阳气脱者，应配伍大补元气药。

温里药多属辛热燥烈之品，易耗血伤阴，故应用本类方药时，凡热证、阴亏、血少及孕妇应慎用或忌用；同时要注意因人、因时、因地制宜，天气炎热季节或素体火旺者，当减少用量；热伏于里，热深厥深，真热假寒证禁用。

中药

附子《神农本草经》

【来源】为毛茛科植物乌头 *Aconitum carmichaeli* Debx. 的子根的加工品。可分别加工炮制为盐附子、黑附片（黑顺片）、白附片、淡附片、炮附片应用。

【药性】辛、甘，大热；有毒。归心、脾、肾经。

【功效】回阳救逆，助阳补火，散寒止痛。

【应用】

1. 亡阳证　本品能上助心阳，中温脾阳，下补肾阳，为“回阳救逆第一品药”。治久病体虚，阳气衰败，阴寒内盛，或大汗、大吐、大泻所致亡阳证，多配伍干姜、甘草等；治亡阳气脱，可与人参配伍；治四肢厥冷、恶寒倦卧、吐泻腹痛、脉沉迟无力或无脉者，常配伍干姜、肉桂、人参等。

2. 阳虚证　本品辛甘温煦，功能峻补元阳，益火消阴。治肾阳不足，命门火衰所致之阳痿滑精、宫寒不孕、腰膝冷痛、夜尿频多，常与肉桂、山茱萸、熟地黄等配伍；治脾肾阳虚，寒湿内盛所致之脘腹冷痛、大便溏泻，多与人参、白术、干姜等配伍；治脾肾阳虚，水气内停所致之小便不利、肢体水肿，常配伍茯苓、白术等；治心阳衰弱所致之心悸气短、胸痹心痛，常配伍人参、桂枝等；治阳虚兼外感风寒，常配伍麻黄、细辛等。

3. 寒痹证 本品辛散温通，能温经通络，除风散寒，有较强的散寒止痛作用。治风寒湿痹，可配伍桂枝、白术、甘草等。

【用法用量】水煎服，3～15g；本品有毒，宜先煎、久煎，至口尝无麻辣感为度。

【使用注意】孕妇及阴虚阳亢者忌用。反半夏、瓜蒌、贝母、白蔹、白及。生品外用，内服须炮制。若内服过量，或炮制、煎煮方法不当，可引起中毒。

【按语】附子辛热燥烈，走而不守，古代本草著作谓其通行十二经脉，功能峻补元阳，散寒除湿止痛。用治亡阳欲脱证、阳虚诸证，以及诸风寒湿痹。本品既能追复散失之亡阳，又可资助不足之元阳。以其与补益药配伍，可用治一切内伤不足，阳气衰弱类病证。本品性燥烈而有毒，故非阴盛阳衰之病证不宜服用。

类方 四逆汤《伤寒论》

【组成】生附子15g　干姜　炙甘草各6g

【用法】水煎服。

【功用】回阳救逆。

【主治】少阴病，心肾阳衰寒厥证。四肢厥逆，恶寒蜷卧，神衰欲寐，面色苍白，腹痛下利，呕吐不渴，舌苔白滑，脉微细。以及太阳病误汗亡阳者。

【方义】本方证由寒邪深入少阴，或误汗伤阳，肾阳衰微，阴寒内盛所致。治当回阳救逆。方中附子大辛大热，走而不守，为温补先天命门真火之第一要药，功可温肾壮阳，祛寒救逆，用为君药。干姜辛热，守而不走，温阳散寒，助附子破阴回阳，为臣药。炙甘草益气和中，调和诸药，既可解附子之毒性，又可缓姜、附之峻猛，为佐使药。三药合用，温补并用，效专力宏，共奏回阳救逆之功效。

肾气丸《金匮要略》

【组成】干地黄24g　山药　山茱萸各12g　泽泻　茯苓　牡丹皮各9g　桂枝　附子各3g

【用法】蜜丸，每服6g，每日2次，白酒或淡盐汤送下；亦可作汤剂，水煎服。

【功用】补肾助阳，化生肾气。

【主治】肾阳气不足证。腰痛脚软，身半以下常有冷感，少腹拘急，小便不利，或小便反多，入夜尤甚，阳痿早泄，舌淡而胖，脉虚弱，尺部沉细；以及痰饮、水肿、消渴、脚气、转胞等。

【方义】本方证由肾精不足，肾阳虚弱，气化失常所致。治当温补以化生肾气。方中重用干地黄滋阴补肾，为君药。山茱萸、山药补肝肾，益精血；桂枝、附子温肾助阳，升发少火，鼓舞肾气，共为臣药。泽泻、茯苓利水渗湿；牡丹皮清肝泻火，共为佐药。诸药合用，于滋阴之中配以温阳，阴阳并补，旨在补阳。即所谓“阴中求阳”“少火生气”之意，故名之为“肾气丸”。

另外，《重订严氏济生方》以肾气丸加车前子、川牛膝，名“济生肾气丸”。功用温肾化气，利水消肿；主治肾虚水肿，腰膝酸重，小便不利，痰饮喘咳等证。

中药　　干姜《神农本草经》

【来源】为姜科植物姜 *Zingiber officinale* Rosc. 的干燥根茎。生用。

【药性】辛，热。归心、肺、脾、胃、肾经。

【功效】温中散寒，回阳通脉，温肺化饮。

【应用】

1. 寒性腹痛，呕吐，泄泻　本品辛热燥烈，主入脾胃经，功能健运脾阳，温中散寒，为温暖中焦之常用药。治脾胃虚寒，脘腹冷痛，常配伍人参、白术等；治胃寒腹痛，可单用本品研末服用；治胃寒呕吐，可与高良姜配伍；治中寒水泻，常配伍党参、白术、甘草等。

2. 亡阳证　本品性味辛热，功能温阳守中，回阳通脉。治心肾阳虚，阴寒内盛所致之亡阳厥逆，脉微欲绝，常配伍附子相须为用。

3. 寒饮咳喘　本品辛热而入肺经，具温肺散寒化饮之功效。治寒饮喘咳，形寒背冷，痰多清稀，多配伍细辛、五味子、麻黄等。

【用法用量】水煎服，3～10g。

【使用注意】阴虚内热、血热妄行者忌用。

【按语】干姜性味辛热，善除里寒而温脾胃之阳，为温中回阳之要药，又兼温肺化痰之功效，故可广泛用于阴寒内盛、阳衰欲脱、脾胃虚寒、吐利冷痛、寒饮咳喘等证。干姜功似附子，但附子长于温肾阳，回阳救逆；干姜长于温脾阳，能走能守。古人还有“附子无姜不热”之论，临床上二者常相须为用。

类方　　理中丸《伤寒论》

【组成】人参　干姜　白术　炙甘草各9g

【用法】炼蜜为丸，每服9g，每日3次；亦可作汤剂，水煎服。

【功用】温中散寒，补气健脾。

【主治】

1. 脾胃虚寒证：脘腹疼痛，喜温喜按，呕吐便溏，脘痞食少，畏寒肢冷，口淡不渴，舌质淡苔白润，脉沉细或沉迟无力。

2. 阳虚失血证：便血、吐血、衄血或崩漏等，血色暗淡，质清稀，面色皖白，气短神疲，脉沉细或虚大无力。

3. 中阳不足，阴寒上乘之胸痹；脾气虚寒，不能摄津之病后多涎唾；中阳虚损，土不荣木之小儿慢惊等。

【方义】本方证由中焦虚寒，运化失司，升降失常，清浊相干所致。治当益气健脾，温中散寒。方中干姜辛温大热，温中祛寒，为君药。人参甘温补脾益气，培补后天之本，为臣药。白术甘苦性温，健脾燥湿，为佐药。炙甘草益气和中，调和诸药，为使药。全方四味合用，可使寒湿去，阳气复，中虚得补，健运有权，中焦虚寒诸症自可解除。

《太平惠民和剂局方》所载的附子理中丸，即以理中丸加炮附子而成，取大辛大热之附子与干姜配伍，温阳散寒以消阴翳。功用温中祛寒，补气健脾；主治脾胃虚寒较甚或脾肾阳虚证，脘腹疼痛，下利清谷，恶心呕吐，畏寒肢冷，或霍乱吐利转筋。

中药　　肉桂《神农本草经》

【来源】为樟科植物肉桂 *Cinnamomum cassia* Presl 的干燥树皮。生用。

【药性】辛、甘，大热。归心、肝、脾、肾经。

【功效】补火助阳，散寒止痛，温经通脉，引火归元。

【应用】

1. 阳痿，宫冷 本品甘热助阳补火，作用温和持久，为治命门火衰之常用药。治肾阳不足，命门火衰所致之阳痿宫冷、腰膝冷痛、夜尿频多、滑精遗尿等，多与附子、熟地黄、山茱萸等配伍。

2. 心腹冷痛，寒疝作痛 本品功能助阳补虚，散寒止痛。治寒邪内侵或脾胃虚寒所致之脘腹冷痛，常配伍干姜、高良姜、荜茇等；治寒疝腹痛，常配伍吴茱萸、小茴香等。

3. 腰痛，胸痹，阴疽，闭经，痛经 本品辛散温通，能通行气血，散寒止痛。治风寒湿痹，多配伍独活、桑寄生、杜仲等；治胸阳不振，寒邪内侵所致之胸痹心痛，常配伍附子、干姜、花椒等；治阳虚寒凝，血滞痰阻所致之阴疽、流注，常配伍鹿角胶、炮姜、麻黄等；治冲任虚寒，寒凝血滞所致之闭经、痛经，常配伍当归、川芎、小茴香等。

4. 虚阳上浮诸症 本品辛热入肝肾经，能引火归原，收归上浮之虚阳。治元阳亏虚，虚阳上浮所致诸症，可配伍五味子、人参、山茱萸、牡蛎等。

【用法用量】水煎服，1～5g，宜后下或焗服；研末冲服，每次1～2g。

【使用注意】阴虚火旺，里有实热，血热妄行出血及孕妇忌用。畏赤石脂。

【按语】肉桂与附子功效相近，但附子性烈，主用于回阳救逆，作用偏于气分；肉桂性缓，能助汗外出，作用偏于血分。故理血调经诸方，一般用肉桂而不用附子；在补益气血方中少量加入肉桂，有鼓舞气血生长之效；阳气将绝之汗出亡阳虚脱诸证，一般用附子而不用肉桂。

类方

右归饮《景岳全书》

【组成】熟地黄9g 炒山药 枸杞子各6g 山茱萸 炙甘草 肉桂各3g 杜仲 制附子各6g

【用法】水煎服。

【功用】温补肾阳，填精补血。

【主治】肾阳不足证。气怯神疲，腹痛腰酸，手足不温，阳痿遗精，大便溏薄，小便频数，舌淡苔薄，脉来虚细者；或阴盛格阳，真寒假热之证。

【方义】本方为治疗肾阳不足证而设。方中附子、肉桂温补肾阳，引火归原，以消阴翳，共为君药。熟地黄、山茱萸、山药益髓填精，“阴中求阳”，为臣药。枸杞子、杜仲补肝肾，强筋健骨，为佐药。炙甘草益气补脾，调药和中，为佐使药。诸药合力，共成温补肾阳，填精补血之方。

中药

吴茱萸《神农本草经》

【来源】为芸香科植物吴茱萸 *Evodia rutaecarpa* (Juss.) Benth.、石虎 *Evodia rutaecarpa* (Juss.) Benth. var. *officinalis* (Dode) Huang 或疏毛吴茱萸 *Evodia rutaecarpa* (Juss.) Benth. var. *bodinieri* (Dode) Huang 的干燥近成熟果实。生用或制用。

【药性】辛、苦，热；有小毒。归肝、脾、胃、肾经。

【功效】散寒止痛，降逆止呕，助阳止泻。

【应用】

1. 寒凝肝脉诸痛证　本品辛散苦泄，主入肝经，功能温经散寒，疏肝解郁，为治寒凝肝脉诸痛证之常用药。治厥阴头痛，干呕吐涎沫，苔白脉迟，可配伍生姜、人参等；治寒疝腹痛，可配伍川楝子、木香、小茴香等；治冲任虚寒，瘀血痛经，可配伍桂枝、当归、川芎等；治寒湿脚气肿痛，或上冲入腹，可配伍木瓜、苏叶、槟榔等。

2. 胃寒呕吐　本品辛散苦泄，能温中散寒，降逆止呕，制酸止痛。治吐泻腹痛，可配伍干姜、甘草等；治外寒内侵，胃失和降所致之呕吐，可配伍半夏、生姜等；并可与黄连配伍，用治肝郁化火，肝胃不和所致之胁痛口苦、呕吐吞酸。

3. 虚寒泄泻　本品苦燥温热，功能温脾益肾，助阳止泻。治脾肾阳虚，五更泄泻，可配伍肉豆蔻、五味子、补骨脂等。

【用法用量】水煎服，2～5g。外用适量。

【使用注意】不宜重用、久服。阴虚有热者忌用。

类方

温经汤《金匮要略》

【组成】吴茱萸9g　当归　芍药　川芎　人参　桂枝　阿胶　牡丹皮　生姜　甘草　半夏各6g　麦冬9g

【用法】水煎服。

【功用】温经散寒，养血祛瘀。

【主治】冲任虚寒，瘀血阻滞证。漏下不止，淋漓不畅，血色暗而有块，或月经超前或延后，或逾期不止，或一月再行，或经停不至，而见少腹里急，腹满，傍晚发热，手心烦热，唇口干燥，舌质暗红，脉细而涩。亦治妇人宫冷，久不受孕。

【方义】本方证由冲任虚寒，瘀血阻滞，虚热内生所致。治当温经散寒，祛瘀养血。方中吴茱萸温经散寒；桂枝通行血脉，共为君药。当归、川芎、芍药、牡丹皮养血调经，活血祛瘀，共为臣药。阿胶养血滋阴，润燥止血；麦冬清热润燥；人参、甘草益气补虚调中；生姜温里散寒；半夏降气散结，共为佐药。诸药合用，温清消补四法并施，使全方温而不燥，刚柔相济，共成一首温经散寒，祛瘀养血之方剂。

吴茱萸汤《伤寒论》

【组成】吴茱萸　人参各9g　大枣4枚　生姜18g

【用法】水煎服。

【功用】温中补虚，降逆止呕。

【主治】

1. 胃寒呕吐证　食谷欲呕，或兼胃脘疼痛，吞酸嘈杂，舌淡，脉沉弦而迟。

2. 肝寒上逆证　干呕吐涎沫，头痛，巅顶痛甚，舌淡，脉沉弦。

3. 肾寒上逆证　呕吐下利，手足厥冷，烦躁欲死，舌淡，脉沉细。

【方义】本方证由中焦虚寒，浊阴上逆所致。治当温中补虚，降逆止呕。方中吴茱萸辛苦燥热，温暖肝肾，降逆止呕，一药二用而为君药。生姜温中散寒，降逆止呕，人参补益脾气，和中补虚，共为臣药。大枣甘缓和中，调和诸药，为使药。四药合用，共奏温中补虚，抑阴扶阳，降逆止呕之功效。

中药

小茴香《新修本草》

【来源】为伞形科植物茴香 *Foeniculum vulgare* Mill. 的干燥成熟果实。生用或盐水制用。

【药性】辛，温。归肝、肾、脾、胃经。

【功效】散寒止痛，理气和胃。

【应用】

1. 寒疝腹痛，睾丸偏坠胀痛，少腹冷痛，痛经 本品辛温，功能疏肝理气，温肾暖肝，散寒止痛。治寒疝腹痛，可配伍青皮、高良姜、乌药等；治肝气郁滞，睾丸偏坠胀痛，可配伍橘核、山楂等；治肝经受寒所致之少腹冷痛、痛经，常配伍当归、川芎、肉桂等。

2. 中焦虚寒气滞证 本品能温中散寒，理气止痛，和胃止呕。治胃寒气滞所致之脘腹胀痛，常配伍香附、乌药、高良姜等；治脾胃虚寒所致之脘腹胀痛、呕吐、纳差，常配伍白术、生姜、陈皮等。

【用法用量】水煎服，3～6g。外用适量。

【使用注意】阴虚火旺者慎用。

【附药】**八角茴香** 为木兰科植物八角茴香 *Illicium verum* Hook. F. 的成熟果实。又名大茴香。主产于亚热带地区。性味、功效与小茴香相似，但药力较弱，主要用作食物调味品。用法用量与小茴香同。

高良姜《名医别录》

【来源】为姜科植物高良姜 *Alpinia officinarum* Hance 的根茎。生用。

【药性】辛，热。归脾、胃经。

【功效】散寒止痛，温中止呕。

【应用】

1. 胃寒冷痛 本品辛散温通，功能散寒止痛。用治胃寒脘腹冷痛，常配伍炮姜相须为用；治胃寒肝郁，脘腹胀痛，常配伍香附，如良附丸；治卒心腹绞痛、两胁支满、烦闷不可忍者，常配伍厚朴、当归、桂心等。

2. 胃寒呕吐 本品性热，能温中散寒，和胃止呕。治胃寒呕吐，常配伍半夏、生姜等；治虚寒呕吐，可配伍茯苓、白术、党参等。

【用法用量】水煎服，3～6g。研末服，每次3g。

【按语】高良姜味辛性热，长于内攻走里，为温中散寒之常用药。高良姜与干姜相比，前者长于止呕，后者又能止泻，临床上二者常协同为用。

类方

良附丸《良方集腋》

【组成】高良姜 香附各9g

【用法】上药各焙、各研、各贮，用时以米饮汤加入生姜汁一匙，盐一撮为丸。

【功用】行气疏肝，祛寒止痛。

【主治】气滞寒凝证。胃脘疼痛，胸胁胀闷，畏寒喜温，苔白脉弦，以及妇女痛经等。

【方义】本方证由肝郁气滞，胃有寒凝所致。治当行气疏肝，祛寒止痛。方中高良姜大辛大热，功可温中散寒止痛；香附入肝经，功可行气疏肝止痛，两药相配，散寒凝，行气滞，可使气行而寒凝易解，寒散而气滞易行，共奏行气疏肝，祛寒止痛之功效。

中药

花椒《神农本草经》

【来源】为芸香科植物青椒 *Zanthoxylum schinifolium* Sieb. et Zucc. 或花椒 *Zanthoxylum bungeanum* Maxim. 的成熟果皮。生用或炒用。

【药性】辛、温。归脾、胃、肾经。

【功效】温中止痛，杀虫止痒。

【应用】

1. 中寒腹痛，寒湿吐泻　本品辛散温燥，入脾胃经，功能散寒止痛，和胃止呕，燥湿止泻。治外寒内侵所致之胃寒腹痛、呕吐等，可配伍生姜、白豆蔻等；治夏伤湿冷，泄泻不止，可配伍肉豆蔻。

2. 虫积腹痛，湿疹，阴痒　本品功能驱蛔杀虫。治虫积腹痛、手足厥逆、烦闷吐蛔，多配伍乌梅、干姜、黄柏等；用治小儿蛲虫病，肛周瘙痒，可单以本品煎液保留灌肠；治妇人阴痒不止，可配伍蛇床子、藜芦、吴茱萸，水煎熏洗；治湿疹瘙痒，可配伍蛇床子、地肤子、苦参、黄柏等，煎汤外洗。

【用法用量】水煎服，3～6g。外用适量，煎汤熏洗。

类方　　大建中汤《金匮要略》

【组成】花椒6g　干姜12g　人参6g　饴糖30g

【用法】水煎服，饴糖冲服。

【功用】温中补虚，缓急止痛。

【主治】中阳虚衰，阴寒内盛之脘腹疼痛。心胸中大寒痛，呕不能食，腹中寒，上冲皮起出见有头足，上下痛而不可触近，舌苔白滑，脉细沉紧，甚则肢厥脉伏。

【方义】本方证由中阳衰微，阴寒内盛所致。治当温中补虚，降逆止痛。方中花椒功能温脾暖胃，助命门相火，散寒除湿，下气散结，用为君药。干姜温中散寒，止呕止痛，为臣药。人参、饴糖益气补中，共为佐使药。诸药合用，共奏温中散寒，缓急止痛之功效，使阳气复盛，阴寒消散，则诸症自愈。

中药　　丁香《雷公炮炙论》

【来源】为桃金娘科植物丁香 *Eugenia caryophyllata* Thunb. 的干燥花蕾。生用。

【药性】辛，温。归肺、脾、胃、肾经。

【功效】温中降逆，补肾助阳。

【应用】

1. 胃寒呕吐、呃逆　本品辛温芳香，长于暖脾和胃，行气降逆，有温中散寒，降逆止呕，止呃之功效。治虚寒呕逆，可配伍党参、生姜、柿蒂等；治脾胃虚寒之呕吐、泄泻、纳呆，可配伍白术、砂仁等；治妊娠恶阻，常配伍人参、藿香等。

2. 脘腹冷痛　本品温中散寒止痛，治胃寒脘腹冷痛，可配伍延胡索、五灵脂、陈皮等。

3. 阳痿，宫冷　本品有温肾助阳起痿之功，常配伍附子、肉桂、淫羊藿等。

【用法用量】水煎服，1～3g。外用适量。

【使用注意】热证及阴虚内热者忌用。畏郁金。

【按语】丁香辛温气香，温中止痛助阳，尤善降逆止呕，为治胃寒腹痛、虚寒呕逆及阳痿宫冷的要药。本品有公丁香、母丁香之分，公丁香为其花蕾，气香力足；母丁香为其果实，气味稍淡，临床用药多以公丁香为主。

第十四章 理气类

凡以疏理气机为主要作用，治疗气机不畅之气滞或气逆证的药物，称为理气药。以理气药为主组方，具有行气或降气作用，治疗气滞或气逆证的方剂，称为理气剂。

理气药性味多属辛香苦温，主归肺、脾、胃、肝经。因其辛香行散，味苦能泄，温能通行，故有疏理气机的作用。本类中药及其方剂主要适用于气机不畅所致的气滞、气逆等证。气机不畅多与肺、肝、脾胃等脏腑有关，肺主一身之气，肝主疏泄，调畅气机，脾胃为气机升降之枢纽。若饮食不节、忧思郁怒、寒温失调、痰湿瘀血等，均可影响脏腑功能，导致肺失宣降，肝失疏泄，脾胃升降失司。理气类中药方剂具有行气消胀、理脾和胃、疏肝解郁、降逆平喘等作用，部分还可燥湿化痰，破气散结，降逆止呕。

应用理气药组方，根据气滞、气逆病证的不同，分为行气剂、降气剂两类。一般而言，气滞多以肝气郁结与脾胃气滞为主，常见满、胀、痛、痞等症状；气逆多以胃气上逆和肺气上逆为主，常见呕、恶、喘、逆等症状。因此，气滞不行者，当视其肝气郁滞或脾胃气滞之不同，分别选用疏肝理气或理脾和胃药为主组方；气机上逆者，当视其肺气上逆或胃气上逆之不同，分别选用降气平喘或降逆止呕药为主组方。同时，也须根据食积、湿阻、气虚、血瘀、寒热等病因不同，进行相应的配伍。

本类药物性多辛温香燥，易耗气伤阴，阴亏气虚及孕妇慎用；理气药多含挥发油成分，入汤剂一般不宜久煎，以免影响疗效。

中药

橘皮《神农本草经》

【来源】为芸香科常绿小乔木植物橘 *Citrus reticulata* Blanco 及其栽培变种的成熟果皮。以陈久者为佳，故又称“陈皮”。晒干或低温干燥，切丝生用。

【药性】苦、辛，温。归肺、脾经。

【功效】理气健脾，燥湿化痰。

【应用】

1. 脾胃气滞证 本品辛温行散，苦燥祛湿，为理气健脾之佳品。用治脾胃气滞，脘腹胀痛，呕恶纳呆等，常与枳壳、木香配伍；治寒湿中阻，脾气壅滞证，常配伍苍术、厚朴；食积气滞之脘腹胀痛者，可配山楂、神曲等药；治脾虚气滞，腹痛喜按、食后腹胀、纳呆便溏，常配伍党参、白术、茯苓等；治肝气乘脾之腹痛泄泻，可配伍白术、白芍、防风。

2. 痰湿壅滞证 本品燥湿化痰，理气行滞。治痰湿壅滞，肺失宣降之胸膈满闷、咳嗽气促、痰多色白，多配伍半夏、茯苓等；治寒痰咳嗽，痰多清稀，可配伍干姜、细辛、五味子等。

3. 胃气上逆证　本品苦降，为治疗呕吐、呃逆之佳品。属寒者，可单用研末，也可配伍生姜；因热者，可配竹茹、栀子等；若虚实错杂有热者，可配人参、竹茹、大枣等。

4. 痰气交阻之胸痹　本品辛行温通，能行气通痹止痛，治痰气交阻之胸痹，可配伍枳实、生姜等。

【用法用量】水煎服，3～10g。

【附药】

1. 橘核　为芸香科植物橘 *Citrus reticulata*Blanco 及其栽培变种的干燥成熟种子。性味苦平，专入肝、肾经。长于行气散结止痛。用于治疗疝气、睾丸肿痛、乳痈乳癖等。水煎服，3～9g。

2. 橘络　为橘的中果皮及内果皮之间的纤维束群。性味甘苦平，归肝、肺经。功能行气通络、化痰止咳。用于痰滞经络之胸胁作痛、咳嗽痰多。水煎服，3～5g。

3. 橘叶　为橘树之叶。性味辛苦平，归肝经。功能疏肝行气，散结消肿。用于胁肋作痛、乳痈、乳房结块等。水煎服，6～10g，鲜品 60～120g。

4. 橘红　为橘的干燥外层果皮。性味辛苦温，功效与陈皮相同，唯功偏温燥，长于燥湿祛痰。用治肺寒咳嗽、喉痒痰多之证。水煎服，3～9g。

5. 化橘红　为芸香科植物化州柚 *Citrus grandis*（L.）Osbeck var. tomentosa Hort.（Citrus *grandis*'Tomentosa'）*Citrus Grandis*（L.）Osbeck 的未成熟或接近成熟的外层果皮。性味辛苦温。归肺、脾经。功能理气宽中，燥湿化痰。用于咳嗽痰多，食积伤酒，呕恶痞闷等。水煎服，3～6g。

青皮《本草图经》

【来源】为芸香科植物橘 *Citrus reticulata* Blanco 及其栽培变种的干燥幼果或未成熟果实的果皮。晒干，生用或醋制用。

【药性】苦、辛，温。归肝、胆、胃经。

【功效】疏肝破气，消积化滞。

【应用】

1. 肝气郁结诸证　本品辛散温通，苦泄下行。善治乳癖、乳房结块，可单用煎汤，或配伍柴胡、浙贝母、橘叶等；治疗乳痈肿痛，可配瓜蒌、蒲公英、漏芦等；治寒疝疼痛，则配伍橘核、乌药、小茴香等；治气滞血瘀，癥瘕积聚，多配伍三棱、莪术、丹参等。

2. 食积气滞证　本品辛行苦降，既能消积，又能行气止痛。食积气滞，脘腹胀痛，常配伍山楂、神曲、麦芽、草豆蔻等；如气滞脘腹疼痛者，可与大腹皮同用；若气滞较甚，三焦气胀者，可配枳壳、大腹皮。

【用法用量】水煎服，3～10g。醋炒止痛力增强。

【使用注意】气虚者慎用。

【按语】青皮与陈皮，本是一物，因老嫩不同，而功效各异。陈皮为已成熟者，味辛微苦而偏升浮，行气力缓而不破气，主理脾肺气分，兼能燥湿化痰，尤长于理气健脾，凡脾肺气滞之痰阻湿停、胸满呕逆等，均为常用药物。青皮系未成熟者，苦辛性烈而沉降，行气力峻以破气见长，偏疏肝胆气分，兼能消积化滞，尤长于疏肝破气，主治肝气郁结之胁痛乳核、食积痰核，甚则癥瘕积聚等证。若肝脾同病或肝胃不和者，二药又常相须为用。

枳实《神农本草经》

【来源】为芸香科植物酸橙 *Citrus aurantium* L. 或其栽培变种或甜橙 *Citrus sinensis Osbeck* 的干燥幼果。生用或麸炒用。

【药性】苦、辛、酸，微寒。归脾、胃经。

【功效】破气消积，化痰散痞。

【应用】

1. 脘腹积滞，痞满胀痛 枳实有破气消积，除痞导滞的作用。治食积不化之脘腹痞满胀痛、嗳腐气臭，宜配伍山楂、神曲、麦芽；治热结便秘，腹痞胀痛，可配伍厚朴、大黄、芒硝；治脾虚食积，食后腹胀，可配伍白术；治湿热积滞之脘痞腹痛、泻痢后重，可配伍大黄、黄芩、黄连等。

2. 痰浊阻滞，胸脘痞满 本品能行气化痰除痞。治胸阳不振，痰阻胸痹，多与薤白、桂枝、瓜蒌配伍；治痰热结胸，可配伍黄连、瓜蒌、半夏；治心下痞满，食欲不振，可与半夏曲、厚朴等同用。

此外，本品单用可治胃扩张、胃下垂、子宫脱垂、脱肛等脏器下垂，或配伍黄芪、白术等补中益气药。

【用法用量】水煎服，3～10g，大剂量可用至30g。炒后性较平和。

【使用注意】脾胃虚弱及孕妇慎用。

【附药】**枳壳** 枳壳为芸香科植物酸橙 *Citrus aurantium* L. 及其栽培变种的干燥未成熟果实。生用或麸炒用。长于理气宽中，行滞消胀。临床主要用治胸胁气滞，胀满疼痛，食积不化，痰饮内停，脏器下垂等证。水煎服，3～10g，孕妇慎用。

【按语】枳实与枳壳均有苦降下行之功，然枳实性烈，破气下行之力强；枳壳性缓，开胸宽肠之力强。故消积除痞，导滞通便多用枳实；理气宽中，消胀除满多用枳壳。

类方

枳实导滞丸《内外伤辨惑论》

【组成】枳实　大黄　炒六曲各9g　茯苓　黄芩　黄连　白术　泽泻各6g

【用法】共为细末，六曲糊为丸。每服6～9g，日2～3次，白开水送下。

【功效】消食导滞，清热祛湿。

【主治】湿热食积证。脘腹胀痛，大便秘结，或下痢泄泻，小便短赤，舌苔黄腻，脉沉实。

【方解】本方证由饮食积滞内停，生湿蕴热；或素有湿热，又与食积互结于肠胃所致。治当消食导滞，清热祛湿。方中大黄苦寒泻下，攻积泻热，使积滞、湿热自大便而下，为君药。枳实行气导滞，消积除满；神曲消食和胃，二者助大黄消积导滞，共为臣药。黄芩、黄连清热燥湿而止痢；茯苓、泽泻利水渗湿而止泻；白术燥湿健脾，共为佐药。诸药合用，消下与清利并用，以攻下湿热积滞为主，兼顾正气，共成消食导滞，清热祛湿之剂。

枳实消痞丸（失笑丸）《兰室秘藏》

【组成】枳实15g　厚朴12g　黄连15g　半夏曲　人参各9g　麦芽曲　白术　茯苓　干姜　炙甘草各6g

【用法】共为细末，六曲糊为丸。每日服9g，白开水送下。

【功效】行气消痞，健脾和胃。

【主治】脾虚气滞，寒热互结证。心下痞满，不欲饮食，倦怠乏力，舌苔腻而微黄，脉弦。

【方解】本方证由脾胃虚弱，升降失司，寒热互结，气壅湿滞所致。治以行气清热为主，健脾和胃为辅，温中散结为佐。方由枳术汤、半夏泻心汤、四君子汤三方加减而成。方中枳实重用，行气消痞为君。厚朴下气除满，与枳实相须以增强行气消痞之力；重用黄连清热燥湿，二药共为臣药。佐以半夏散结和胃；干姜温中祛寒；麦芽消食和胃；人参、白术、茯苓、炙甘草补中健脾；炙甘草兼以调和药味，为佐使。全方诸药合用，消补兼施而消大于补，寒热并用而寒大于温，共奏行气消痞，健脾和胃之功。

中药　　木香《神农本草经》

【来源】为菊科植物木香 *Aucklandia lappa* Decen. 的干燥根。生用或煨用。

【药性】辛、苦，温。归脾、胃、大肠、三焦、胆经。

【功效】行气止痛，健脾消食。

【应用】

1. 脾胃气滞证　本品辛苦温通，芳香气燥，善行脾胃滞气，为行气止痛要药。治脾胃气滞，脘腹胀痛，可单用本品磨汁，或配伍砂仁、藿香等；治食滞中焦，脘痞腹痛，可与陈皮、半夏、枳实等同用；治寒凝中焦，食积气滞，可与干姜、枳实、白术同用；治脾虚腹胀，食少便溏，可配伍党参、白术等。

2. 肝胆气滞证　本品既可行气健脾，又能疏肝止痛。治肝胆湿热，气机郁滞之脘腹胀痛、胁肋疼痛或黄疸、口苦苔黄等，常配伍郁金、茵陈蒿、大黄；治寒疝腹痛及睾丸偏坠疼痛，常配伍川楝子、小茴香等。

3. 泻痢后重　本品辛行苦降，善行大肠之滞气，为治湿热泻痢，里急后重之要药。治湿热泻痢，里急后重，常与黄连配伍；治饮食积滞，脘腹胀满，泻而不爽，可与槟榔、青皮、大黄等同用。

【用法用量】水煎服，3～6g。生用行气力强，煨用行气力缓而能止泻。

类方　　木香槟榔丸《儒门事亲》

【组成】木香　槟榔　青皮　陈皮　莪术　黄连各3g　黄柏　大黄各6g　制香附　牵牛子各10g

【用法】上为细末，水丸。每服6g，食后生姜汤下。

【功效】行气导滞，攻积泄热。

【主治】痢疾，食积。脘腹痞满胀痛，或赤白痢疾，里急后重，或大便秘结，舌苔黄腻，脉沉实。

【方解】本方证由湿热积滞内蕴中焦所致。治以行气导滞，攻积泄热。方中木香、槟榔消痞满胀痛，除里急后重，共为君药。牵牛子、大黄通便泻热，荡涤积滞，引邪下行，为臣药。香附、莪术疏肝行气；青皮、陈皮理气宽中；黄连、黄柏清热燥湿而止泻痢，用为佐药。全方集大队行气药于一方，行气与攻下、清热并用，共奏行气导滞，攻积泄热之功。

中药　　香附《名医别录》

【来源】为莎草科植物莎草 *Cyperus rotundus* L. 的干燥根茎。碾碎，生用或醋制用。

【药性】辛、微苦、微甘，平。归肝、脾、三焦经。

【功效】疏肝解郁，理气宽中，调经止痛。

【应用】

1. 肝郁气滞诸痛证 本品为疏肝解郁，行气止痛之要药。治肝气郁结之胁肋胀痛，常配伍柴胡、白芍、川芎、枳壳等；治寒凝气滞，肝气犯胃之脘腹胀痛，可配伍高良姜；治寒疝腹痛，可配伍乌药、小茴香、吴茱萸等。

2. 肝气郁结之月经不调、痛经、乳房胀痛 香附长于调经止痛。治月经不调、痛经，可单用，或配伍当归、柴胡、川芎等；治乳房结块、经前胀痛，可配伍橘核、青皮、柴胡、瓜蒌皮等。

3. 用于脾胃气滞证 本品有行气宽中之功。治疗脘腹胀痛，胸膈噎塞，嗳气吞酸，纳呆，可配伍砂仁、甘草；外感风寒兼脾胃气滞者，可与苏叶、陈皮同用；治气、血、痰、火、湿、食六郁所致的胸膈痞满，脘腹胀痛，呕吐吞酸，饮食不化等，可与川芎、苍术、栀子等同用。

【用法用量】水煎服，6～10g。醋制可增强止痛作用。

【按语】本品辛甘微苦，气味芳香，药性平和而无寒热之偏，为理气良药。尤善入肝经，长于疏肝解郁，理气止痛。凡肝气郁滞之胸胁脘腹胀痛、妇女月经不调、痛经、经闭以及胎产诸证，均可用之。

类方 越鞠丸《丹溪心法》

【组成】香附 苍术 川芎 栀子 神曲各9g

【用法】上为细末，水丸。每服6g，温开水送下。

【功效】行气解郁。

【主治】六郁证。胸膈痞闷，脘腹胀痛，嗳腐吞酸，恶心呕吐，饮食不消。

【方解】本方证是由气郁而致血、痰、火、湿、食之六郁。治疗重在行气解郁，使气行则血行，气行则痰、火、湿、食诸郁自解。方以香附为君，行气解郁以治气郁。川芎行气活血以解血郁；苍术燥湿运脾以解湿郁；栀子清热泻火以解火郁；神曲消食和胃以解食郁。全方贵在治病求本，行气、活血、除湿、清热、消食诸法并举，重在调理气机。至于痰郁一证，或因气滞湿聚而生，或因饮食积滞而致，或因火邪炼液而成，今五郁得解，则痰郁亦随之自消。

中药 乌药《本草拾遗》

【来源】为樟科植物乌药 *Lindera aggregata*（Sims）Kosterm. 的干燥块根。晒干，生用或麸炒用。

【药性】辛，温。归肺、脾、肾、膀胱经。

【功效】行气止痛，温肾散寒。

【应用】

1. 寒凝气滞证 本品行气散寒止痛，善治寒凝气滞之胸腹诸痛。治中寒气滞，腹部冷痛，常配伍沉香、生姜等；治胸腹胁肋闷痛，常配伍薤白、瓜蒌皮、元胡等；治寒疝腹痛，多配伍小茴香、高良姜等；治寒凝气滞痛经，常配伍木香、香附、当归等；治寒郁气滞，气逆喘急者，可与麻黄、沉香、小茴香等同用。

2. 下元虚冷之尿频、遗尿 本品温肾散寒，缩尿止遗。治下元虚冷、小便频数或遗尿，单用即有效，也可配伍益智仁、山药。

【用法用量】水煎服，6～10g。

【按语】香附、木香、乌药均为辛香理气止痛的常用药，但各有专长。香附芳香性平，长于疏肝解郁，调经止痛，多用于肝气郁滞之胁肋胀痛、月经不调等证；木香辛香温燥，善调肠胃气滞，且可健脾消食，对食积气滞之脘腹胀痛、便秘或泻痢后重等证功效显著，煨木香又可止泻；乌药辛香温通，上开脾肺，下达膀胱，善温肾散寒，可治气滞寒凝之胸腹诸痛和膀胱冷气之小便频数等证。

类方　　天台乌药散《圣济总录》

【组成】乌药　木香　小茴香　青皮　高良姜各15g　槟榔各9g　川楝子15g　巴豆各12g

【用法】先将巴豆微打破，同川楝子用麸炒黑，去巴豆及麸皮不用，合余药共研为末，和匀，每服3g。

【功效】行气疏肝，散寒止痛。

【主治】寒凝气滞证。小肠疝气，少腹引控睾丸而痛，偏坠肿胀，或少腹疼痛，舌淡苔白、脉沉弦。亦治妇女痛经、瘕聚。

【方义】本方证为寒凝肝脉，气机阻滞所致。治当行气疏肝，散寒止痛。方中乌药味辛性温，行气疏肝，散寒止痛，为君药。木香行气止痛，青皮疏肝理气，小茴香暖肝散寒，高良姜散寒止痛，合用可加强君药的散寒止痛作用，共为臣药。槟榔下气导滞，取苦寒之川楝子与巴豆同炒，去巴豆而用川楝子，既可增强川楝子行气散结之功，又可制其苦寒之性，共为佐使药。全方合用，共奏行气疏肝、散寒止痛之功，体现了“治疝必先治气”之法，为寒疝腹痛常用方。

中药　　沉香《名医别录》

【来源】为瑞香科植物白木香 *Aquilaria sinensis*（Lour.）Gilg. 含有树脂的木材。锉末或磨粉，生用。

【药性】辛、苦，微温。归脾、胃、肾经。

【功效】行气止痛，温中止呕，纳气平喘。

【应用】

1. 气滞寒凝，胸腹胀痛　本品善散胸腹阴寒，长于行气止痛。治寒凝气滞，胸腹胀痛，常配伍乌药、木香、槟榔等；治脾胃虚寒之脘腹冷痛，常与肉桂、干姜、附子等同用。

2. 胃寒呕逆　本品温通祛寒，质重沉降，有温中降逆止呕之功。治寒邪犯胃，呕吐清水，可配伍陈皮、荜澄茄等；治胃寒久呃，常配伍柿蒂、白豆蔻、紫苏叶等。

3. 肾虚喘逆　本品既降逆气，又纳肾气，有温肾纳气，降逆平喘的作用。治下元虚冷，肾不纳气之虚喘，常配伍肉桂、附子、补骨脂等；治上盛下虚之痰饮咳喘，可与苏子、半夏、厚朴、陈皮、前胡等配伍。

【用法用量】水煎服，1～5g，宜后下。或磨汁冲服，亦可入丸、散剂。

【使用注意】气虚下陷、阴虚火旺者忌用。

类方　　四磨汤《济生方》

【组成】人参6g　槟榔9g　沉香6g　乌药6g

【用法】水煎服。

【功效】行气降逆，宽胸散结。

【主治】肝气郁结证。胸膈胀闷，上气喘急，心下痞满，不思饮食，苔白，脉弦。

【方义】本方证为七情所伤，肝气郁结所致。治宜降逆行气，宽胸散结。方中乌药辛温香窜，善于疏通气机，既可疏肝气郁滞，又可行脾胃气滞，为君药。沉香下气降逆，为臣药。佐以槟榔破气导滞，下气降逆而除胀满；然辛散太过最易戕耗正气，故又佐人参益气扶正，使开郁行气而不伤正气。四药配伍，可使逆上之气平复，郁滞之气畅行，共奏降逆行气，宽胸散结之效。

中药

檀香《名医别录》

【来源】为檀香科植物檀香 *Santalum album* L. 树干的干燥心材。生用。

【药性】辛，温。归心、肺、脾、胃经。

【功效】行气温中，开胃止痛。

【应用】寒凝气滞之胃脘冷痛、呕吐食少等证。檀香辛散温通，气味芳香，有理气调中，散寒止痛作用，并善利膈宽胸，又能芳香醒脾。治疗寒凝气滞，胸膈不舒，可配伍豆蔻、砂仁、丁香等；治疗寒凝气滞之胸痹心痛，可配伍荜茇、延胡索、高良姜等；治胃脘冷痛，呕吐食少，可单味研末，干姜汤泡服，或配伍沉香、豆蔻、砂仁等。

【用法用量】水煎服，2~5g。或入丸、散。

川楝子《神农本草经》

【来源】为楝科植物川楝树 *Melia toosendan* Sieb. et Zucc. 的干燥成熟果实。捣破，生用或麸炒用。

【药性】苦，寒；有小毒。归肝、胃、小肠、膀胱经。

【功效】疏肝泄热，行气止痛，杀虫。

【应用】

1. 肝郁化火，胁肋胀痛之证 本品苦寒降泄，行气止痛，为疏肝泄热止痛要药。治疗肝胃不和或肝郁化火所致之胸胁、脘腹疼痛，以及疝气疼痛，常与延胡索配伍；治疝痛属肝经有热者，常配伍柴胡、白芍、枳实等；若属寒疝疼痛者，可用炒川楝子，并配伍小茴香、吴茱萸、木香等。

2. 虫积腹痛 本品能杀虫行气止痛。治蛔虫腹痛，常配伍槟榔、使君子等。

此外，以川楝子焙黄研末，制软膏涂敷，可用治头癣、秃疮。

【用法用量】水煎服，5~10g。外用适量，研末调涂。炒用寒性降低。

【使用注意】脾胃虚寒者不宜用，亦不宜过量或持续服用。

类方

金铃子散《太平圣惠方》录自《袖珍方》

【组成】金铃子　延胡索各 9g

【用法】为末，每服 6~9g，酒或开水冲服。

【功效】疏肝泄热，活血止痛。

【主治】肝郁化火证。胸腹、胁肋、脘腹诸痛，或痛经，疝气痛，时发时止，口苦，舌红苔黄，脉弦数。

【方义】本方证为肝气郁结，气滞血瘀所致。治宜疏肝泄热，活血止痛。方中金铃子疏肝行气，清泄肝火而止痛，用为君药。延胡索行气活血，擅长止痛，为臣佐药。两药合用，疏清兼能，气血并调，药简效专，为治疗肝郁化火、气滞血瘀诸痛的良方。

中药

荔枝核《本草衍义》

【来源】为无患子科植物荔枝树 *Litchi chinensis* Sonn. 的干燥成熟种子。晒干，捣碎生用或盐水炒用。

【药性】甘、微苦，温。归肝、胃经。

【功效】行气散结，祛寒止痛。

【应用】

1. 疝气疼痛，睾丸肿痛　本品有理气止痛，祛寒散结作用。治寒凝气滞之疝气疼痛，常配伍小茴香、橘核、川楝子等；治睾丸肿痛属湿热者，可与龙胆草、川楝子、黄柏等同用。

2. 胃脘久痛、痛经及产后腹痛　本品入肝胃经，长于疏肝和胃，理气止痛。治肝气郁结，肝胃不和之胃脘胀痛，可配伍木香研末服；治肝郁气滞血瘀之痛经及产后腹痛，可与香附同用。

【用法用量】水煎服，5～10g。

佛手《滇南本草》

【来源】为芸香科植物佛手 *Citrus medica* L. Var. *sarcodactylis* Swingle 的干燥果实。切薄片晒干，生用。

【药性】辛、苦、酸，温。归肝、脾、胃、肺经。

【功效】疏肝理气，和胃止痛，燥湿化痰。

【应用】

1. 肝郁气滞证　本品辛行苦泄，善疏肝解郁，行气止痛。治肝郁气滞或肝胃不和之胸胁满闷、脘腹胀痛，常配伍柴胡、香附、郁金等。

2. 脾胃气滞证　本品辛香走散，能醒脾快膈，行气导滞。治脾胃气滞，腹胀呕恶，可与砂仁、白豆蔻、半夏等配伍。

3. 痰湿壅肺证　本品辛开苦降，气味清香，可入肺经而燥湿化痰。治久咳痰多、胸膺作痛之证，可单用，或配伍半夏、丝瓜络、瓜蒌皮、陈皮等。唯其燥湿化痰作用稍弱，故多作辅佐之用。

【用法用量】水煎服，3～10g。

香橼《本草拾遗》

【来源】为芸香科植物枸橼 *Citrus medica* L. 或香圆 *Citrus. wilsonii* Tanaka 的干燥成熟果实。晒干，生用。

【药性】辛、苦、酸，温。归肺、肝、脾经。

【功效】疏肝理气，宽中化痰。

【应用】

1. 肝脾气滞证　本品芳香气清，辛开苦降，既可疏肝解郁，又理脾和胃。用治肝气郁结之胁肋胀痛，可配伍柴胡、郁金、香附、佛手等；治脾胃气滞，腹胀呕恶，可配伍木香、砂仁、藿香等。

2. 湿痰壅滞证 本品辛行苦降，有宽胸化痰之功。治咳嗽痰多，胸膈不利，常配伍半夏、茯苓、生姜等。

【用法用量】水煎服，3~10g。

【按语】本品行气止痛作用与佛手相似而较逊，燥湿化痰之功与橘皮相似而不燥，是一味性平力和的理气之品。

玫瑰花《食物本草》

【来源】为蔷薇科灌木植物玫瑰 *Rosa rugosa* Thunb. 的干燥花蕾。生用。

【药性】甘、微苦，温。归肝、脾经。

【功效】行气解郁，和血，止痛。

【应用】

1. 肝胃不和证 本品甘温气香，专入肝胃经，长于芳香疏散。用治肝胃不和所致的胸胁脘腹胀痛、呕恶食少、嗳气频作等，可单用代茶饮，亦可与香附、佛手、砂仁、郁金等配伍。

2. 气滞血瘀证 本品既入气分，又入血分，长于疏肝解郁，调经止痛。治肝郁气滞、月经不调、经前乳房胀痛等证，可单用熬膏服，或配伍当归、柴胡、川芎、白芍、丹参等。还可用治跌打损伤，瘀肿疼痛，常配伍桃仁、红花、赤芍、川芎等。

【用法用量】水煎服，3~6g。

薤白《神农本草经》

【来源】为百合科植物小根蒜 *Allium macrostemon* Bge. 和薤 *Allium chinense* G. Don. 的干燥鳞茎。晒干，生用。

【药性】辛、苦，温。归心、肺、胃、大肠经。

【功效】通阳散结，行气导滞。

【应用】

1. 胸痹 本品辛散苦降，温通滑利，善通阳导滞，行气散结。治寒痰阻滞，胸阳不振所致之胸痹证，常配伍瓜蒌、半夏、枳实等；治痰瘀互结之胸痹，可配伍丹参、川芎、瓜蒌等。

2. 气滞泻痢 本品有行气导滞作用。治肠胃气滞，腹胀腹泻，常配伍柴胡、白芍、枳实；治胃寒气滞，脘腹痞满胀痛，可与高良姜、砂仁、木香等同用；治湿热壅滞肠胃，泻痢后重，可单用本品或配伍黄柏、秦皮、木香、枳实等。

【用法用量】水煎服，5~10g。

【使用注意】气虚无滞者及胃弱纳呆、不耐蒜味者不宜用。

【按语】本品辛散苦降，温通滑利，善于通阳散结，行气导滞。上可宣通胸阳，散阴寒之痰结，为治胸痹要药；下可行气导滞，通大肠之壅滞，又治泻痢后重。现代临床常用治动脉粥样硬化、心肌缺血等。

大腹皮《开宝本草》

【来源】为棕榈科植物槟榔 *Areca catechu* L. 的干燥果皮。生用。

【药性】辛，微温。归脾、胃、大肠、小肠经。

【功效】行气宽中，行水消肿。

【应用】

1. 胃肠气滞证　本品辛散温通，性善下行，长于宽中利气。治食积气滞之脘腹痞胀、大便秘结或泻而不爽，常配伍山楂、麦芽、枳壳等；治湿阻气滞之腹胀纳呆、大便不爽，可以大腹皮祛湿畅中，常配伍藿香、厚朴、茯苓等。

2. 水肿，脚气肿痛　本品行气利水而消肿。治脾失运化之周身浮肿、脘腹胀满，常配伍桑白皮、茯苓皮等；治脚气肿满、小便不利，可配伍木瓜、槟榔、苏叶、桑白皮等。

【用法用量】水煎服，5~10g；或入丸、散。外用适量。

甘松《本草拾遗》

【来源】为败酱科植物甘松 *Nardostachys jatamansi* DC. 的干燥根及根茎。切段，生用。

【药性】辛、甘，温。归脾、胃经。

【功效】理气止痛，开郁醒脾；外用祛湿消肿。

【应用】

1. 中焦脾胃气滞　本品辛温气香，善散寒行气止痛。用治脾胃寒凝气滞之脘腹胀痛，可与粳米煮粥为食，也常配伍木香、砂仁、厚朴等；治思虑伤脾，气机郁滞之腹胀纳呆、倦怠气短，常配伍柴胡、香附、白豆蔻、郁金等。

2. 脚气肿痛，牙痛　本品外用有祛湿消肿之功。治湿脚气，可配荷叶、藁本煎汤外洗；单用泡汤漱口，可治牙痛。

【用法用量】水煎服，3~6g。外用适量，泡汤漱口或煎汤洗脚或研末敷患处。

柿蒂《本草拾遗》

【来源】为柿树科植物柿树 *Diospyros kaki* Thunb. 的干燥宿萼。晒干，生用。

【药性】苦、涩，平。归胃经。

【功效】降气止呃。

【应用】**呃逆**　本品味苦，善降胃气，为止呃要药。因其性平和，可用于多种病因所致的呃逆证。治胃寒呃逆，可与丁香、生姜等同用；治胃热呃逆，可与黄连、竹茹等同用；治痰浊内阻之呃逆，可与半夏、陈皮、厚朴等同用；治命门火衰，元气暴脱，上逆作呃，则须配伍附子、人参、丁香等。

【用法用量】水煎服，5~10g。

类方

丁香柿蒂汤《症因脉治》

【组成】丁香6g　柿蒂9g　人参3g　生姜6g

【用法】水煎服。

【功效】降逆止呃，温中益气。

【主治】胃气虚寒之呃逆。呃逆不已，胸脘痞闷，舌淡苔白，脉沉迟。

【方义】本方证为胃气虚寒，胃失和降，气机上逆所致。治宜降逆止呃，温中益气。方中丁香辛温芳香，温中散寒，降逆止呃，用为君药。柿蒂善降胃气，生姜为呕家圣药，二药相伍，温胃降逆之功尤著，共为臣药。因其胃虚，更配人参甘温益气，补虚养胃为佐。四药配伍，降逆不伤胃，益气不壅逆，共奏降逆止呃，温中益气之功。

第十五章 消食类

凡以消化食积为主要功效，治疗饮食积滞证的药物，称为消食药；以消食药为主组方，具有消食健脾或化积导滞的作用，治疗食积停滞的方剂，称为消食剂。属“八法”中的“消法”。

消食药多味甘性平，归脾、胃经，具有消化食积、健脾和胃功效，部分消食药兼有行气、活血等功效。主要用治饮食积滞之脘腹胀满、嗳腐吞酸、恶心呕吐、不思饮食、大便失常，以及脾胃虚弱的消化不良。

消食剂以其适应证的不同，可分为消食化滞、健脾消食两类。消食药常根据饮食积滞病因、病证的不同进行相应配伍。食积气滞者，当配理气药以行气消积；脾虚不运者，须配健脾益气之药以消补并用；食积化热者，可配苦寒清热或轻下之药。

消食类与泻下类方药，均能消除体内有形之实邪。消食类多为渐消缓散，适用于病势较缓的食积证；泻下类为攻逐速下，适用于病势较急、积滞较重的食积证。消食方药虽作用缓和，但总属攻伐之品，有耗伤正气之弊，故不宜久服，纯虚无实者禁用。

中药

山楂《本草经集注》

【来源】为蔷薇科植物山里红 *Crataegus pinnatifida* Bge. var. *major* N. E. Br. 或山楂 *Crataegus pinnatifida* Bge. 的干燥成熟果实。秋季果实成熟时采收，切片，干燥。

【药性】酸、甘，微温。归脾、胃、肝经。

【功效】消食健胃，行气散瘀，化浊降脂。

【应用】

1. 饮食积滞证 本品味酸而甘，有消食化积、行气开胃之功，能消一切饮食积滞，胃脘胀满，尤善消化油腻肉食积滞，单用煎服即效，或配伍炒神曲、炒麦芽等，习称“焦三仙”；治食积气滞，腹满胀痛较甚，宜配伍青皮、枳实、莪术等理气药。

2. 泻痢腹痛，疝气痛 山楂入肝经，能行气散结止痛，治疗疝气疼痛，常与橘核、荔枝核等同用。炒用兼能止泻止痢，可单用焦山楂水煎服，或用山楂炭研末服；亦可配木香、槟榔等药同用。

3. 瘀血疼痛 本品入肝经走血分，能通行气血、化瘀止痛，用治产后瘀阻腹痛、痛经、闭经、心腹刺痛。治血瘀闭经、痛经、产后瘀阻腹痛等，可单用加红糖水煎，或配伍川芎、香附、当归、益母草等。治瘀滞胸痹心痛，可与川芎、桃仁、红花等配伍。

4. 高脂血症 本品能化浊降脂，可单用水煎服，或配三七、丹参等药，治疗高脂血症以及冠心病、高血压。

【用法用量】水煎服，9～12g。焦山楂消食导滞作用增强，用于肉食积滞，泻痢不爽。

【按语】山楂酸甘微温，入脾、胃经，善消食化积，可治诸般食积停滞，尤为消油腻肉积之要药；入肝经走血分，故又善活血化瘀，为治妇科血瘀诸痛、胸痹胁痛之要药。本品炒炭兼能解毒止痢，用治泻痢腹痛、便下脓血。

六神曲《药性论》

【来源】为辣蓼、青蒿、杏仁等药加入面粉混合后，经发酵而成的曲剂。全国各地均有生产。制法：取较大量面粉或麸皮，与杏仁泥、赤小豆粉，以及鲜青蒿、鲜苍耳、鲜辣蓼自然汁，混合拌匀，使干湿适宜，放入筐内，覆以麻叶或楮叶，保温发酵1周，长出黄菌丝时取出，切成小块，晒干即成。生用或炒用。

【药性】甘、辛，温。归脾、胃经。

【功效】消食和胃。

【应用】饮食积滞证。本品辛以消食，甘温健胃和中，善治各种饮食积滞，常配伍山楂、莱菔子、麦芽等。因本品略兼解表退热之功，故尤宜食滞兼有外感表证者。

此外，凡含有金石、贝壳之品的丸药中，常用本品糊丸以护脾胃、助消化，如磁朱丸。

【用法用量】水煎服，6～15g；或入丸、散服。消食健胃多炒用；配丸制糊多生用。

【附药】**建神曲**　建神曲为神曲的另一品种，又名泉州神曲、范志曲，始载于《药性考》。为麦粉、麸皮、紫苏、荆芥、防风、厚朴、白术、木香、枳实、青皮等药物经发酵专制而成。味苦性微温，消食化积功效与神曲相似，并能理气健脾，化湿解表，善治暑湿吐泻或兼风寒表证者。用法用量与神曲同。

麦芽《药性论》

【来源】为禾本科植物大麦 *Hordeum vulgare* L. 的成熟果实经发芽干燥的炮制加工品。将麦粒用水浸泡后，保持适宜温湿度，待幼芽长至约5mm时，晒干或低温干燥。

【药性】甘，平。归脾、胃经。

【功效】行气消食，健脾开胃，回乳消胀。

【应用】

1. 饮食积滞证　本品甘平，可行气消食，健脾开胃，可治食积所致脘腹胀满，或脾虚食少。本品尤适于米面薯芋之积，可单用水煎，或配伍谷芽、山楂、神曲、鸡内金等。若治脾虚食少，食后饱胀，可配伍白术、陈皮等健脾理气药。

2. 妇女断乳，乳汁郁积，乳房胀痛　本品有回乳消胀之效，可单用生麦芽或炒麦芽120g（或生、炒麦芽各60g）煎服即有效。

3. 肝郁胁痛，肝胃气痛　本品能疏肝解郁，可辅助治疗肝郁气滞或肝胃不和导致的胁肋、脘腹疼痛，常配伍柴胡、香附、川楝子等药。

【用法用量】水煎服，10～15g，回乳炒用60g。生用功偏消食健胃，炒用多用于回乳消胀。

【使用注意】哺乳期妇女不宜服用。

谷芽《本草纲目》

【来源】为禾本科植物粟 *Setaria italica*（L.）Beauv. 的成熟果实经发芽干燥的炮制加工品。将粟谷用水浸泡后，保持适宜的温湿度，待须根长至约6mm时，晒干或低温干燥。

【药性】甘，温。归脾、胃经。

【功效】消食和中，健脾开胃。

【应用】用于食积停滞证。谷芽消食健胃功似麦芽而力较缓，两者常相须为用。本品消食化积而不伤胃气，尤宜于脾虚食少，饮食不消者。不饥食少，可配伍党参、白术、陈皮等。

【用法用量】9～15克，水煎服，大剂量30g。炒用长于和中，生用偏于消食。

【按语】麦芽与谷芽均能健脾开胃，消食化积，尤善消谷面积滞。麦芽长于消散，入肝经而疏肝散郁回乳，故可用于断乳或治乳溢，以及肝郁气滞或肝胃不和等证。谷芽作用较麦芽缓和，用治脾胃虚弱，消化不良，饮食乏味者，尤为适宜。

莱菔子《日华子本草》

【来源】为十字花科植物萝卜 *Raphanus sativus* L. 的干燥成熟种子。夏季果实成熟时采割植株，晒干，搓出种子，除去杂质，再晒干。

【药性】辛、甘，平。归肺、脾、胃经。

【功效】消食除胀，降气化痰。

【应用】

1. 食积气滞证 本品可消食化积，尤善行气消胀，多用治食积气滞之脘腹胀痛、大便秘结、嗳气吞酸，或治积滞泻痢，常配伍山楂、神曲、陈皮等药；若治食积气滞兼脾虚者，再加白术。

2. 痰壅喘咳 本品有降气化痰之功，可用治痰涎壅盛所致的喘逆上气、胸闷食少，常配伍白芥子、苏子等。

【用法用量】水煎服，5～12g。生用治风痰，炒用消食下气化痰。

【使用注意】本品辛散耗气，故气虚及无食积、痰滞者慎用。不宜与人参同用。

类方

保和丸《丹溪心法》

【组成】焦山楂300g　炒六神曲　半夏　茯苓各100g　陈皮　连翘　炒莱菔子各50g

【用法】共为末，水泛为丸。每服6～9g，温开水送下。

【功用】消食化滞，理气和胃

【主治】食滞证。脘腹痞满胀痛，嗳腐吞酸，恶食呕逆，或大便泄泻，舌苔厚腻，脉滑。

【方义】本方证由饮食不节，或脾胃虚弱，食积内停所致。治当消食化滞，理气和胃。方中重用山楂为君，消一切饮食积滞，长于消肉食油腻之积。神曲消食健脾，长于化酒食陈腐之积；莱菔子下气消食除胀，共为臣药。半夏、陈皮理气化痰，和胃止呕；茯苓健脾利湿，和中止泻；连翘清热散结，以助消积，共为佐药。诸药配伍，消食化积、行气和胃、清热祛湿，且药力和缓，药性平稳，为治疗食积证的通用方。

中药

鸡内金《神农本草经》

【来源】为雉科动物家鸡 *Gallus gallus domesticus* Brisson 的干燥砂囊内壁。杀鸡后，取出鸡肫，立即剥下内壁，洗净，干燥。

【药性】甘，平。归脾、胃、小肠、膀胱经。

【功效】健胃消食，涩精止遗，通淋化石。

【应用】

1. 饮食积滞，小儿疳积　本品为消食化积的要药，又健运脾胃，可用于各种食积，呕吐泻痢。食积较轻者，单用研末服即有效；食积较重者，可配伍山楂、麦芽等。用治小儿脾虚疳积，常与白术、山药、使君子等配伍。

2. 肾虚遗精、遗尿　本品甘平质涩，有固精缩尿止遗之效。治肾虚遗精，可单味药炒焦研末，也可配伍芡实、莲肉等；治肾虚遗尿，可配伍桑螵蛸、菟丝子等。

3. 石淋　本品具有化坚消石、通淋功效，可用治石淋涩痛，胆结石胆胀胁痛，常配伍金钱草等。

【用法用量】水煎服，3～10g。研末服，每次1.5～3g，效果优于煎剂。

【按语】本品甘平，既善磨谷消积，又善健脾强胃，可治诸种食积，并尤宜于脾虚食滞或小儿疳积。且能软坚消癥，治结石及癥瘕痞块等证；还可固精止遗，治肾虚遗精、尿频遗尿。

第十六章 驱虫类

凡以驱除或杀灭人体内寄生虫为主要功效，常用治寄生虫病的药物，称为驱虫药。以驱虫药为主组方，具有驱虫或杀虫作用，用于治疗人体消化道寄生虫病的方剂，称为驱虫剂。

驱虫药主入脾、胃、大肠经，部分药物有毒。对人体内的寄生虫，特别是肠道内寄生虫，有毒杀、麻痹作用，或可促其排出体外，从而达到杀虫、驱虫的效果，主要适用于蛔虫、蛲虫、绦虫、钩虫、姜片虫等肠道寄生虫病。

驱虫剂组方时，除须针对所治寄生虫种类的不同选药外，还常根据不同兼证进行相应配伍。兼有积滞，配伍消积导滞药；脾胃虚弱者，配伍健脾和胃药；为了促进虫体排出，常配伍大黄等泻下药。另外，古有“蛔得酸则静，得辛则伏，得苦则下”之说，因此常配伍酸味之乌梅，辛味之花椒，苦味之黄连、黄柏等。

使用驱虫方药应注意：①空腹服，忌油腻，使药物充分作用于虫体而保证疗效；②要注意用量、用法，避免中毒和损伤正气，孕妇、年老体弱者亦当慎用；③对发热或腹痛剧烈者，暂时不宜驱虫，待症状缓解后，再行施用驱虫药物；④药后应注意调理脾胃，以善其后。

中药

使君子《开宝本草》

【来源】为使君子科植物使君子 *Quisqualis indica* L. 的干燥成熟果实。秋季果皮变紫黑色时采收，除去杂质，干燥。

【药性】甘，温。归脾、胃经。

【功效】杀虫消积。

【应用】

1. 虫积腹痛 本品味甘气香，性温入脾胃经，有良好的杀虫作用，为驱蛔要药，尤宜于小儿蛔虫病。轻证单用研末服或炒香嚼服，重证可与苦楝皮、槟榔等配伍。用治蛲虫病，可与百部、槟榔、大黄合用。

2. 小儿疳积 本品既能杀虫消积，又能健脾消疳，用治小儿疳积，面黄形瘦，虫积腹痛，可单用炒食，或配伍槟榔、神曲、麦芽等。

【用法用量】使君子 9 ~ 12g，捣碎入煎剂；使君子仁 6 ~ 9g，多入丸、散或单用，1 ~ 2 次分服。小儿每岁 1 ~ 1.5 粒，炒香嚼服，每日总量不超过 20 粒。

【使用注意】服药时忌饮浓茶。

类方

肥儿丸《太平惠民和剂局方》

【组成】使君子仁 15g 炒神曲 黄连各 30g 煨肉豆蔻 炒麦芽 槟榔各 15g 木

香6g

【用法】共为细末，鲜猪胆汁和为小丸。口服，每次3g，空腹服，每日1~2次；3岁以内小儿酌减。

【功效】健脾消食，清热驱虫。

【主治】小儿疳积。消化不良，面黄肌瘦，肚腹胀满，食少，发热口臭，大便溏薄及虫积腹痛。

【方义】本方证由饮食不节，积滞郁热，伤及脾胃所致，好发于幼弱小儿。治当杀虫消积，清热健脾。方中重用神曲以消食健脾，使君子以杀虫消积，共为君药。麦芽助神曲消食和胃；槟榔既能驱虫，又能除满；黄连清热燥湿，助君药下虫除疳之力，三者共为臣药。肉豆蔻、木香行气止痛；猪胆汁和药为丸，既有“虫得苦则下”之意，又可助黄连清热，共为佐药。全方配伍标本兼顾，杀虫消积为主，兼以清热、健脾，以使食消虫去，气畅热清。

中药　苦楝皮《名医别录》

【来源】为楝科植物川楝 *Melia toosendan* Sieb. et Zucc. 或楝 *Melia azedarach* L. 的干燥树皮和根皮。春、秋二季剥取，晒干，或除去粗皮，晒干。

【药性】苦，寒；有毒。归肝、脾、胃经。

【功效】杀虫，疗癣。

【应用】

1. 虫积腹痛　本品苦寒有毒，对蛔虫、蛲虫、钩虫均有较强的抑杀作用。治蛔虫病，可用本品单煎或熬膏服，亦可配伍使君子、槟榔、大黄等；治蛲虫病，可配伍百部、乌梅，煎浓汁每晚灌肠，连用2~4天；治钩虫病，可配伍槟榔，水煎睡前空腹服。

2. 疥癣湿疮　苦楝皮能清热燥湿，杀虫止痒，可用治疥疮、头癣、体癣、湿疮、湿疹等，单用本品研末，醋或猪脂调涂患处即可。本品煎汤外洗可治脓疱疮，煎浓汁含漱可治龋齿疼痛。

【用法用量】3~6g。外用适量，研末，用猪脂调敷患处。

【使用注意】本品有毒，不宜过量或持续服用。孕妇及肝肾功能不全者慎用。

【按语】苦楝皮与使君子均为杀肠道寄生虫要药，常用治蛔虫、蛲虫等。苦楝皮苦寒有毒，杀虫之力优于使君子，用治蛔虫、钩虫、蛲虫疗效颇佳；兼能清热燥湿止痒，外用可治疥癣疮癞，鲜品作用尤佳。但性苦寒，毒性较大，用之宜慎。使君子味甘气香而不苦，体润多脂而无毒，善治蛔虫、蛲虫，尤宜于小儿蛔虫病；兼能益脾胃、消疳积，亦可用治小儿疳积。

槟榔《名医别录》

【来源】为棕榈科植物槟榔 *Areca catechu* L. 的干燥成熟种子。春末至秋初采收成熟果实，用水煮后，干燥，除去果皮，取出种子，干燥。

【药性】苦、辛，温。归胃、大肠经。

【功效】杀虫，消积，行气，利水，截疟。

【应用】

1. 绦虫病，蛔虫病，姜片虫病，虫积腹痛　本品驱虫兼能泻下通便，对绦虫、钩虫、蛔虫、蛲虫、姜片虫等均有驱杀作用。尤以驱杀绦虫疗效最佳，可单用或配伍南瓜子。用治蛔虫、蛲虫病，常配伍使君子、苦楝皮。治姜片虫，可配伍乌梅、甘草。

2. 积滞泻痢，里急后重 槟榔辛散苦泻，善入胃肠经，功善消积导滞，治食积气滞、腹胀便秘，常配伍木香、青皮、大黄等；治痢疾泻下，里急后重，可配伍木香、黄连、赤芍等。

3. 水肿，脚气肿痛 槟榔宣行通达，长于行气利水。用治身肿喘息、二便不利，可配伍商陆、泽泻、木通等；治寒湿脚气肿痛，常配伍木瓜、吴茱萸、陈皮等。

4. 疟疾 本品截疟，常与常山、草果等同用。

【用法用量】水煎服，3～10g；驱绦虫、姜片虫，30～60g。

【使用注意】脾虚便溏或气虚下陷者忌用，孕妇慎用。

【按语】本品苦泄辛散，性温通降，既善驱杀多种肠道寄生虫，又能缓通大便而有利于虫体排出。凡虫积腹痛诸疾皆可选用，尤以治绦虫病最佳。槟榔又有破泄之性，能行气消积、利水化湿，常用治泻痢后重、食积痰滞、脚气水肿、痰湿作疟等。

南瓜子《现代实用中药》

【来源】为葫芦科植物南瓜 *Cucurbita moschata*（Duch.）Poiret 的种子。主产于浙江、江西、河北、山东。夏、秋果实成熟时采收，取子，晒干。研粉生用，以新鲜者为佳。

【药性】甘，平。归胃、大肠经。

【功效】杀虫。

【应用】绦虫病。本品甘平无毒，杀虫而不伤正气，主要用于绦虫病。可单用新鲜南瓜子30～60g，研烂，加水、冰糖或蜂蜜调匀，空腹顿服；也常与槟榔相须配伍，并可加服玄明粉以利虫体排出。

南瓜子亦可用治血吸虫病，但须较大剂量，长期服用。

【用法用量】研粉，冷开水调服，60～120g。

鹤草芽《中华医学杂志》

【来源】为蔷薇科植物龙芽草 *Agrimonia pilosa* Ledeb. 的干燥冬芽。全国各地均产。冬春季新株萌发前挖取根茎，去老根及棕褐色绒毛，留取幼芽，晒干。研粉用。

【药性】苦、涩，凉。归肝、小肠、大肠经。

【功效】杀虫。

【应用】绦虫病。本品善驱杀绦虫，并有泻下作用，有利于虫体排出，为治绦虫病之要药。可单用本品研粉，晨起空腹顿服，一般在服药后5～6小时即可排出虫体。

此外，本品栓剂对阴道滴虫病也有一定疗效。

【用法用量】研粉吞服，每日30～45g，小儿0.7～0.8g/kg，每日1次，早起空腹服。外用适量。

【使用注意】本品成分几乎不溶于水，不宜入煎剂。部分病人服药后可见恶心、呕吐、头晕、冷汗等症状，一般可自行缓解。

【按语】鹤草芽为近年发现的杀虫药，善杀绦虫，兼能泻下，有利于驱除虫体，为治绦虫病要药。

雷丸《神农本草经》

【来源】为白蘑科真菌雷丸 *Omphalia lapidescens* Schroet. 的干燥菌核。秋季采挖，洗净，晒干。

【药性】微苦，寒。归胃、大肠经。

【功效】杀虫消积。

【应用】杀虫。用于绦虫病，钩虫病，蛔虫病，小儿疳积。

1. 绦虫病，钩虫病，蛔虫病，虫积腹痛 本品苦寒、有小毒，可以驱杀多种人体寄生虫，尤以驱杀绦虫为佳。可单用研粉吞服，亦可配伍南瓜子、槟榔、花椒等，一般第2~3日即可全部或分段排下虫体。本品还可用治钩虫病和蛔虫病，常配伍槟榔、苦楝皮、牵牛子等。用治脑囊虫病，常配伍半夏、茯苓等。用治蛲虫病，可配伍大黄、牵牛子。

2. 小儿疳积 本品具杀虫消积之功，主入阳明经以开滞消疳。常配伍使君子、鹤虱、榧子肉、槟榔各等分，为末，乳食前温米饮调下；亦可以雷丸配伍使君子、苍术，另以鸡蛋入药蒸食。

【用法用量】入丸、散，每次15~21g。一般研粉服，一次5~7g，饭后用温开水调服，每日3次，连服3天。

【使用注意】不宜入煎剂。脾胃虚寒者慎服。

【按语】本品苦寒有小毒，功专杀虫，可用治多种人体寄生虫病，尤善驱杀绦虫。并可用治小儿疳积。雷丸含蛋白酶，加热60℃左右即易于被破坏而失效，因此以入丸、散为宜，不入煎剂。

第十七章 止血类

凡以制止体内外出血为主要作用，治疗各种出血病证的药物，称为止血药；以止血药为主组成，具有止血作用，治疗血溢脉外所致各种出血证的方剂，称为止血剂。

止血药均入血分，以归心、肝、脾经为主，尤以归心、肝二经者为多。根据止血药的药性和功效的不同，分为凉血止血药、化瘀止血药、收敛止血药和温经止血药四类。

止血剂除以止血药为主组方外，并常根据病因之寒热虚实、出血部位之上下内外、病情之标本缓急，结合温、补、消、清诸法进行相应配伍，以标本兼顾。如血热妄行而出血者，宜选用凉血止血药，并配伍清热泻火、清热凉血药；阴虚火旺、阴虚阳亢而出血者，宜配伍滋阴降火、滋阴潜阳药；瘀血内阻，血不循经而出血者，宜选用化瘀止血药，并适当配伍行气活血药；若是虚寒性出血，宜选用温经止血药或收敛止血药，并适当配伍益气健脾温阳药。

“止血不留瘀”是运用止血方药必须注意的问题，凉血止血药和收敛止血药易凉遏、恋邪，有止血留瘀之弊，故出血兼有瘀滞者不宜单独使用。根据“下血必升举，吐衄必降气”之说，下部出血者应适当配伍升举之品，上部出血者则可适当配伍降气之品。若出血过多，出现气随血脱表现者，则当急用大补元气之品，以益气固脱，挽救气脱危候。

止血药多炒炭用。一般而言，炒炭后其性变苦变涩，可增强止血之功。但并非所有止血药均宜炒炭用，有些止血药炒炭后止血作用反而降低。因此，止血药是否炒炭用，应视具体药物而定，总以提高疗效为原则。

第一节　凉血止血类

本类药物性属寒凉，味多甘苦，能清泄血分之热而止血，适用于血热妄行所致的各种出血病证。

本类药物虽有凉血之功，但清热作用不强，故在组方时常需配伍清热凉血药。若治血热夹瘀之出血，宜配化瘀止血药，或配伍少量化瘀行气之品；急性出血较甚者，可配伍收敛止血药，以加强止血之效。

中药

大蓟《名医别录》

【来源】为菊科植物蓟 *Cirsium japonicum* Fisch. ex DC. 的干燥地上部分。生用或炒炭用。

【药性】甘、苦，凉。归心、肝经。

【功效】凉血止血，散瘀解毒消痈。

【应用】

1. 血热之衄血、吐血、便血、崩漏　本品寒凉入血分，功能凉血止血，主治血热妄行诸出血证，常单用或与小蓟、侧柏叶等相须为用。若治外伤出血，可以本品研末外敷。

2. 热毒痈肿　本品既能凉血解毒，又能散瘀消肿，无论内外痈肿均可用之。单用本品内服或外用均可，尤以鲜品为佳，亦可配伍其他清热解毒之品。

【用法用量】水煎服，9～15g，鲜品可用至30～60g。外用适量，捣敷患处。

小蓟《名医别录》

【来源】为菊科植物刺儿菜 *Cirsium setosum*（Willd.）MB. 的干燥地上部分。生用或炒炭用。

【药性】甘、苦，凉。归心、肝经。

【功效】凉血止血，散瘀解毒消痈。

【应用】

1. 血热出血，外伤出血　本品凉血止血，无论吐咯衄血、便血崩漏，凡由血热妄行所致者均可选用。小蓟兼有利尿通淋作用，故尤善治尿血、血淋，可单味应用，亦可配伍生地黄、栀子、淡竹叶等。治外伤出血，可研末外敷，或以鲜品捣烂外涂。

2. 热毒痈肿　本品能凉血解毒，散瘀消肿。用治热毒疮疡初起肿痛，可单用本品内服或捣烂外敷患处，以鲜品为佳，亦可配伍乳香、没药等。

【用法用量】水煎服，5～12g，鲜品加倍。用于祛瘀止血时一般炒炭用。外用适量，捣敷患处。

【按语】小蓟、大蓟性味相同，均可凉血止血，散瘀解毒消痈，用治血热出血诸证及热毒疮疡。小蓟兼能利尿通淋，以治血淋、尿血为佳，其散瘀解毒消痈之力稍逊于大蓟。大蓟凉血止血，散瘀消痈力强，多用于吐血、咯血及崩漏下血。

类方

小蓟饮子《济生方》录自《玉机微义》

【组成】生地黄　小蓟　滑石　木通　蒲黄　藕节　淡竹叶　当归　山栀子　炙甘草各9g

【用法】水煎服。

【功用】凉血止血，利水通淋。

【主治】热结下焦之血淋，尿血。尿中带血，小便频数，赤涩热痛，舌红脉数。

【方义】本方证由下焦瘀热，损伤膀胱血络，气化失司所致。治宜凉血止血为主，辅以泻火通淋。方中小蓟清热凉血止血，又可利尿通淋，为君药。生地黄凉血止血，养阴清热；蒲黄、藕节助君凉血止血，并能化瘀，共为臣药。君臣相配使血止而不留瘀。竹叶、木通、滑石清热利水通淋；栀子清泄三焦之火，引热下行；当归养血和血，引血归经，共为佐药。甘草缓急止痛，和中调药，为使药。诸药合用，止血之中寓以化瘀，清利之中寓以养阴，共成凉血止血、利水通淋之良方。

中药

槐花《日华子本草》

【来源】为豆科植物槐 *Sophora japonica* L. 的干燥花蕾及花。前者习称“槐米”，后者习称“槐花”。生用、炒黄或炒炭用。

【药性】苦，微寒。归肝、大肠经。

【功效】凉血止血，清肝泻火。

【应用】

1. 血热出血诸证 如便血、痔血、崩漏、吐血、衄血。本品性属寒凉，功能凉血止血，可用治血热妄行所致的各种出血证。因其苦降下行，善清大肠之火热而止血，故对大肠火盛所致的痔血、便血等尤为适宜。治吐血、衄血时常与白茅根配伍；治新久痔血、肠风便血则常配伍黄连、地榆、侧柏叶等。

2. 肝火上炎之目赤头痛 本品味苦，性寒，长于清泻肝火，凡肝火上炎所致之头胀、头痛、目赤、眩晕等症，可单用煎汤代茶饮，或配伍菊花、夏枯草等。

【用法用量】水煎服，5～10g。外用适量。清热泻火宜生用，止血多炒炭用。

【使用注意】脾胃虚寒及阴虚内热而无实火者慎用。

【附药】**槐角** 为豆科植物槐 *Sophora japonica* L. 的干燥成熟果实，原名槐实。性味、功效、主治与槐花相似，但止血作用较槐花为弱，而清降泄热之力较强，兼能润肠，主要用于痔血、便血，尤多用于痔疮肿痛出血。水煎服，6～9g，或入丸、散。孕妇慎用。

类方　槐花散《普济本事方》

【组成】炒槐花　侧柏叶　炒荆芥穗　枳壳各9g

【用法】上为细末，开水或清米汤调服6g，空腹饭前服。亦可作汤剂，水煎服。

【功用】清肠止血，疏风行气。

【主治】肠风、脏毒下血。便前出血，或便后出血，或便中带血，以及痔疮出血，色鲜红或晦暗，舌红苔黄，脉数。

【方义】本方证由风热或湿热毒邪壅遏肠道，损伤肠络，血渗外溢所致。故治应清肠凉血止血，兼以疏风行气。方中槐花善清大肠湿热，凉血止血，为君药。侧柏叶凉血收敛止血，清热燥湿，与君药相伍可增强凉血止血之功，为臣药。荆芥穗辛散疏风，炒用入血分而止血；枳壳行气宽肠，以气调则血调，共为佐药。诸药合用，寓行气于止血之中，寄清疏于收涩之内，凉血止血，疏风行气，使风热湿毒得清，则便血可愈。

中药　地榆《神农本草经》

【来源】为蔷薇科植物地榆 *Sanguisorba officinalis* L. 或长叶地榆 *Sanguisorba officinalis* L. var. *longifolia*（Bert.）Yü et Li 的干燥根。生用或炒炭用。

【药性】苦、酸、涩，微寒。归肝、大肠经。

【功效】凉血止血，解毒敛疮。

【应用】

1. 各种热性出血证 本品味苦性寒入血分，长于泄热而凉血止血；味兼酸涩，又能收敛止血。因其性沉降，尤宜于下焦血热出血诸证。治便血、痔血等，常与槐花配伍；治崩漏，常与生地黄、黄芩、蒲黄配伍；治血痢，常配伍黄连、木香等。

2. 烫伤，湿疹，疮疡痈肿 本品苦寒能泻火解毒，酸涩能敛疮，为治水火烫伤之要药。可单味研末麻油调敷，或配大黄粉、黄连、冰片研末调敷；用治湿疹及皮肤溃烂，可以本品浓煎外洗或纱布浸药外敷，亦可配煅石膏、枯矾研末外掺患处，或和凡士林调膏外涂。若已成脓者，可单用或配伍其他清热解毒药捣烂外敷局部。

【用法用量】水煎服，9～15g。外用适量，研末涂敷患处。止血多炒炭用，解毒敛疮多生用。

【使用注意】虚寒性便血、下痢、崩漏及出血有瘀者慎用。大面积烧伤患者亦不宜使用地榆制剂外涂，以防其所含鞣质成分被大量吸收而引起中毒性肝炎。

类方　　槐角丸《太平惠民和剂局方》

【组成】槐角500g　防风　地榆　当归　黄芩　枳壳各250g

【用法】研末为丸，每服9g，开水送下。或作汤剂，用量按原方比例酌定。

【功用】清肠止血，疏风利气。

【主治】肠风下血，痔疮，脱肛属风邪热毒或湿热者。

【方义】本方证乃风邪热毒或湿热之邪壅遏肠道所致。治宜清肠止血为主。方中槐角清肠凉血止血，兼能润肠，为君药。臣以地榆、黄芩凉血止血，清热燥湿。防风疏风胜湿，升发清阳；枳壳舒畅气机，下气宽肠；当归养血活血，补阴血之耗损，又使血止不留瘀，共为佐药。诸药相合，以清肠止血为主，兼以疏风利气，养血活血，较为适宜于风热湿毒壅遏大肠程度较重，便血量多之肠风、痔疮等。

【按语】地榆、槐花均能凉血止血，用治血热妄行之出血诸证，其性下行，以治下部出血证为宜。地榆凉血之中兼能收涩，凡下部血热出血，诸如便血、痔血、崩漏、血痢等皆宜；槐花苦寒沉降，其止血功在大肠，以治便血、痔血为佳；又能清肝泻火，可用治肝火上炎诸证。

中药　　侧柏叶《名医别录》

【来源】为柏科植物侧柏 *Platycladus orientalis*（L.）Franco 的干燥枝梢及叶。生用或炒炭用。

【药性】苦、涩，寒。归肺、肝、脾经。

【功效】凉血止血，化痰止咳，生发乌发。

【应用】

1. 各种出血证　本品苦涩性寒，善清血热，兼能收敛止血，为治各种出血之要药，尤以血热者为宜。治血热出血，可配荷叶、生地黄等；治虚寒性出血，可伍炮姜、艾叶等。

2. 肺热咳嗽　本品苦能降泄，寒能清热，善于清肺化痰止咳，对肺热咳嗽有痰者最为适宜。治肺热咳喘，痰稠难咯，可单用或与贝母、制半夏等同用。

3. 血热脱发，须发早白　本品性寒入血祛风，有生发乌发之效，用治血热脱发、须发早白，以单品为末，和麻油外涂，或配伍生地黄、制首乌等。

【用法用量】水煎服，10～15g。外用适量。止血多炒炭用，化痰止咳生用。

类方　　四生丸《妇人大全良方》

【组成】生侧柏叶　生荷叶　生艾叶　生地黄各9g

【用法】上捣烂为丸，每服12g。亦可水煎服。

【功用】凉血止血。

【主治】血热妄行之吐血、衄血，色鲜红，口干咽燥，舌红或绛，脉弦数。

【方义】本方所治吐、衄血，由火热炽盛，迫血妄行所致。治当清热凉血止血。方中侧柏叶凉血清热，收涩止血，为君药。生地黄清热凉血，养阴生津，既助君药凉血止血，又兼顾热盛伤阴，为臣药。荷叶凉血化瘀，艾叶祛瘀止血，既可增强止血作用，又使血止而不留瘀，共为佐药。全方四药均生用为丸，意在增强凉血止血之功，故名“四生丸”。

中药

白茅根《神农本草经》

【来源】为禾本科植物白茅 *Imperata cylindrica* Beauv. var. *major*（Nees）C. E. Hubb. 的干燥根茎。生用或炒炭用。

【药性】甘，寒。归肺、胃、膀胱经。

【功效】凉血止血，清热利尿，清肺胃热。

【应用】

1. 血热妄行之吐血、衄血、尿血　本品味甘性寒入血分，能清血分之热而凉血止血，可用治多种血热出血证，既可单用，也可配伍其他凉血止血药。因其兼能利尿，故尤善治疗尿血、血淋。

2. 水肿，热淋，湿热黄疸　本品可清热利尿，具有利尿通淋、利水消肿、利湿退黄之效。治热淋，可配伍木通、滑石等；治水肿、小便不利，可与车前子等配伍；治湿热黄疸，常与茵陈、栀子等配伍。

3. 热病烦渴，胃热呕吐，肺热咳喘　本品既能清胃泄热而止呕，又能清肺泄热而止咳。用治肺热咳喘，常与桑白皮配伍；用治胃热呕吐，常与芦根配伍。

【用法用量】水煎服，9~30g。鲜品加倍，以鲜品为佳，可捣汁服。清热利尿宜生用，止血多炒炭用。

【按语】白茅根与芦根均能清肺胃热而利尿，治疗肺热咳嗽、胃热呕吐和热淋，常相须为用。但白茅根偏入血分，以凉血止血见长；芦根偏入气分，主以清热生津。

苎麻根《名医别录》

【来源】为荨麻科植物苎麻 *Boehmeria nivea*（L.）Gaud. 的干燥根和根茎。生用。

【药性】甘，寒。归心、肝经。

【功效】凉血止血，安胎，清热解毒。

【应用】

1. 血热出血证　本品性寒入血分，功能凉血止血，凡血分有热，络损血溢之诸出血病证均可用之。如出血量少，证情较轻，可单用煎服；如证情较重，出血不止，有气随血脱之象者，宜配伍人参等。

2. 胎动不安，胎漏下血　本品既可止血，又能清热安胎，为安胎要药。凡热盛致胎动不安，胎漏下血者，可单用取效，亦可配伍阿胶、当归、白芍等。

3. 热毒痈肿　本品性寒，能清热解毒，可用治热毒痈肿，多以鲜品捣汁外敷于患处。

【用法用量】水煎服，10~30g。外用适量，煎汤外洗或捣敷。

【按语】苎麻根味甘性寒，功能凉血止血，清热解毒，可用治各种血热出血证及热毒痈肿。又为安胎要药，可用于血热胎动不安、胎漏下血等。血分无热者不宜。

第二节　化瘀止血类

本类药物和方剂功能止血化瘀，具有止血而不留瘀的特点，适用于因瘀血内阻而血不循经之出血病证。部分药物尚能消肿、止痛，还可用治跌打损伤、经闭、瘀滞心腹疼痛等病证。本类药物随证配伍组方也可用于其他各种出血病证。

中药

三七《本草纲目》

【来源】为五加科植物三七 *Panax notoginseng*（Burk.）F. H. Chen 的干燥根和根茎。生用，切片，或捣碎，或碾细粉用。

【药性】甘、微苦，温。归肝、胃经。

【功效】散瘀止血，消肿定痛。

【应用】

1. 各种内外出血证　本品味甘微苦性温，入肝经血分，功能止血，又长于化瘀生新，有止血不留瘀、化瘀不伤正之特长，为血证要药。单味内服外用均有效。治吐血、衄血、咳血、二便下血等，可与花蕊石、血余炭等配伍；治外伤出血，可以单品研末外掺，或与血竭等配伍。

2. 跌打损伤，瘀血疼痛　本品能活血化瘀而消肿止痛，为伤科要药。可单味内服或外用，或与活血行气药配伍。

【用法用量】水煎服，3～9g；研末吞服，每次1～3g。外用适量，研末外掺或调敷。

【使用注意】孕妇慎用。

【按语】三七甘苦性温，功能化瘀止血，活血消肿止痛，为止血常用要药，止血而无留瘀之弊、活血而无伤正之忧，对体内外诸出血兼有瘀滞者尤为适宜，内服外用均有殊效。并可用治跌打损伤、瘀滞肿痛、疮疡肿痛，又为伤科之圣药。

茜草《神农本草经》

【来源】为茜草科植物茜草 *Rubia cordifolia* L. 的干燥根及根茎。生用或炒炭用。

【药性】苦，寒。归肝经。

【功效】凉血止血，祛瘀通经。

【应用】

1. 吐血，衄血，崩漏，外伤出血　本品味苦性寒，专入肝经，善走血分，既能凉血止血，又能化瘀止血，可用于血热妄行或血瘀脉络之出血证，对血热夹瘀引起的各种出血证，尤为适宜。治吐血、衄血等，常配伍大蓟、蒲黄、侧柏叶等；治血热崩漏，常配伍黄芪、白术、乌贼骨等。

2. 血瘀经闭，跌打损伤，风湿痹痛　本品能通经络、行瘀滞、利关节，可用治经闭、跌打损伤、风湿痹痛等经络闭阻之证，为妇科调经要药。治血瘀经闭，可配伍桃仁、红花、当归等；治跌打损伤及风湿痹痛，可单味泡酒服，或配伍其他活血疗伤药及祛风通络药。

【用法用量】水煎服，6～10g。活血通经生用或酒炒用，止血炒炭用。

【使用注意】孕妇慎用。

蒲黄《神农本草经》

【来源】为香蒲科植物水烛香蒲 *Typha angustifolia* L. 或东方香蒲 *Typha orientalis* Presl 或同属植物的干燥花粉。生用或炒炭用。

【药性】甘，平。归肝、心包经。

【功效】止血，化瘀，通淋。

【应用】

1. 各种出血证　本品甘平，长于收敛止血，兼具活血化瘀之功，为化瘀止血之良药，有止血不留瘀之特点，对于出血证无论寒热、有无瘀滞，均可应用，尤以属实夹瘀者为宜。治吐血、衄血、咯血、尿血、崩漏等，可单味冲服，亦可配伍其他止血药同用；治外伤出血，可单味外敷。

2. 瘀血之经闭、痛经、脘腹刺痛、跌扑肿痛 本品能行血通经，化瘀止痛，凡跌打损伤、痛经、产后疼痛、心腹疼痛等因瘀血作痛者均可应用，尤为妇科常用药。治心腹疼痛、产后瘀痛、痛经等，常与五灵脂配伍，如失笑散；治跌打损伤，常研末单用，温酒调服。

3. 血淋涩痛，尿血 本品既能止血，又能利尿通淋，故可用治血淋、尿血，常与生地黄、冬葵子配伍。

【用法用量】水煎服，5～10g，包煎。外用适量，敷患处。止血多炒炭用，化瘀、利尿多生用。

【使用注意】孕妇慎用。

【按语】蒲黄甘缓不峻，无寒热之偏，功能化瘀止血，且药力平和，故对于各种出血证，无论寒热，皆可应用。本品生用长于行血，炒用则收涩止血之力更盛。

第三节 收敛止血类

本类药物大多味涩，或为炭类，或质黏，故能收敛止血。其性多平，或凉而不寒，故无论虚寒性出血或热性出血皆可用之。因本类药物具收涩之性，有留瘀恋邪之弊，故组方应用时每多配伍化瘀止血药或活血祛瘀药。对于出血有瘀或出血初期邪实者，当慎用。

中药

白及《神农本草经》

【来源】为兰科植物白及 *Bletilla striata*（Thunb.）Reichb. f. 的干燥块茎。生用。

【药性】苦、甘、涩，微寒。归肺、胃、肝经。

【功效】收敛止血，消肿生肌。

【应用】

1. 出血证 本品质黏味涩，为收敛止血之要药，可用治体内外诸出血证，尤宜于肺胃出血证。治诸内出血证，可单用本品研末，糯米汤调服；治咯血，可配伍枇杷叶、阿胶等；治吐血，可与茜草、生地黄、牡丹皮、牛膝等同用；治衄血，可单用研末，童便调服；治外伤出血，可单味研末外掺或水调外敷。

2. 痈肿疮疡，手足皲裂，水火烫伤 本品寒凉苦泄，味涩质黏，能消肿敛疮生肌，为外疡消肿生肌之常用药。对于疮疡，无论未溃或已溃均可应用。疮疡初起者，可单用本品研末外敷，或与金银花、皂角刺、乳香等配伍；若疮痈已溃，久不收口，可与黄连、贝母、轻粉、五倍子等研末外敷。治手足皲裂、水火烫伤，可单用本品研末，麻油调敷，或与白及粉、煅石膏粉、凡士林调膏外用。

【用法用量】水煎服，6～15g；研末吞服，每次3～6g。外用适量。

【使用注意】不宜与川乌、草乌、附子同用。

【按语】白及甘苦性凉，质黏涩，为收敛止血之要药，内服外用皆有良效，尤宜于各种肺胃出血证及外伤出血；用于各种疮疡痈肿，未溃者可使之消散，已溃者可使之肌生。

仙鹤草《神农本草经》

【来源】为蔷薇科植物龙芽 *Agrimonia pilosa* Ledeb. 的干燥地上部分。生用。

【药性】苦、涩，平。归心、肝经。

【功效】收敛止血，止痢，截疟，解毒，补虚。

【应用】

1. 出血证　本品味涩收敛，具有收敛止血作用，广泛用于全身各部之出血，其药性平和，无论寒热虚实之出血皆可应用。治血热妄行之出血证，可与生地黄、侧柏叶、牡丹皮等同用；治虚寒性出血证，可与党参、熟地黄、炮姜、艾叶等同用。

2. 腹泻，痢疾　本品具有涩敛之性，能涩肠止泻止痢，复因药性平和，兼能补虚，又能止血，故治血痢及久病泻痢尤为适宜，可单用本品水煎服，也可与其他药物同用。

3. 疟疾寒热　本品有解毒截疟之功，治疗疟疾寒热，可单用本品研末，于疟发前2小时吞服，或水煎服。

4. 脱力劳伤　本品有补虚强壮之功，可用治劳力过度所致之脱力劳伤，可以本品与大枣同煮，食枣饮汁；若气血亏虚之神疲乏力、头晕目眩，可配伍党参、熟地黄、龙眼肉等。

此外，本品尚能解毒消肿杀虫，可用治疮疖痈肿、阴痒带下等。

【用法用量】水煎服，6～12g。外用适量。

紫珠叶《本草拾遗》

【来源】为马鞭草科植物杜虹花 *Callicarpa formosana* Rolfe 的干燥叶。生用。

【药性】苦、涩，凉。归肝、肺、胃经。

【功效】凉血收敛止血，散瘀解毒消肿。

【应用】

1. 出血证　本品味苦涩性凉，既能收敛止血，又能凉血止血，适用于各种内外伤出血证，尤多用于肺胃出血证。可单用，也可配伍其他止血药。治咯血、呕血、衄血，可配伍大蓟、白及等；治尿血、血淋，可与小蓟、白茅根等同用；治便血、痔血，可与地榆、槐花等同用；治外伤出血，可单用捣敷或研末敷掺，或以纱布浸紫珠液覆盖压迫局部。

2. 烧烫伤，热毒疮疡　本品苦涩寒凉，有清热解毒敛疮之功。治烧烫伤，可以本品研末撒布患处，或煎煮滤取药液，浸湿纱布外敷；治热毒疮疡，可单用鲜品捣敷，并煮汁内服，也可配伍其他清热解毒药物。

【用法用量】水煎服，3～15g；研末吞服，每次1.5～3g。外用适量，敷于患处。

藕节《药性论》

【来源】为睡莲科植物莲 *Nelumbo nucifera* Gaertn. 的干燥根茎节部。生用或炒炭用。

【药性】甘、涩，平。归肺、肝、胃经。

【功效】收敛止血，化瘀。

【应用】出血证。本品味涩收敛，既能收敛止血，又兼化瘀作用，有止血而不留瘀的特点，可用于各种出血证，对吐血、咳血等上部出血证尤为适宜。鲜品性凉，适宜血分有热者；炒炭则性平而涩，收敛止血作用更好。本品药性平和，单用力薄，常入复方中使用。治咳血，可与阿胶、白及、枇杷叶等同用；治血淋、尿血，常与小蓟、通草、滑石等配伍。

【用法用量】水煎服，9～15g。

棕榈炭《本草拾遗》

【来源】为棕榈科植物棕榈 *Trachycarpus fortunei*（HooK. f.）H. Wendl. 的干燥叶柄。煅

炭用。

【药性】苦、涩，平。归肺、肝、大肠经。

【功效】收敛止血。

【应用】

1. 出血证 本品药性平和，味苦而涩，为收敛止血之要药，广泛用于各种出血证，尤多用于崩漏。因本品收敛性强，故以治出血而无瘀滞者为宜。治崩漏不止，可单用研末，空心淡酒送服，或配血余炭、侧柏叶等。治血热妄行之吐血、咯血，可与小蓟、栀子等伍用；治虚寒性出血、冲任不固之崩漏下血，多与炮姜、乌梅同用；治便血，可与艾叶、附子等同用。

2. 久泻久痢，赤白带下 本品苦涩收敛，能止泻止带，可用于久泻久痢，妇人赤白带下。治泻痢，可单用本品烧研，以水调服；治妇人赤白带下，可与蒲黄各等分，白酒调服。

【用法用量】水煎服，3～9g；研末服，1～1.5g。

【使用注意】出血兼有瘀滞及湿热下痢初起者慎用。

【按语】棕榈苦涩性平，专于收敛止血，可用于多种出血证，其中以治妇科各种出血证最多。因本品收敛性较强，故以治出血而无瘀滞者为宜，邪热炽盛及内有瘀滞者应慎用。

类方 十灰散《十药神书》

【组成】大蓟 小蓟 荷叶 侧柏叶 白茅根 茜草 栀子 大黄 牡丹皮 棕榈皮各9g

【用法】上药均烧灰存性，研为细末，用藕汁或萝卜汁磨京墨适量，调服9～15g；亦可作汤剂，水煎服。

【功用】凉血止血。

【主治】血热妄行之上部出血证。呕血、吐血、咯血、嗽血、衄血等，血色鲜红，来势急暴，舌红，脉数。

【方义】本方证由火热炽盛，灼伤血络，迫血妄行所致。急则治标，当凉血止血。方中大蓟、小蓟凉血止血，且能祛瘀，为君药。荷叶、侧柏叶、茜草、白茅根皆能凉血止血；棕榈皮收涩止血，与君药配伍，既能增强澄本清源之力，又有塞流止血之功，为臣药。栀子、大黄清热泄火，导热下行；牡丹皮凉血散瘀，与大黄配伍，使血止不留瘀，共为佐药。诸药均炒炭存性，以增强收敛止血之功。藕汁清热凉血散瘀，萝卜汁降气清热以助止血，京墨收涩止血，以藕汁或萝卜汁磨京墨调服，旨在增强凉血化瘀止血之力，亦为佐药。诸药合用，凉血与清降并用，收涩与化瘀兼顾，共成一首急救止血之良方。

第四节 温经止血类

本类药物药性温热，具有温经止血之效，能散里寒、益脾阳、固冲脉而统摄血液，适用于脾不统血，冲脉失固之虚寒性出血证。组方应用时，若为脾不统血者，应配益气健脾药；属肾虚冲脉失固者，宜配益肾暖宫固摄之品。

中药 **炮姜**《珍珠囊》

【来源】为姜科植物姜 *Zingiber officinale* Rosc. 的干燥根茎的炮制加工品。以干姜砂烫至鼓起，表面呈棕褐色。

【药性】辛，热。归脾、胃、肾经。

【功效】温经止血，温中止痛。

【应用】

1. 阳虚出血证　本品性温，主入脾经，能温经止血，主治脾胃虚寒，脾不统血之出血证，可单味应用。治虚寒性吐血、便血，常与人参、黄芪、附子等同用；治冲任虚寒，崩漏下血，可与乌梅炭、棕榈炭同用。

2. 脾胃虚寒，腹痛腹泻　本品辛热，善暖脾胃，可温中止痛止泻，适用于虚寒性腹痛、腹泻，可单用本品研末饮服，或配伍厚朴、附子；治寒凝腹痛，常与高良姜同用；治产后血虚寒凝，小腹疼痛者，可与当归、川芎、桃仁等同用。

【用法用量】水煎服，3～9g。

【按语】炮姜辛热，功能温经止血，温中止痛，炒炭用则温经止血之功更胜，可用治各种虚寒性出血及虚寒性腹痛、腹泻。本品燥烈之性弱于干姜，且已乏辛散作用，亦即“守而不走”，专于温中止血，为治中焦虚寒，脾不统血之要药。

艾叶《名医别录》

【来源】为菊科植物艾 *Artemisia argyi* Levl. et Vant. 的干燥叶。生用或制炭用。

【药性】辛、苦，温。有小毒。归肝、脾、肾经。

【功效】温经止血，散寒止痛，调经安胎；外用祛湿止痒。

【应用】

1. 出血证　本品气香味辛，能温经散寒，暖气血，为温经止血之要药，适用于虚寒性出血证，尤宜于崩漏。治下元虚冷、冲任不固所致之崩漏下血，可单用本品水煎服，或与阿胶、芍药、生地黄等同用；治血热妄行所致之吐血、衄血、咯血等，可与生地黄、荷叶、侧柏叶等同用，既可增强止血之功，又可防大队寒凉药物凉遏留瘀之弊。

2. 少腹冷痛，经寒不调，宫冷不孕　本品能温经脉，散寒湿，止冷痛，尤善调经，为治妇科下焦虚寒或寒客胞宫病证之要药。治下焦虚寒所致之月经不调、经行腹痛、宫寒不孕及带下清稀等证，多与香附、川芎、白芍、当归等同用，若虚冷较甚者，可配伍吴茱萸、肉桂等；治脾胃虚寒所致脘腹冷痛，单味煎服或配伍温中散寒之品。

3. 胎动不安，胎漏下血　本品为安胎要药，多与阿胶、桑寄生等配伍。

4. 皮肤瘙痒　本品辛香苦燥，局部煎汤外洗有祛湿止痒之功，用治湿疹、阴痒、疥癣等皮肤瘙痒。

此外，将本品捣绒，制成艾条、艾炷等，用以熏灸体表穴位，能温气血、通经络，是温灸的主要原料。

【用法用量】水煎服，3～9g。外用适量，供灸治或熏洗用。温经止血宜炒炭用，其他生用。

【按语】艾叶辛散苦燥，气味芳香，专入三阴经，功能温经止血，散寒调经，安胎，适用于各种虚寒性出血证，为温经止血之要药，也为妇科常用要药，炒炭应用则止血之力更胜。寒凉药物配伍生艾叶，可治血热妄行之出血证，能使寒凉药物无伤阳之弊。

类方

艾附暖宫丸《仁斋直指方论》

【组成】艾叶　吴茱萸　川芎　白芍　黄芪　生地黄　当归各6g　香附12g　续断　肉

桂各5g

【用法】为细末，米醋打糊为丸，每服6g，醋汤送服。

【功用】理气养血，暖宫调经。

【主治】血虚气滞，下焦虚寒之月经不调、痛经。行经后错，月经量少，有血块，腹痛喜温，腰膝酸痛，及久无子息。

【方义】本方证乃下焦虚寒，气滞血虚所致。治宜暖宫温经为主，辅以行气养血活血。艾叶暖宫散寒、调经止痛；香附理气调经止痛，为君药。吴茱萸、肉桂温经散寒止痛；当归、白芍养血活血，调经止痛，共为臣药。佐以川芎行气活血止痛；黄芪益气健脾，助生化之源，以阳生阴长，气旺血生；生地黄甘寒，滋阴养血润燥，既助归、芍养血之功，又制艾叶、吴茱萸、肉桂温燥之性；续断补益肝肾，调理冲任。诸药相合，共奏暖宫调经止痛，理气养血活血之效。

中药　灶心土《名医别录》

【来源】为烧木柴或杂草的土灶内底部中心的焦黄土块。将烧结的土块取下，削去焦黑部分及杂质后用。

【药性】辛，温。归脾、胃经。

【功效】温中止血，止呕，止泻。

【应用】

1. 虚寒性出血证　本品能温暖中焦，摄脾止血，为温经止血要药。治脾气虚寒，不能统血证，尤宜于治疗吐血、便血，多配伍附子、白术、生地黄等。

2. 胃寒呕吐　本品性温质重，功能温中和胃，降逆止呕。治脾胃虚寒，胃气不降所致之呕吐，可用本品研细，米饮送服，或配伍干姜、半夏、白术等。

3. 脾虚久泻　本品既能温脾暖胃，又可涩肠止泻。治脾虚久泻，常配伍附子、干姜、白术等。

【用法用量】水煎服，15～30g，布包，先煎；或60～120g，煎汤代水。

类方　黄土汤《金匮要略》

【组成】甘草　干地黄　白术　附子（炮）　阿胶　黄芩各9g　灶心黄土30g

【用法】先将灶心土水煎取汤代水，再煎余药，阿胶烊化冲服。

【功用】温阳健脾，养血止血。

【主治】脾阳不足，脾不统血之出血证。大便下血，先便后血，或吐血、衄血，及妇人崩漏，血色暗淡，四肢不温，面色萎黄，舌淡苔白，脉沉细无力。

【方义】本方证由脾阳不足不能统血所致。治当温阳健脾，养血止血，以求标本兼顾。方中灶心土辛温而涩，功能温中健脾，收敛止血，为君药。白术、附子温阳健脾，复脾统血之权，为臣药。生地黄、阿胶滋阴养血止血，补益阴血之不足，与苦寒之黄芩合用，又制约白术、附子温燥伤血、动血之弊，为佐药。甘草益气调中和诸药，为使药。诸药合用，标本兼顾，刚柔相济，以刚药温阳健脾，以柔药补血止血，共成温阳健脾，养血止血之方剂。

第十八章　活血化瘀类

凡以通利血脉、促进血行、消散瘀血为主要功效，用于治疗瘀血证的药物，称为活血化瘀药。以活血化瘀药为主组方，具有活血消瘀作用，治疗蓄血及各种瘀血阻滞病证的方剂，称为活血化瘀剂。

活血化瘀药性味多辛、苦，温，部分动物类药味咸，主入心、肝经。因其味辛能散能行，味苦通泄，且均入血分，故能行血活血，使血脉通畅，瘀滞消散。活血化瘀药通过活血化瘀作用而产生多种不同的功效，包括活血止痛、活血调经、活血消肿、活血疗伤、活血消痈、破血消癥等。按其作用特点和临床应用的不同，分为活血止痛药、活血调经药、活血疗伤药、破血消癥药四类。

活血化瘀药及以其为主组成的方剂适用于一切瘀血阻滞之证，主治范围颇广，遍及内、外、妇、儿各科。如内科之胸、腹、头痛，痛如针刺，痛有定处，体内之癥瘕积聚、中风不遂、肢体麻木，以及关节痹痛日久；伤科之跌仆损伤、瘀肿疼痛；外科之疮疡肿痛；妇科之月经不调、经闭、痛经、产后腹痛等。

临床应用时，除根据各类方药的不同功效随证选用外，还需针对引起瘀血的原因进行适当配伍，以标本兼治。治寒凝血脉者，应配温里散寒、温通经脉药；治热灼营血，瘀热互结者，宜配清热凉血、泻火解毒药；治痰湿阻滞，血行不畅者，应配化痰除湿药；治风湿痹阻，经脉不通者，应配祛风除湿通络药；治久瘀体虚或因虚致瘀者，应配补益药；治癥瘕积聚，应配伍软坚散结药。同时，在使用活血化瘀药时，常配伍行气药，以增强活血化瘀之功效。

活血化瘀方药行散力强，易耗血动血，不宜用于妇女月经过多以及其他出血证无瘀血征象者；孕妇慎用或忌用。

第一节　活血止痛类

本类药物多辛散善行，既入血分，又入气分，活血每兼行气，有良好的止痛效果，主治气血瘀滞引起的各种痛证，也可用于其他瘀血病证。

因活血止痛药各有其特点，故组方应用时，应根据疼痛的不同部位、病因和病情，选择相应的药物，并作适当配伍。治肝郁血瘀者，多选兼具理气疏肝之品，并适当配伍疏肝理气药物；治跌打损伤，瘀肿疼痛者，多选兼具消肿生肌之品，并适当配伍活血疗伤药物；治妇女经产诸痛者，多选兼具活血调经之品，并适当配伍养血调经药物；治外科疮疡痈肿者，多选兼具活血消肿之品，并适当配伍清热消痈解毒药物。

中药

川芎《神农本草经》

【来源】为伞形科植物川芎 *Ligusticum chuanxiong* Hort. 的干燥根茎。生用或酒制用。

【药性】辛，温。归肝、胆、心包经。

【功效】活血行气，祛风止痛。

【应用】

1. 血瘀气滞痛证 本品辛散温通，既能活血，又能行气，具通达气血功效。故对气滞血瘀之胸胁、腹部诸痛及妇产科疾病，皆为常用之品。治心脉瘀阻之胸痹心痛，常配伍丹参、桂枝、檀香、红花等；治肝郁气滞之胁痛，常与柴胡、白芍、香附等同用；治肝血瘀阻，积聚痞块、胸胁刺痛，常与桃仁、红花等同用；治跌仆损伤，瘀肿疼痛，多与乳香、没药、三七等同用；治血瘀经闭、痛经，多与赤芍、桃仁等同用，若属寒凝血瘀者，可配伍桂枝、当归、吴茱萸等；治产后恶露不下，瘀阻腹痛，可与当归、桃仁、炮姜等配伍；治月经不调，经期超前或延后，可与益母草、当归等配伍。

2. 头痛，风湿痹痛 本品辛温升散，能祛风止痛，为治头痛要药。治风寒头痛，常与羌活、细辛、白芷等配伍；治风热头痛，可与菊花、石膏、僵蚕等配伍；治风湿头痛，可与羌活、独活、防风配伍；治血虚头痛，可配伍当归、白芍等；治血瘀头痛，可与赤芍、麝香等配伍；治风湿痹痛，常与独活、秦艽、防风、桂枝、姜黄等配伍。

【用法用量】水煎服，3～10g。

【使用注意】阴虚火旺、多汗、热盛及无瘀之出血证和孕妇慎用。

【按语】川芎辛温香窜，走而不守，上行头目，下达血海，外彻皮毛，中开郁结，旁通四肢，为血中之气药。功能活血行气，祛风止痛，可用治血瘀气滞诸痛证、风湿痹痛等，尤为治头痛及妇科经产诸证之要药。

类方

川芎茶调散《太平惠民和剂局方》

【组成】川芎 12g　荆芥 12g　白芷 6g　羌活 6g　甘草 6g　细辛 3g　防风 4.5g　薄荷 12g

【用法】共为细末。每服 6g，饭后清茶调下。

【功用】疏风止痛。

【主治】外感风邪头痛。偏正头痛或巅顶作痛，恶寒发热，目眩鼻塞，舌苔薄白，脉浮。

【方义】本方证由外感风邪上犯，阻遏清阳所致。治当祛风止痛。方中川芎性味辛温，用量较重，长于祛风活血止头痛，尤宜于治疗少阳、厥阴经头痛（头顶或两侧痛），被尊为“诸经头痛之要药”，为君药。荆芥、薄荷轻清上行，功能疏风止痛，清利头目，为臣药。白芷、羌活功能疏风止痛，其中白芷长于治疗阳明经头痛（前额及眉心痛），羌活长于治疗太阳经头痛（后脑牵连项痛）；细辛散寒止痛，长于治少阴经头痛；防风可辛散上部风邪，以上诸药可助君、臣药增强疏风止痛之功效，均为佐药。炙甘草益气和中，调和诸药，为使药。服用时以清茶调下，取其苦凉之性，既可上清头目，又可制约风药之过于温燥与升散，寓降于升，利于散邪。诸药合用，共奏疏风止痛之功效。

生化汤《傅青主女科》

【组成】全当归 24g　川芎 9g　桃仁 6g　干姜（炮黑）2g　炙甘草 2g

【用法】水煎服，或酌加黄酒同煎。

【功用】养血活血，温经止痛。

【主治】血虚寒凝，瘀血阻滞证。产后恶露不行，小腹冷痛。

【方义】本方证由产后血虚寒凝，瘀阻胞宫所致。治以化瘀生新，温经止痛。方中重用全当归补血活血，化瘀生新，为君药。川芎活血行气，桃仁活血祛瘀，共为臣药。炮姜温经散寒止痛，黄酒温散可助药力，共为佐药。炙甘草益气和中，调和诸药，为使药。诸药合用，具有化瘀生新、温经止痛之良效。唐容川称本方："血瘀能化之，即所以生之。"此即方名"生化"之意。

中药

延胡索《雷公炮炙论》

【来源】为罂粟科多年生植物延胡索 *Corydalis yanhusuo* W. T. Wang 的干燥块茎。生用或醋制用。

【药性】辛、苦，温。归肝、脾经。

【功效】活血，行气，止痛。

【应用】气血瘀滞诸痛证。本品辛散温通，能"行血中之气滞，气中之血滞，故能专治一身上下诸痛"，为活血行气止痛之良药，无论何种痛证，均可配伍。治心血瘀阻之胸痹心痛，常配伍丹参、桂枝、薤白、瓜蒌等；治热证胃痛，常与川楝子配伍；治寒证胃痛，可与桂枝、高良姜配伍；治气滞胃痛，常配伍香附、木香、砂仁等；治瘀血胃痛，常与丹参、五灵脂等；治中虚胃痛，可与党参、白术、白芍等；治肝郁气滞之胸胁疼痛，可与柴胡、郁金等配伍；治肝郁化火之胸胁疼痛，常配伍川楝子、栀子等；治寒疝腹痛，常与小茴香、吴茱萸等配伍；治气滞血瘀之痛经、月经不调、产后瘀滞腹痛，常与当归、红花、香附等配伍；治跌打损伤、瘀肿疼痛，可单用本品为末，以酒调服，或与乳香、没药配伍；治风湿痹痛，常与秦艽、桂枝等配伍。

【用法用量】水煎服，3~10g。研末吞服，每次1.5~3g。醋制可加强止痛之功。

郁金《药性论》

【来源】为姜科植物温郁金 *Curcuma wenyujin* Y. H. Chen et C. Ling、姜黄 *Curcuma longa* L.、广西莪术 *Curcuma kwangsiensis* S. G. Lee et C. F. Liang 或蓬莪术 *Curcuma phaeocaulis* Val. 的干燥块根。生用或明矾水制用。

【药性】辛、苦，寒。归心、肺、肝、胆经。

【功效】活血止痛，行气解郁，清心凉血，利胆退黄。

【应用】

1. 气滞血瘀之胸胁腹痛　本品味辛行散，既能活血，又能行气，故常用治气血瘀滞之痛证。常与木香配伍，气郁倍木香，血瘀倍郁金；治肝郁气滞之胸胁刺痛，常与柴胡、白芍、香附等配伍；治心血瘀阻之胸痹心痛，常与瓜蒌、薤白、丹参等配伍；治肝郁有热、气滞血瘀之痛经、乳房作胀，常与柴胡、栀子、当归、川芎等配伍；治癥瘕痞块，常配伍鳖甲、莪术、丹参、青皮等。

2. 热病神昏，癫痫痰闭　本品辛散苦泄，入心经，故能解郁开窍，清心泄热。治痰浊蒙蔽心窍，热陷心包之神昏，常配伍石菖蒲、竹沥、栀子等；治癫痫痰闭，常配伍白矾以化痰开窍。

3. 吐血，衄血，倒经，尿血，血淋 本品性寒清热，苦能降泄，易入肝经血分而能凉血降气止血。治气火上逆之吐血、衄血、倒经，可配伍生地黄、牡丹皮、栀子等；治热结下焦，伤及血络之尿血、血淋，常与生地黄、小蓟等配伍。

4. 肝胆湿热之黄疸、胆石症 本品性寒入肝胆经，故能清利肝胆湿热。治湿热黄疸，常配伍茵陈蒿、栀子等；治胆石症，常与金钱草等配伍。

【用法用量】水煎服，3～10g。

【使用注意】不宜与丁香、母丁香同用。

【按语】郁金与香附均能疏肝解郁，可用于肝气郁结之证。然郁金药性偏寒，既入血分，又入气分，善活血止痛，行气解郁，长于治疗肝郁气滞血瘀之痛证；香附药性偏温，专入气分，善疏肝行气，调经止痛，长于治疗肝郁气滞之月经不调。

姜黄《新修本草》

【来源】为姜科植物姜黄 *Curcuma longa* L. 的干燥根茎。生用。

【药性】辛、苦，温。归肝、脾经。

【功效】破血行气，通络止痛。

【应用】

1. 气滞血瘀痛证 本品辛散温通，既入气分又入血分，能活血行气止痛。治胸阳闭阻或心脉闭阻之心胸刺痛，可与当归、木香、乌药等配伍；治肝胃气滞寒凝之胸胁痛，可与枳壳、肉桂、炙甘草等配伍；治气滞血瘀之痛经、闭经、产后腹痛，多配伍当归、川芎、红花等；治跌打损伤，瘀肿疼痛，可与苏木、乳香、没药等配伍。

2. 风湿痹痛 本品辛散苦燥温通，能外散风寒湿邪，内行气血，通络止痛，尤长于行肢臂而除痹痛，常配伍羌活、防风、细辛、当归等。

此外，本品配白芷、细辛为末外用可治牙痛、牙龈肿胀疼痛；配伍大黄、白芷、天花粉等外敷，可用于疮疡痈肿；治皮癣痛痒，可单用本品外敷。

【用法用量】水煎服，3～10g。外用适量。

【使用注意】血虚无气滞血瘀者慎用；孕妇忌用。

【按语】郁金与姜黄均有活血行气止痛作用。郁金苦寒降泄，行气力强，以治血热瘀滞之证为宜，又能利胆退黄、清心凉血而用于湿热黄疸、热病神昏等证。姜黄辛温行散，祛瘀力强，以治寒凝气滞血瘀之证为好，并可祛风通痹而用于风湿痹痛。

乳香《名医别录》

【来源】为橄榄科植物乳香树 *Boswellia carterii* Birdw 及其同属植物 *Boswellia bhawdajiana* Birdw. 树皮渗出的树脂。生用或炒用。

【药性】辛、苦，温。归心、肝、脾经。

【功效】活血定痛，消肿生肌。

【应用】

1. 跌打损伤，疮疡痈肿 乳香辛香走窜，味苦通泄入血，入心、肝经，既能散瘀止痛，又能活血消痈，祛腐生肌，为伤科要药。治跌打损伤，常与没药、血竭、红花等同用；治疮疡肿毒初起，红肿热痛，可配伍没药、金银花、白芷等；治痈疽、瘰疬、痰核，肿块坚硬不消，可与没药、麝香、雄黄等同用；治疮疡溃破，久不收口，常配伍没药研末外用。

2. 气滞血瘀痛证　本品辛散走窜，苦泄温通，既入血分，又入气分，能行血中气滞，化瘀止痛；内能宣通脏腑气血，外能透达四肢经络，故可用于一切气滞血瘀之痛证。治胃脘疼痛，可配伍没药、延胡索、香附等；治胸痹心痛，可与丹参、川芎等同用；治痛经、闭经、产后瘀阻腹痛，常配伍当归、丹参、没药等；治风寒湿痹，肢体麻木疼痛，常配伍羌活、防风、秦艽、当归、川芎等。

【用法用量】煎汤或入丸、散，3~5g；外用适量，研末调敷。

【使用注意】胃弱者慎用，孕妇及无瘀滞者忌用。

没药《开宝本草》

【来源】为橄榄科植物地丁树 *Commiphora myrrha* Engl. 或哈地丁树 *Commiphora molmol* Engl. 的干燥树脂。生用、炒用或醋制用。

【药性】辛、苦，平。归心、肝、脾经。

【功效】散瘀定痛，消肿生肌。

【应用】本品功效主治与乳香相似。常与乳香相须为用，治疗跌打损伤，瘀滞疼痛，痈疽肿痛，疮疡溃后久不收口，以及一切瘀滞痛证。

【用法用量】3~5g，炮制去油，多入丸、散用。外用适量。

【使用注意】同乳香。

【按语】没药功效、应用与乳香相近，均为伤科止痛常用药。二者区别在于：乳香偏于行气伸筋，治疗痹证多用；没药偏于散血化瘀，治疗血瘀气滞较重之胃痛多用。

五灵脂《开宝本草》

【来源】为鼯鼠科动物复齿鼯鼠 *Trogopterus xanthipes* Milne - Edwards 的干燥粪便。生用或醋制、酒制用。

【药性】苦、咸、甘，温。归肝经。

【功效】活血止痛，化瘀止血。

【应用】

1. 瘀血阻滞诸痛证　本品苦泄温通，专入肝经血分，长于活血化瘀止痛，为治疗瘀滞疼痛之要药，常与蒲黄相须为用。治胸痹心痛，常配伍川芎、丹参、乳香、没药等；治脘腹胁痛，可与延胡索、香附、没药等配伍；治痛经、闭经、产后瘀滞腹痛，常配伍当归、益母草等；治骨折肿痛，可与白及、乳香、没药等研末外敷。

2. 瘀滞出血证　本品炒用能化瘀止血，故可用于瘀血内阻，血不归经之出血证。治妇女崩漏经多，色紫多块，少腹刺痛，可单味炒研末，温酒送服，或配伍神曲、三七、蒲黄等。

【用法用量】水煎服，3~10g，宜包煎。

【使用注意】血虚无瘀及孕妇慎用。人参畏五灵脂，一般不宜同用。

类方

失笑散《太平惠民和剂局方》

【组成】五灵脂　蒲黄各6g

【用法】共为细末。每服6g，用黄酒或醋冲服。

【功用】活血祛瘀，散结止痛。

【主治】瘀血疼痛证。心胸刺痛，脘腹疼痛，或产后恶露不行，或月经不调，少腹急痛。

【方义】本方证由瘀血内停所致。治宜活血祛瘀止痛。方中五灵脂入肝经血分，功善通利血脉，散瘀止痛；蒲黄行血消瘀，炒用并能止血。二药相须为用，化瘀散结止痛。调以米醋，或用黄酒冲服，乃取其活血脉，行药力，化瘀血，以增活血止痛之功，且制五灵脂气味之腥臊。二药合用，药简力专，共奏祛瘀止痛，推陈出新之功，使瘀血去，脉道通，病者每于不觉中诸症悉除，不禁欣然而笑，故以“失笑”名之。

第二节 活血调经类

本类药物多辛散苦泄，主归肝经血分，具有活血散瘀之功，尤善通畅血脉而调经水，主治血行不畅所致之月经不调、痛经、闭经及产后瘀滞腹痛，亦常用于瘀血痛证、癥瘕、跌打损伤、疮痈肿毒等。

中药

丹参《神农本草经》

【来源】为唇形科植物丹参 *Salvia miltiorrhiza* Bge. 的干燥根及根茎。生用或酒制用。

【药性】苦，微寒。归心、肝经。

【功效】活血祛瘀，通经止痛，清心除烦，凉血消痈。

【应用】

1. 月经不调，闭经，痛经，产后瘀滞腹痛 本品性微寒而缓，功能活血祛瘀，可祛瘀生新而不伤正，善调妇人经水，为妇科调经常用药。临床常用于月经不调、经闭、痛经及产后瘀滞腹痛。因其性偏寒凉，故尤适宜于血热瘀滞之证。可单用研末酒调服；亦常与川芎、当归、益母草等配伍。若治证属寒凝血滞者，可配伍吴茱萸、肉桂等。

2. 血瘀心痛、脘腹疼痛，癥瘕积聚，跌打损伤及风湿痹证 本品功能通行血脉，祛瘀止痛，故可应用于各种瘀血病证。治血脉瘀阻之胸痹心痛，脘腹疼痛，可配伍砂仁、檀香等；治癥瘕积聚，可与三棱、莪术、鳖甲等配伍；治跌打损伤，肢体瘀血作痛，可配伍当归、乳香、没药等；治风湿痹证，可与防风、秦艽、牛膝、续断等配伍。

3. 疮痈肿毒 本品性寒，功能凉血活血，清热消痈，可用于热毒瘀阻引起的疮痈肿毒，常配伍清热解毒药。治乳痈初起，常配伍金银花、连翘等。

4. 热病烦躁神昏及心悸失眠 本品入心经，功能清热凉血，除烦安神。治热病邪入心营之烦躁不寐，甚或神昏，可与生地黄、玄参、黄连、竹叶等配伍；治血不养心之失眠、心悸，常配伍生地黄、酸枣仁、柏子仁等。

【用法用量】水煎服，10～15g。活血化瘀宜酒制用。

【使用注意】反藜芦。孕妇慎用。

类方

复方丹参片《中华人民共和国药典》

【组成】丹参450g　三七141g　冰片8g

【用法】口服，每日3次，每次3片。

【功用】活血化瘀，理气止痛。

【主治】气滞血瘀所致的胸痹。胸闷、心前区刺痛，以及冠心病心绞痛。

【方义】本方证由气滞血瘀，脉络瘀阻所致。治宜活血化瘀，行气止痛。方中丹参活血祛瘀，通经止痛，为君药；三七活血定痛，冰片芳香开窍、入心止痛，二药合用为臣。三药配伍，共奏活血化瘀，理气止痛之功。

冠心Ⅱ号《古今名方》引北京冠心病防治组方

【组成】丹参30g　赤芍　川芎　红花　降香各15g

【用法】口服。

【功用】行气活血，祛瘀通络。

【主治】气滞血瘀之冠心病。胸闷不适，或有胸前疼痛，心悸，憋闷。

【方义】本方证由气滞血瘀，心脉瘀阻所致。治宜活血行气，祛瘀通络。方中丹参活血祛瘀，通经止痛，重用为君。川芎活血行气止痛，降香化瘀理气止痛，二药合用，加强君药活血止痛之效，共为臣药。佐以赤芍清热凉血，散瘀止痛；红花活血通经，散瘀止痛。全方合用，共奏行气活血，祛瘀通络之功。

中药

红花《新修本草》

【来源】为菊科植物红花 *Carthamus tinctorius* L. 的干燥花。生用。

【药性】辛，温。归心、肝经。

【功效】活血通经，散瘀止痛。

【应用】

1. 血滞经闭，痛经，产后瘀滞腹痛　红花辛散温通，为治妇产科血瘀病证之常用药，常与当归、川芎、桃仁等相须为用。治痛经，单用即可获效，也可以本品一味与酒煎服，亦可配伍赤芍、延胡索、香附等；治经闭，可配伍当归、赤芍、桃仁等；治产后瘀滞腹痛，可与荷叶、蒲黄、牡丹皮等配伍。

2. 癥瘕积聚　本品能活血通经，祛瘀消癥，用治癥瘕积聚，常与三棱、莪术、香附等配伍。

3. 胸痹心痛，血瘀腹痛、胁痛　本品能活血通经，祛瘀止痛，善治瘀阻心腹胁痛。若治胸痹心痛，常与桂枝、瓜蒌、丹参等配伍；治瘀滞腹痛，常与桃仁、川芎、牛膝等配伍；治胁肋刺痛，常配伍桃仁、柴胡、大黄等。

4. 跌打损伤，瘀滞肿痛　本品长于通利血脉，消肿止痛，为治跌打损伤，瘀滞肿痛之要药，常配伍木香、苏木、乳香、没药等；或制为红花油、红花酊涂擦；治疗疮疡肿痛，可与当归、赤芍、重楼等同用。

5. 瘀滞斑疹色暗　本品能活血通脉以化瘀消斑，可用于瘀热郁滞之斑疹色暗，常配伍紫草、大青叶、当归、葛根等。

此外，红花还可用于回乳、瘀阻头痛、眩晕、中风偏瘫、喉痹、目赤肿痛等证。

【用法用量】水煎服，3~10g。外用适量。

【使用注意】孕妇忌用。有出血倾向者慎用。

桃仁《神农本草经》

【来源】为蔷薇科植物桃 *Prunus persica*（L.）Batsch 或山桃 *Prunus davidiana*（Carr.）Franch. 的干燥成熟种子。生用、炒用或去油制霜用。

【药性】苦、甘，平。归心、肝、大肠经。

【功效】活血祛瘀，润肠通便，止咳平喘。

【应用】

1. 瘀血阻滞病证 本品味苦而入心肝血分，善泄血滞，祛瘀力强，又称破血药，为治疗各种瘀血阻滞病证之常用药。治瘀血经闭、痛经，常与红花相须为用，并配伍川芎、赤芍、当归等；治产后瘀滞腹痛，常与炮姜、川芎等配伍；治瘀血蓄积之癥瘕痞块，常配伍牡丹皮、桂枝、赤芍等，若下焦蓄血，少腹急结，小便自利，其人如狂，甚则烦躁谵语，至夜发热，可配伍大黄、芒硝、桂枝等；治跌打损伤，瘀肿疼痛，常配当归、大黄、红花等。

2. 肺痈，肠痈 本品能活血祛瘀消痈，配伍清热解毒药，常用治肺痈、肠痈等证。治肺痈，可与苇茎，冬瓜仁等配伍；治肠痈，多与大黄、牡丹皮等配伍。

3. 用于肠燥便秘 本品富含油脂，能润燥滑肠，可用治肠燥便秘，多与当归、火麻仁、瓜蒌仁等配伍。

4. 用于咳嗽气喘 本品味苦入肺，能肃肺止咳平喘。治咳嗽气喘，可单以本品煮粥食用，或与杏仁配伍。

【用法用量】水煎服，5~10g，捣碎用；桃仁霜入汤剂宜包煎。

【使用注意】孕妇忌用。便溏者慎用。

类方

桃核承气汤《伤寒论》

【组成】桃仁12g　大黄12g　桂枝6g　炙甘草6g　芒硝6g

【用法】水煎，芒硝溶服。

【功用】逐瘀泻热。

【主治】下焦蓄血证。少腹急结，小便自利，至夜发热，其人如狂，甚则谵语烦躁；以及血瘀经闭，痛经，脉沉实而涩者。

【方义】本方证由瘀热互结，血蓄下焦所致。治宜因势利导，破血下瘀，并除血分邪热。方中桃仁活血破瘀；大黄破瘀泻热，两者配伍，瘀热并治，共为君药。桂枝通行血脉，协助桃仁活血行瘀，配于寒凉破泄方中，还可防止诸药寒凉凝血之弊；芒硝泻热软坚，可助大黄下瘀泄热，共为臣药。桂枝与硝、黄同用，相反相成，桂枝得硝、黄则温通而不助热；硝、黄得桂枝则寒下而不凉遏。炙甘草益气护胃和中，可缓和诸药峻烈之性，为佐使药。上药配伍，共奏破血下瘀之功效，可使蓄血去，瘀热清，则诸症自消。

血府逐瘀汤《医林改错》

【组成】桃仁12g　红花9g　当归9g　生地黄9g　川芎4.5g　赤芍6g　牛膝9g　桔梗4.5g　柴胡3g　枳壳6g　甘草6g

【用法】水煎服。

【功用】活血化瘀，行气止痛。

【主治】胸中血瘀证。胸痛，头痛，日久不愈，痛如针刺而有定处，或呃逆日久不止，或饮水呛咳，干呕，或内热瞀闷，或心悸怔忡，失眠多梦，急躁易怒，入暮潮热，唇黯或两目黯黑，舌质暗红或有瘀斑、瘀点，脉涩或弦紧。

【方义】本方证由瘀血内阻胸部，气机阻滞所致。治宜活血化瘀，行气止痛。方中桃仁破血行滞而润燥，红花活血祛瘀以止痛，共为君药。赤芍、川芎助君药活血祛瘀；牛膝入血分，祛瘀血，通血脉，引血下行，使血不郁于胸中，瘀热不上扰，为臣药。生地黄清热凉血，滋阴养血；合当归养血，使祛瘀不伤正；合赤芍清热凉血，以清瘀热。三药养血益阴，清热活血为佐药。桔梗、枳壳一升一降，宽胸行气，桔梗并能载药上行；柴胡疏肝解郁，升达清阳，与桔梗、枳壳同用，尤善理气行滞，使气行则血行，亦为佐药。甘草调和诸药，为使药。本方取桃红四物汤与四逆散主要配伍，加以牛膝与桔梗升降气机，合而用之，以使血活瘀化气行，则诸证可愈。

中药

益母草《神农本草经》

【来源】为唇形科植物益母草 *Leonurus heterophyllus* Sweet 的新鲜或干燥地上部分。生用或熬膏用。

【药性】辛、苦，微寒。归心、肝、膀胱经。

【功效】活血调经，利尿消肿，清热解毒。

【应用】

1. 血滞经闭，痛经，经行不畅，产后恶露不尽，瘀滞腹痛　本品苦泄辛散，主入血分，善活血调经，祛瘀通经，为妇科经产良药。治血滞经闭、痛经、月经不调，可单用熬膏服，或配伍当归、丹参、川芎、赤芍等；治产后恶露不尽、瘀滞腹痛，或难产、胎死腹中，可单以本品煎汤或熬膏服用，或配伍当归、川芎、乳香等。

2. 水肿，小便不利　本品具利水消肿之功，又可活血化瘀，故尤宜于水瘀互阻之水肿。可单用，亦可与白茅根、泽兰等配伍。用治血热及瘀滞之血淋、尿血，可与车前子、石韦、木通等配伍。

3. 跌打损伤，疮痈肿毒，皮肤瘾疹　本品既能活血散瘀以止痛，又能清热解毒以消肿。治跌打损伤瘀痛，可配伍川芎、当归等；治疮痈肿毒、皮肤瘾疹，可单用本品煎汤外洗或外敷，亦可配伍黄柏、蒲公英、苦参等药煎汤内服。

【用法用量】水煎服，9～30g；鲜品 12～40g；或熬膏，入丸剂。外用适量，捣敷或煎汤外洗。

【使用注意】孕妇忌用。

泽兰《神农本草经》

【来源】为唇形科植物毛叶地瓜儿苗 *Lycopus lucidus* Turcz. var. *hirtus* Regel 的干燥地上部分。生用。

【药性】苦、辛，微温。归肝、脾经。

【功效】活血调经，祛瘀消痈，利水消肿。

【应用】

1. 血瘀经闭，痛经，产后瘀滞腹痛　本品辛散苦泄温通，平和不峻，善活血调经，为妇科活血调经之常用药，常配伍当归、川芎、香附等；若血瘀复有血虚者，多配伍当归、白芍等。

2. 跌打损伤，瘀肿疼痛，疮痈肿毒　本品能活血祛瘀，消肿止痛。治跌打损伤，瘀肿疼痛，可单用捣碎，亦可配伍当归、红花、桃仁等；治胸胁损伤疼痛，多与丹参、郁金、延胡索等配伍；治疮痈肿毒，可单用捣碎外敷，或配伍金银花、黄连、赤芍等。

3. 水肿，腹水　本品既能活血祛瘀，又善利水消肿，故尤宜于瘀血阻滞，水瘀互结之水肿。治产后水肿，可与防己等分为末，醋汤调服；治腹水身肿，多配伍白术、茯苓、防己、车前子等。

【用法用量】水煎服，6~12g。外用适量。

【使用注意】血虚及无瘀滞者慎用。

【按语】益母草、泽兰均能活血调经，祛瘀消痈，利水消肿，常用于妇人经产血瘀病证及跌打损伤、瘀肿疼痛、疮痈肿毒、水瘀互结之水肿等证。然益母草辛散苦泄之力较强，性寒又能清热解毒，其活血、解毒、利水作用较泽兰为强，临床应用亦更广泛。

牛膝《神农本草经》

【来源】为苋科植物牛膝（怀牛膝）*Achyranthes bidentata* Blume. 的干燥根。生用或酒制用。

【药性】苦、甘、酸，平。归肝、肾经。

【功效】逐瘀通经，补肝肾，强筋骨，利水通淋，引血下行。

【应用】

1. 瘀血阻滞之经闭、痛经、经行腹痛、胞衣不下及跌扑伤痛　本品性善下行，活血祛瘀力较强，长于活血通经，疏利降泄，尤宜用治妇科经产诸疾以及跌打伤痛。治瘀阻经闭、痛经、月经不调、产后腹痛，常与当归、桃仁、红花等配伍；治胞衣不下，可与当归、瞿麦、冬葵子等配伍；治跌打损伤、腰膝瘀痛，常配伍续断、当归、乳香、没药等。

2. 腰膝酸痛，下肢痿软　本品既能活血祛瘀，又善补益肝肾，强筋健骨，兼具祛风除湿之功。治肝肾亏虚之腰痛、腰膝酸软，可配伍杜仲、续断、补骨脂等；治痹痛日久，腰膝酸痛，常与独活、桑寄生等配伍；治湿热成痿，足膝痿软，可配伍苍术、黄柏等。

3. 淋证，水肿，小便不利　本品性善下行，能活血祛瘀，利水通淋。治热淋、血淋、砂淋，常与冬葵子、瞿麦、车前子、滑石等配伍；治水肿、小便不利，常配伍生地黄、泽泻、车前子等。

4. 火热上炎，阴虚火旺之头痛、眩晕、齿痛、口舌生疮、吐血、衄血　本品味苦降泄，能导热下泄，引血下行，以降上炎之火。治阴虚阳亢之头痛眩晕，可配伍代赭石、生牡蛎、生龟板等；治胃火上炎之齿龈肿痛、口舌生疮，可配伍生地黄、石膏、知母等；治气火上逆，迫血妄行之吐血、衄血，可与白茅根、栀子、代赭石等配伍。

【用法用量】水煎服，5~12g。通经、利水通淋、引血下行宜生用；补肝肾、强筋骨宜酒制用。

【使用注意】孕妇及月经过多者忌服。中气下陷、脾虚泄泻、下元不固、多梦遗精者慎用。

【附药】**川牛膝**　为苋科植物川牛膝 *Cyathula officinalis* Kuan 的干燥根。性味甘、微苦，平；归肝、肾经。功能逐瘀通经，通利关节，利尿通淋。主要用于经闭癥瘕，胞衣不下，跌仆损伤，风湿痹痛，足痿筋挛，尿血血淋。水煎服，5~10g。孕妇慎用。二者相比，怀牛膝于逐瘀通经之中，又以补肝肾、强筋骨见长；川牛膝则偏于利水湿、通关节为胜。

鸡血藤《本草纲目拾遗》

【来源】为豆科植物密花豆 *Spatholobus suberectus* Dunn 的干燥藤茎。生用或熬膏用。

【药性】苦、甘，温。归肝、肾经。

【功效】活血补血，调经止痛，舒筋活络。

【应用】

1. 月经不调，痛经，闭经　本品苦而不燥，温而不烈，能行血散瘀，调经止痛，复因性质和缓，又兼补血作用，故凡妇人血瘀及血虚之月经病证均可应用。治血瘀所致之月经不调、痛经、闭经，可配伍川芎、当归、香附等；治血虚月经不调、痛经、闭经，可与当归、熟地黄、白芍等配伍。

2. 风湿痹痛，手足麻木，肢体瘫痪及血虚萎黄 本品功能行血养血，舒筋活络，为治疗经脉不畅及络脉不和病证之常用药。治风湿痹痛，肢体麻木，多配伍独活、威灵仙、桑寄生等；治中风手足麻木，肢体瘫痪，多配伍黄芪、丹参、地龙等药；治血虚不养筋之肢体麻木、血虚萎黄，多配伍黄芪、当归等。

【用法用量】水煎服，9～15g。或浸酒服，或熬膏服。

王不留行《神农本草经》

【来源】为石竹科植物麦蓝菜 *Vaccaria segetalis*（Neck.）Garcke 的干燥成熟种子。生用或炒用。

【药性】苦，平。归肝、胃经。

【功效】活血通经，下乳消肿，利尿通淋。

【应用】

1. 血瘀经闭，痛经，难产 本品长于活血通经，通利血脉，走而不守。治经行不畅、痛经及经闭，常与当归、川芎、香附、红花等配伍；治妇人难产，或胎死腹中，可配伍五灵脂、刘寄奴等。

2. 产后乳汁不下，乳痈肿痛 本品苦泄宣通，归肝、胃经，走血分，能行血脉，通乳汁。治产后气血不畅，乳汁不下，可与穿山甲配伍；治产后气血亏虚，乳汁稀少，可与黄芪、当归、猪蹄同用；治乳痈肿痛，可与蒲公英、夏枯草、瓜蒌等配伍。

3. 热淋、血淋、石淋 本品性善下行，功能活血利尿通淋，善治多种淋证，常与石韦、瞿麦、冬葵子等配伍。

【用法用量】水煎服，5～10g。外用适量。

【使用注意】孕妇慎用。

第三节 活血疗伤类

本类药物性味多辛、苦、咸，主归肝、肾经，具有活血化瘀、消肿止痛、续筋接骨、止血生肌敛疮之功效，主要适用于跌打损伤、瘀肿疼痛、骨折筋损、金疮出血等伤科疾患。也可用于其他一般血瘀病证。

骨折筋伤病证，容易损及肝肾，故应用此类药物时，多适当配伍补肝肾、强筋骨类药物，以促进骨折的愈合恢复。

中药

土鳖虫《神农本草经》

【来源】为鳖蠊科昆虫地鳖 *Eupolyphaga sinensis* Walk. 或冀地鳖 *Steleophaga plancyi*（Boleny）的雌虫干燥体。生用。

【药性】咸，寒。有小毒。归肝经。

【功效】破血逐瘀，续筋接骨。

【应用】

1. 跌打损伤，筋伤骨折，瘀肿疼痛 本品咸寒入血，主入肝经，性善走窜，能活血消肿止痛，续筋接骨疗伤，为伤科要药。治骨折筋伤，瘀血肿痛，可单以本品研末调敷或黄酒冲服，或与自然铜、骨碎补、乳香等配伍；治骨折筋伤后期，筋骨软弱，常与续断、杜仲等配伍。

2. 血瘀经闭，产后瘀滞腹痛，积聚痞块 本品入肝经血分，能破血消癥、逐瘀通经，故常用于经产瘀滞证及积聚痞块。治血瘀经闭，产后瘀滞腹痛，常与大黄、桃仁等配伍；治干血成劳，经闭腹满，肌肤甲错者，常配伍大黄、水蛭等；治积聚痞块，常配伍柴胡、桃仁、鳖甲等。

【用法用量】水煎服，3～10g；研末服，1～1.5g，黄酒送服。外用适量。

【使用注意】孕妇忌服。

类方

大黄䗪虫丸《金匮要略》

【组成】大黄（蒸）300g 黄芩60g 甘草90g 桃仁60g 杏仁60g 芍药120g 干地黄300g 干漆30g 虻虫60g 水蛭60g 蛴螬60g 土鳖虫30g

【用法】炼蜜为丸。酒调服，每服3g，日服3次。

【功用】活血消癥，祛瘀生新。

【主治】五劳虚极证。形体羸瘦，腹满不能饮食，肌肤甲错，两目黯黑。

【方义】本方证由五劳虚极，经络营卫俱虚，血脉凝涩，日久结成“干血”（血瘀）所致。治宜活血消癥，祛瘀生新。方中大黄攻逐瘀血，凉血散瘀；土鳖虫破血逐瘀，共为君药。桃仁、蛴螬、水蛭、干漆、虻虫助君药以破血通络，攻逐瘀血，共为臣药。黄芩配大黄清泄瘀热；杏仁配桃仁可润燥结，且能破血降气，与诸活血攻下药配伍则可祛瘀血；生地黄、芍药滋阴养血，共为佐药。甘草、白蜜益气和中补虚，调和诸药，且可缓和诸破血药峻猛伤正之弊；酒服以行药势，共为使药。诸药合用，可使瘀血去，新血生，则正气自复。

中药

自然铜《雷公炮炙论》

【来源】为硫化物类矿物黄铁矿族黄铁矿，主含二硫化铁（FeS_2）。采后除去杂质，砸碎，以火煅透，醋淬，研末或水飞用。

【药性】辛，平。归肝经。

【功效】散瘀止痛，续筋接骨。

【应用】跌打损伤，骨折筋断，瘀肿疼痛。本品味辛而散，主入肝经血分，功能活血化瘀，续筋接骨，尤长于促进骨折之愈合，为伤科要药，外敷内服均可。常与乳香、没药、当归、苏木、血竭等配伍。

【用法用量】水煎服，3～9g，入汤剂宜先煎。入丸、散，醋淬研末服，每次0.3g。外用适量。

【使用注意】不宜久服。阴虚火旺、血虚无瘀者慎用。

苏木《新修本草》

【来源】为豆科植物苏木 *Caesalpinia sappan* L. 的干燥心材。生用。

【药性】甘、咸、辛，平。归心、肝、脾经。

【功效】活血祛瘀，消肿止痛。

【应用】

1. 跌打损伤，骨折筋伤，瘀滞肿痛 本品味辛能散，咸入血分，能活血散瘀，消肿止痛，为伤科常用药。常与乳香、没药、自然铜等药配伍。

2. 血滞经闭，产后瘀阻腹痛，痛经，心腹疼痛，痈肿疮毒等　本品活血祛瘀，通经止痛，为妇科瘀滞经产诸证及其他瘀滞病证之常用药。治血瘀经闭、痛经、产后瘀滞腹痛，常与川芎、当归、红花等药配伍；治心腹瘀痛，常配伍丹参、川芎、延胡索等；治痈肿疮毒，多配伍金银花、连翘、白芷等。

【用法用量】水煎服，3～9g。外用适量，研末撒敷。

【使用注意】月经过多者及孕妇忌用。

骨碎补《药性论》

【来源】为水龙骨科植物槲蕨 *Drynaria fortunei*（Kunze）J. Sm. 的干燥根茎。生用或砂烫用。

【药性】苦，温。归肝、肾经。

【功效】活血疗伤止痛，补肾强骨；外用消风祛斑。

【应用】

1. 跌打损伤所致之筋骨损伤、瘀滞肿痛　本品能活血化瘀，消肿止痛，续筋接骨，为伤科要药。治跌扑损伤，可单以本品浸酒内服、外敷或水煎服；或与没药、自然铜等配伍。

2. 肾虚之腰痛脚弱、耳鸣耳聋、牙痛、久泄　本品苦温入肾，功能温补肾阳，强筋健骨，可用治肾虚诸证。治肾虚腰痛脚弱，可配伍补骨脂、牛膝等；治肾虚耳鸣、耳聋、牙痛，可配伍熟地黄、山茱萸等；治肾虚久泻，可单以本品研末，入猪肾中煨熟食之，或配伍补骨脂、益智仁、吴茱萸等。

另外，本品还可用于斑秃、白癜风等的治疗。

【用法用量】水煎服，3～9g。外用适量，研末调敷或鲜品捣敷，亦可浸酒擦患处。

【使用注意】阴虚火旺、血虚风燥者慎用。

马钱子《本草纲目》

【来源】为马钱科植物马钱 *Strychnos nux－vomica* L. 的成熟种子。制用。

【药性】苦，寒；有大毒。归肝、脾经。

【功效】通络止痛，散结消肿。

【应用】

1. 跌打损伤，骨折肿痛　本品功能散结消肿止痛，为疗伤止痛之要药。治跌打损伤、骨折肿痛，可配伍麻黄、乳香、没药、穿山甲等。

2. 痈疽疮毒，咽喉肿痛　本品能散结消肿，攻毒止痛。治痈疽疮毒，单以本品外用即可；治喉痹肿痛，可与青木香、山豆根等分为末吹喉。

3. 风湿顽痹，麻木瘫痪　本品能搜筋骨，祛风湿，可开通经络，透达关节，止痛力强。治疗风湿顽痹，拘挛疼痛，麻木瘫痪，单用本品即有效，亦可配伍麻黄、乳香、全蝎等为丸服。

【用法用量】0.3～0.6g，炮制后入丸散用。外用适量。

【使用注意】内服不宜生用及多服久服。本品所含有毒成分能被皮肤吸收，故外用亦不宜大面积涂敷。孕妇禁用，体虚者忌用。

第四节　破血消癥类

本类药物味多辛苦，兼有咸味，以虫类药居多，主入肝经血分。药性峻猛，走而不守，能破血逐瘀，消癥散积，故本类中药方剂主治瘀血时间长、程度重的癥瘕积聚。亦可用于血瘀经闭、瘀肿疼痛、中风偏瘫等。应用本类药物组方时，常配伍行气药以增强其破血消癥之功，或配伍攻下药以增强其攻逐瘀血之力。

中药

莪术《药性论》

【来源】为姜科植物蓬莪术 *Curcuma phaeocaulis* Val. 或温郁金 *Curcuma wenyujin* Y. H. Chen et C. Ling、广西莪术 *Curcuma kwangsiensis* S. Lee et C. F. Liang 的干燥根茎。生用或醋制用。

【药性】辛、苦，温。归肝、脾经。

【功效】破血行气，消积止痛。

【应用】

1. 癥瘕积聚，经闭，心腹瘀痛　本品苦泄辛散温通，既入血分，又入气分，功能破血散瘀，消癥化积，行气止痛，多用于气滞血瘀、食积日久而成之癥瘕积聚，以及气滞、血瘀、食积、寒凝所致诸痛证。治经闭腹痛，腹中痞块，常与三棱、当归、香附等配伍；治胁下痞块，可与丹参、三棱、鳖甲、柴胡等配伍；治血瘀经闭、痛经，常与当归、红花、牡丹皮等配伍；治胸痹心痛，多与丹参、川芎等配伍；治体虚而瘀血久留不去，常配伍黄芪、党参等。

2. 食积脘腹胀痛　本品功能行气止痛，消食化积。用治食积不化之脘腹胀痛，可与青皮、槟榔等配伍；治脾虚食积之脘腹胀痛，可配伍党参、茯苓、白术等。

此外，本品既能破血祛瘀，又能消肿止痛，故可用于跌打损伤，瘀肿疼痛，多与其他祛瘀疗伤药配伍。

【用法用量】水煎服，6～9g。醋制后可加强祛瘀止痛功效。外用适量。

【使用注意】孕妇及月经过多者忌用。

三棱《本草拾遗》

【来源】为黑三棱科植物黑三棱 *Sparganium stoloniferum* Buch. －Ham. 的干燥块茎。生用或醋制用。

【药性】辛、苦，平。归肝、脾经。

【功效】破血行气，消积止痛。

【应用】所治病证与莪术基本相同，常相须为用。

【用法用量】水煎服，5～10g。醋制后可加强祛瘀止痛功效。

【使用注意】孕妇及月经过多者忌用。不宜与芒硝、玄明粉同用。

【按语】莪术与三棱均为破血行气、消积止痛药物，常相伍应用。但莪术善入肝脾气分，长于破气中之血，偏于破气消积；三棱善入肝脾血分，长于破血中之气，偏于破血通经。此二药攻坚之力强盛，易伤正气，临床应用时常配伍其他健脾补气养血药。

水蛭《神农本草经》

【来源】为水蛭科动物蚂蟥 *Whitemania pigra* Whitman、水蛭 *Hirudo nipponica* Whitman 及

柳叶蚂蟥 *Whitemania acranulata* Whitman 的干燥全体。生用或以滑石粉烫后用。

【药性】咸、苦，平；有小毒。归肝经。

【功效】破血通经，逐瘀消癥。

【应用】

1. 血瘀经闭，癥瘕积聚　本品苦咸入血，功善破血逐瘀。用治血滞经闭、癥瘕积聚等，多与虻虫相须为用，或配伍三棱、莪术、桃仁、红花等；若兼体虚者，可配伍人参、当归等。

2. 跌打损伤，瘀血内阻之心腹疼痛　治跌打损伤，可与苏木、自然铜等配伍；治瘀血内阻之心腹疼痛、大便不通，可配伍大黄、牵牛子等；治疗中风偏瘫，可与地龙、当归、红花等配伍。

【用法用量】水煎服，1～3g。

【使用注意】孕妇及月经过多者忌用。

虻虫《神农本草经》

【来源】为虻科昆虫复带虻 *Tabanus bivittatus* Matsumura 等的雌虫体。沸水烫或稍蒸，晒干后去翅、足，炒用。

【药性】苦，微寒；有小毒。归肝经。

【功效】破血逐瘀，消癥散积。

【应用】

1. 血瘀经闭，癥瘕积聚　本品苦泄性烈，专入肝经血分，功能破血逐瘀，通利血脉。治血瘀经闭，产后恶露不下，脐腹作痛，可与熟地黄、水蛭、桃仁等配伍；治干血成劳，血瘀经闭，瘀结成块，可配伍水蛭、土鳖虫、大黄等。

2. 跌打损伤，瘀滞肿痛　本品能化瘀疗伤，消肿止痛。治跌打损伤、瘀滞肿痛，可以本品配牡丹皮为末，酒调服，或与乳香、没药等配伍。

【用法用量】水煎服，1～1.5g；研末服，0.3g。

【使用注意】孕妇及体虚无瘀、腹泻者忌用。

第十九章 化痰止咳平喘类

凡能化痰或消痰，治疗痰证为主的药物，称祛痰药；以祛痰药为主组方，具有化痰或消痰之效，主治痰证的方剂，称为祛痰剂。

以制止或减轻咳嗽和喘息为主要作用的药物，称止咳平喘药；以止咳平喘药为主组方，主治咳喘病证的方剂，称为止咳平喘剂。

化痰类中药方剂每兼止咳、平喘作用；而止咳平喘类中药方剂又每兼化痰作用，且病证上痰、咳、喘三者相互兼杂，故将化痰方药与止咳平喘方药并为一章介绍。

本类中药方剂主治痰证。痰既是病理产物，又是致病因素，随气升降，无处不到，故痰之为患，变化多端。如痰阻于肺之咳喘痰多；痰蒙心窍之昏厥、癫痫；痰蒙清阳之眩晕；痰扰心神之睡眠不安；肝风夹痰之中风、惊厥；痰阻经络之肢体麻木、半身不遂、口眼歪斜；痰火互结之瘰疬、瘿瘤；痰凝肌肉，流注骨节之阴疽流注等，皆可选用化痰药治之。止咳平喘类则用于外感、内伤所致的各种咳嗽和喘息。

应用本类药物或以其为主组方时，除应根据病证不同，有针对性地选择不同的化痰药及止咳平喘药外，还应根据痰、咳、喘的不同病因病机而配伍，以治病求本，标本兼顾。如外感而致者，配解表散邪药；火热而致者，应配清热泻火药；里寒者，配温里散寒药；虚劳者，配补虚药。此外，治癫痫、惊厥、眩晕、昏迷者，则当配平肝息风、开窍、安神药；治痰核、瘰疬、瘿瘤，配软坚散结之品；治阴疽流注，配温阳通滞散结之品。根据成痰之因，还应审因论治。脾为生痰之源，脾虚则津液不归正化而聚湿生痰，故常配健脾燥湿药，以标本兼顾。又因痰易阻滞气机，“气滞则痰凝，气行则痰消”，故常与理气药同用，以加强化痰之功。

某些温燥之性强烈的刺激性化痰药，对痰中带血等有出血倾向者，宜慎用；麻疹初起有表邪之咳嗽，不宜单投止咳药，当以疏解清宣为主，以免恋邪而致久喘不已及影响麻疹之透发，对收敛性及温燥之药尤为所忌。

第一节 化痰类

化痰药主归肺、脾、肝经，性偏于辛苦温燥者，具温肺祛寒、燥湿化痰之功，主治寒痰、湿痰证，症见咳嗽气喘、痰多色白、苔腻等；以及由寒痰、湿痰所致的眩晕、肢体麻木、阴疽流注。性偏于寒凉者，具清化热痰之功；质润者兼能润燥；味咸者兼能软坚散结。主治热痰证，症见咳嗽气喘，痰黄质稠者；或痰稠难咯，唇舌干燥之燥痰证；以及痰热癫痫、中风惊厥、瘿瘤、痰火瘰疬等。

中药　半夏《神农本草经》

【来源】为天南星科植物半夏 *Pinellia ternate* (Thunb) Breit. 的干燥块茎。生用，或用生姜、明矾、生石灰、甘草等制过用。

【性能】辛，温。有毒。归肺、脾、胃经。

【功效】燥湿化痰，降逆止呕，消痞散结。外用消肿止痛。

【应用】

1. 湿痰、寒痰证，风痰眩晕　本品味辛性温而燥，为燥湿痰、化寒痰之要药。治痰湿壅滞之咳嗽声重，痰白质稀，常配伍陈皮、茯苓等；治湿痰上犯清阳之头痛、眩晕，甚则呕吐痰涎，常配伍天麻、白术等。

2. 呕吐　本品善于降逆和胃，各种呕吐皆可配用，为止呕要药。治痰湿中阻或胃寒气逆呕吐，常配伍生姜；治胃热呕吐，可配伍黄连；治胃阴虚呕吐，可配伍石斛、麦冬；治胃气虚呕吐，可配伍人参、白蜜。

3. 心下痞，结胸，梅核气　本品辛开散结，能化痰消痞。治痰热阻滞致心下痞满者，常配伍干姜、黄连、黄芩；治痰热结胸，可配伍瓜蒌、黄连；治梅核气，气郁痰凝，可配伍紫苏、厚朴、茯苓等。

4. 瘿瘤，痰核，痈疽肿毒，毒蛇咬伤　本品内服能消痰散结，外用能消肿止痛。治瘿瘤痰核，常配伍昆布、海藻、贝母等；治痈疽发背、无名肿毒初起或毒蛇咬伤，可用生品研末调敷或鲜品捣敷。

【用法用量】水煎服，3～9g；外用适量。

【使用注意】不宜与乌头类药物同用。阴虚燥咳、血证、热痰、燥痰应慎用。

【按语】半夏与陈皮皆辛温之品，均燥湿化痰，多相须为用；但半夏燥性较强，燥湿化痰力胜；陈皮辛性苦泄，理气和中效显。半夏生品毒性较大，只宜外用，不做内服。内服须炮制。炮制品中有姜半夏、法半夏等，姜半夏长于燥湿化痰、降逆止呕，法半夏长于燥湿化痰。

类方　二陈汤《太平惠民和剂局方》

【组成】半夏15g　橘红15g　茯苓9g　甘草4.5g　生姜7片　乌梅1枚

【用法】水煎服。

【功用】燥湿化痰，理气和中。

【主治】湿痰证。咳嗽痰多，色白易咯，胸膈痞闷，恶心呕吐，肢体倦怠，或头眩心悸，舌苔白滑或腻，脉滑。

【方义】本方证由湿浊内盛，湿聚成痰，阻碍清阳所致。治宜燥湿健脾，理气化痰。方中以半夏为君，取其辛温性燥，善燥湿化痰，降逆和胃。以橘红为臣，理气燥湿祛痰，燥湿以助半夏化痰之功，理气可使气顺痰消。痰由湿生，湿自脾来，故佐以茯苓健脾渗湿，俾湿去脾旺，痰无由生；煎加生姜，助“二陈”降逆化饮，又制半夏之毒；复用少许乌梅收敛肺气，与半夏相伍，散中有收，使祛痰而不伤正，并有“欲劫之而先聚之”之意。以甘草为使，调和药性而兼润肺和中。诸药合用，标本兼顾，燥湿化痰，理气和中，为祛痰通用方剂。

本方为治湿痰证之基础方剂，后世以此为基础加减变化，通治多种痰证。如《传信适用方》导痰汤，以本方去乌梅，加天南星、枳实，有燥湿祛痰、行气开郁之功，主治痰涎壅盛，胸膈痞塞，或咳嗽恶心，饮食少思，以及肝风夹痰，头痛眩晕、呕不能食，甚或痰厥者。《济生方》涤痰汤，以本方去乌梅，加胆南星、枳实、菖蒲、竹茹、大枣，有涤痰开窍之功，主治中风痰迷心窍，舌强不能言。《三因方》温胆汤，以本方去乌梅，加枳实、竹茹、大枣，功能理气化痰，清胆和胃，主治胆胃不和，痰热内扰之虚烦不眠，或呕吐呃逆，以及惊悸不宁、癫痫等症。

半夏厚朴汤《金匮要略》

【组成】半夏12g　厚朴9g　茯苓12g　生姜15g　苏叶6g

【用法】水煎服。

【功用】行气散结，降逆化痰。

【主治】梅核气。咽中如有异物，吐之不出，咽之不下，胸膈满闷，或咳或呕，舌苔白润或白腻，脉弦缓或弦滑。

【方义】本方证由七情郁结，痰气交阻所致。治宜行气解郁，化痰散结。方中半夏化痰散结，降逆和胃，为君药。厚朴行气开郁，下气除满，助半夏散结降逆，痰气共治，为臣药。茯苓甘淡渗湿健脾，助半夏以化痰；生姜辛散温行，制半夏之毒，并助其和胃止呕；苏叶芳香疏散，宣肺疏肝，助厚朴行气宽胸，宣通郁结之气，共为佐药。全方辛苦合用，辛可行气散结，苦能燥湿降逆，共奏行气散结，降逆化痰之功。

半夏泻心汤《伤寒论》

【组成】黄连3g　黄芩9g　半夏12g　干姜9g　人参9g　炙甘草9g　大枣4枚

【用法】水煎服。

【功用】寒热平调，散结除痞。

【主治】寒热互结之痞证。心下痞，但满而不痛，或呕吐，肠鸣下利，舌苔腻而微黄。

【方义】本方证由中气虚弱，寒热互结，使胃肠不和，升降失常所致。治宜调其寒热，益气和胃，散结除痞。方中半夏散结除痞，又善降逆止呕，为君药。干姜辛热散寒，黄芩、黄连苦寒泄热开痞，共为臣药。君臣相伍，寒热平调，辛开苦降，启脾胃升降之机。佐以人参、炙甘草、大枣补中益气，复脾胃升降之职。甘草调和诸药，兼为使药。全方寒热互用以和阴阳，苦辛并进以调升降，补泻兼施以顾虚实。寒热得解，升降复常，则诸症自愈。

中药　　天南星《神农本草经》

【来源】为天南星科植物天南星 *Arisaema erubescens*（Wall.）Schott、异叶天南星 *Arisaema heterophyllum* Bl. 或东北天南星 Arisaema amurense Maxim. 的干燥块茎。生用，或用生姜、明矾制过用。

【性能】苦、辛，温；有毒。归肺、肝、脾经。

【功效】燥湿化痰，祛风解痉；外用散结消肿。

【应用】

1. 顽痰咳嗽　本品性温而燥，有较强的燥湿化痰之功。治湿痰阻肺之咳喘痰多、胸膈胀闷，常与半夏相须为用，并配枳实、橘红；治热痰咳嗽，配伍黄芩、瓜蒌等。

2. 风痰眩晕，中风，癫痫，破伤风　本品归肝经，走经络，善祛风痰而止痉厥。治风痰眩晕，可配伍半夏、天麻等；治风痰留滞经络之半身不遂、手足顽麻、口眼㖞斜，则配伍半夏、川乌、白附子等；治破伤风角弓反张、痰涎壅盛，可配伍白附子、天麻、防风等；治癫痫，可与半夏、全蝎、僵蚕等同用。

3. 痈疽肿痛，蛇虫咬伤　本品外用能消肿散结止痛。治痈疽肿痛、痰核，研末，醋调敷；治毒蛇咬伤，配伍雄黄外敷。

【用法用量】水煎服，3～9g。外用适量。

【使用注意】阴虚燥痰及孕妇忌用。

【附药】**胆南星**　为天南星用牛胆汁拌制而成的加工品。性味苦、微辛，凉。归肝、胆经。功能清热化痰，息风定惊。适用于中风、癫痫、惊风、头风眩晕、痰火喘咳等证。水煎服，1.5～6g。

【按语】本品苦温辛烈，开泄走窜燥湿之力较强，尤善祛经络之风痰而止惊厥，为治风痰留滞经络，半身不遂、手足顽麻、口眼㖞斜等证常用之品。胆汁制后又能治热痰。内服宜制用，生品毒性较大，只宜外用，不做内服。天南星与半夏药性皆辛温有毒，均为燥湿化痰要药，善治湿痰、寒痰。然半夏主入肺、脾，重在治脏腑湿痰，且能止呕。天南星则走经络，偏于祛风痰而能解痉止厥，善治风痰证，消肿散结功显。

玉真散《外科正宗》

【组成】天南星　白附子　防风　白芷　天麻　羌活各6g

【用法】共为细末，每服3g，热酒调服。同时外敷患处。

【功用】祛风化痰，定搐止痉。

【主治】破伤风。牙关紧急，口撮唇紧，身体强直，角弓反张，脉弦紧。

【方义】本方证由皮肉破损，风毒之邪侵入肌腠、经脉所致。治宜祛风解痉为主。方中白附子、天南星善于祛风化痰，定搐解痉，为君药。羌活、防风、白芷疏散经络中的风邪，导之外出，为臣药。天麻息风解痉，为佐药。热酒有通经络、行气血之功，作佐使药之用。诸药相配，共成祛风解痉止搐之效。

中药

禹白附《中药志》

【来源】为天南星科植物独角莲 *Typhonium giganteum* Engl. 的干燥块茎。用白矾、生姜炮制用。

【性能】辛，温。有毒。归胃、肝经。

【功效】祛风痰，定惊搐，止痛，解毒散结。

【应用】

1. 中风痰壅，口眼㖞斜，惊风癫痫，破伤风　本品辛温，善祛风痰而解痉止搐。治中风口眼㖞斜，常配伍全蝎、僵蚕；治风痰壅盛之惊风、癫痫，常配伍半夏、南星；治破伤风，可配伍防风、天麻、南星等。

2. 痰厥头痛，眩晕　本品既祛风痰，又能止痛，其性上行，尤善治头面部诸疾，治痰厥头痛、眩晕，常配伍半夏、天南星；治偏头风痛，与白芷配伍。

3. 瘰疬痰核，毒蛇咬伤　治瘰疬痰核，可鲜品捣烂外敷；治毒蛇咬伤，磨汁内服并外敷，亦可与其他解毒药同用。

【用法用量】水煎服，3～6g。外用适量。

【使用注意】阴虚血虚动风或热盛动风者、孕妇均不宜用。生品一般不内服。

类方 牵正散《杨氏家藏方》

【组方】白附子5g　白僵蚕5g　全蝎5g

【用法】上为细末，每服3g，热酒调下。

【功效】祛风化痰，通络止痉。

【主治】风痰阻于头面经络所致口眼㖞斜。

【方义】本方证由风痰阻于头面经络所致，治宜祛风化痰，通络止痉。方中白附子性味辛温，功能祛风化痰，善治头面之风，为君药。全蝎、僵蚕均能祛风止痉，其中全蝎长于通络，僵蚕并能化痰，共为臣药。以热酒为引，可宣通血脉，引药入络，用为佐使。全方药简力专，可使风散痰消，经络通畅，共收祛风化痰止痉之功。

中药 **芥子**《新修本草》

【来源】为十字花科植物白芥 *Sinapis alba* L. 或芥 *Brassica juncea*（L.）Czern. et Coss. 的干燥成熟种子。生用或炒用。

【性能】辛，温。归肺经。

【功效】温肺豁痰利气，散结通络止痛。

【应用】

1. 寒痰喘咳，悬饮　本品辛温，能温肺寒而化寒饮。治寒痰壅肺之咳喘胸闷、痰多难咯，常配伍苏子、莱菔子；治悬饮咳喘胸满胁痛，可配伍甘遂、大戟等；治冷哮日久，可配伍细辛、甘遂、麝香等研末，于夏令外敷肺俞、膏肓等穴。

2. 阴疽流注，肢体麻木，关节肿痛　本品温通经络，又能消肿散结止痛。治痰湿流注所致的阴疽肿毒，常配伍鹿角胶、肉桂、熟地黄等；治痰湿阻滞经络之肢体麻木或关节肿痛，可配伍马钱子、没药等。

【用法用量】水煎服，3～9g。外用适量，研末调敷，或作发泡剂用。

【使用注意】久咳肺虚及阴虚火旺者忌用；消化道溃疡、出血者及皮肤过敏者忌用。用量不宜过大。不宜久煎。

【按语】本品辛温气锐，性善走散，能散肺寒、利气机、宽胸膈、通经络、豁痰涎、逐水饮。对寒痰哮喘、胁下停饮、阴疽流注等，皆有良效。

类方 控涎丹《三因极一病证方论》

【组成】白芥子　甘遂　大戟各等分

【用法】上药为末，神曲糊为丸，如梧桐子大。饭后临卧时淡姜汤送服。每服2～3g。

【功用】祛痰逐饮。

【主治】治痰涎内伏于胸膈上下，胸背、手脚、颈项、腰胯突然痛不可忍，内连筋骨，牵引钓痛，坐卧不宁，走易不定，或头痛不可举，昏倦多睡，饮食无味，痰唾稠黏，夜间喉中多有锯声，以及手脚沉重，腿冷痹麻，气脉不通，舌苔黏腻，脉弦或滑。

【方义】本方证由痰涎内伏，阻碍气机，滞塞经络所致。大戟能泻脏腑水湿，甘遂能行经隧水湿，二药直达水气所结之处，以攻利水饮。白芥子能化痰散结，以除皮里膜外之痰气。全方配伍简洁，药专力宏，善治痰气交阻或水肿形气俱实者。

中药

皂荚《神农本草经》

【来源】为豆科植物皂荚 *Gleditsia sinensis* Lam. 的干燥成熟果实和不育果实。前者称大皂荚，或肥皂；后者称猪牙皂，又称小皂荚。生用。

【性能】辛、咸，温；有小毒。归肺、大肠经。

【功效】祛痰开窍，散结消肿。

【应用】

1. 顽痰咳喘，咳痰不爽 可单味研末，以蜜为丸，枣汤送服。近代有以本品配麻黄、猪胆汁制成片剂，治咳喘痰多者。

2. 中风，痰厥，癫痫，喉痹痰 配伍细辛共研为散，吹鼻取嚏；或配伍明矾为散，温水调服，以涌吐痰涎。

3. 皮癣 用陈醋浸泡后研末调涂。

又本品“通肺与大肠气”而通便，能治便秘，可单用，也可配伍细辛研末，加蜂蜜调匀，制成栓剂用。本品熬膏外敷有散结消肿之效，治疮肿未溃。

【用法用量】研末服，1～1.5g。外用适量。

【使用注意】内服剂量不宜过大。非顽疾证实体壮者慎用；孕妇、气虚阴亏及有出血倾向者忌用。

【按语】本品辛能通利气道，咸能软化胶结之痰，故顽痰胶阻于肺，症见咳逆上气、时吐稠痰、难以平卧者用之为宜。又味辛而性窜，入鼻则嚏，入喉则吐，能开噤通窍，故中风、痰厥、癫痫、喉痹等痰涎壅盛，关窍阻闭者，亦可用之。

【附药】**皂角刺** 为皂荚树的棘刺，又名皂角针。性味辛温。功能消肿排脓，祛风杀虫。用于痈疽疮毒初起或脓成不溃之证，以及皮癣、麻风等。水煎服，3～10g。外用适量，醋煎涂患处。痈疽已溃者忌用。

旋覆花《神农本草经》

【来源】为菊科植物旋覆花 *Inula japonica* Thunb. 或欧亚旋覆花 *Inula britannica* L. 的干燥头状花序。生用或蜜制用。

【性能】苦、辛、咸，微温。归肺、脾、胃、大肠经。

【功效】降气，消痰，行水，止呕。

【应用】

1. 风寒咳嗽，痰饮蓄结，胸膈痞满 本品苦降消痰平咳喘，辛散利水除痞满。治寒痰咳喘，常配伍苏子、半夏等；治痰热咳喘，可配伍桑白皮、瓜蒌等；治顽痰胶结，胸中满闷，则配伍海浮石、海蛤壳等。

2. 呕吐嗳气，心下痞硬 常配伍代赭石、半夏、生姜等。

此外，本品配伍香附等，还可治气血不和之胸胁疼痛。

【用法用量】水煎服，3～9g；包煎。

【使用注意】阴虚劳嗽，津伤燥咳者忌用。

类方

旋覆代赭汤《伤寒论》

【组成】旋覆花 9g 代赭石 3g 半夏 9g 人参 6g 生姜 15g 炙甘草 9g 大枣 4 枚

【用法】水煎服。

【功用】降逆化痰，益气和胃。

【主治】胃虚痰气逆阻证。心下痞硬，嗳气频作，呕吐呃逆，舌淡苔白腻，脉缓或滑。

【方义】本方证由胃气虚弱，痰浊内阻所致。治当降逆化痰，益气和胃。方中旋覆花苦辛而温，下气化痰，降逆止嗳，重用为君药。代赭石甘寒质重，降逆下气，助旋覆花化痰而止呕嗳，为臣药。半夏辛温，燥湿化痰，降逆和胃；生姜辛温，祛痰散结，降逆止呕，两药合用，协助君、臣药，增强其降逆止呕之功；胃气虚弱，以人参、大枣、甘草益气补中以疗胃虚，且可防金石之品伤胃，均为佐药。甘草又能调和诸药，兼使药之用。诸药合用，共奏降逆化痰，益气和胃之功。

中药

白前《名医别录》

【来源】为萝藦科植物柳叶白前 *Cynanchum stauntonii*（Decne.）Schltr. ex Levl. 或芫花叶白前 *Cynanchum glaucescens*（Decne.）Hand. – Mazz. 的干燥根茎及根。生用或蜜炙用。

【性能】辛、苦，微温。归肺经。

【功效】降气，化痰，止咳。

【应用】咳嗽痰多，胸闷喘急。本品性微温不燥，能祛痰降气以平咳喘，无论表里寒热虚实均可配伍用之。治外感风寒咳嗽，咯痰不爽，常配伍荆芥、桔梗等；治咳喘浮肿、喉中痰鸣、不能平卧，则配伍紫菀、半夏等；治肺热咳喘，可与桑白皮、葶苈子等同用；治久咳致肺气阴两虚者，可与黄芪、沙参等配伍。

【用法用量】水煎服，3～10g。

【按语】本品性微温而不燥烈，长于祛痰、降肺气以平咳喘。无论属寒属热、外感内伤、新嗽久咳均可用之，以痰湿或寒痰阻肺，肺气失降者，最为适宜。

川贝母《神农本草经》

【来源】为百合科植物川贝母 *Fritillaria cirrhosa* D. Don、暗紫贝母 *Fritillaria unibracteata* Hsiao et K. C. Hsia、甘肃贝母 *Fritillaria przewalskii* Maxim. 或梭砂贝母 *Fritillaria delavayi* Franch. 的鳞茎。生用。

【药性】苦、甘，微寒。归肺、心经。

【功效】清热润肺，化痰止咳，散结消痈。

【应用】

1. 虚劳咳嗽，肺热燥咳 本品苦泄甘润，既能清肺热，又能润肺燥，内伤久咳及燥痰热痰尤宜。治阴虚劳嗽，久咳有痰，常配伍沙参、麦冬等；治肺热、肺燥咳嗽，常与知母同用。

2. 瘰疬，乳痈，肺痈 治痰火郁结之瘰疬，常与玄参、牡蛎等同用；治热毒壅结之乳痈、肺痈，常配伍蒲公英、鱼腥草等。

【用法用量】水煎服，3～10g；研末服1～2g。

【使用注意】不宜与乌头类药同用。脾胃虚寒及有湿痰者不宜用。

类方

贝母瓜蒌散《医学心悟》

【组成】贝母9g　瓜蒌6g　天花粉5g　茯苓5g　橘红5g　桔梗5g

【用法】水煎服。

【功用】润肺清热，理气化痰。

【主治】燥痰咳嗽。咯痰不爽，咽喉干燥，苔白而干。

【方义】本方证因燥热伤肺，灼津炼液为痰而发为咳嗽。治当润其燥、清其热、化其痰。方中以贝母为君，取其润肺清热、化痰止咳之功。臣以瓜蒌，润肺清热，理气化痰。佐以天花粉润燥生津，清热化痰；橘红理气化痰，使气顺痰消；茯苓健脾渗湿，以杜生痰之源；桔梗宣利肺气，令肺金宣降有权。诸药合用，共奏润肺清热，理气化痰之功。

中药　　浙贝母《轩岐救正论》

【来源】为百合科植物浙贝母 *Fritillaria thunbergii* Miq. 的干燥鳞茎。生用。

【性能】苦，寒。归肺、心经。

【功效】清热化痰止咳，解毒散结消痈。

【应用】

1. 风热咳嗽及痰热郁肺之咳嗽　前者常配伍桑叶、牛蒡子，后者多配伍瓜蒌、知母等。

2. 瘰疬，瘿瘤，乳痈，肺痈　治痰火瘰疬结核，可配伍玄参、牡蛎等；治瘿瘤，可配伍海藻、昆布；治乳痈，多配伍连翘、蒲公英等，内服外用均可；治肺痈咳吐脓血，常配伍鱼腥草、芦根、桃仁等。

【用法用量】水煎服，5～10g。

【使用注意】同川贝母。

【按语】贝母古时无川、浙之分，统称为贝母，至明《本草汇言》始有“川者为妙”之说，清代《轩岐救正论》始有浙贝母之名。川、浙二贝之功，基本相同，但前者以甘味为主，性偏于润，肺热燥咳、虚劳咳嗽用之为宜；后者以苦味为主，性偏于泄，风热犯肺或痰热郁肺之咳嗽用之为宜。至于清热散结之功，川、浙二贝共有，但以浙贝为胜。

类方　　消瘰丸《医学心悟》

【组成】浙贝母 30g　玄参 30g　牡蛎 30g

【用法】蜜丸，每服 9g，每日 2～3 次。或水煎服。

【功用】清热化痰，软坚散结。

【主治】瘰疬，痰核。咽干，舌红，脉弦滑。

【方义】本方所治瘰疬痰核由痰火凝结所致，治宜清热化痰，软坚散结。方中浙贝母清热化痰，解毒散结，为君；玄参甘寒滋阴降火，咸寒软坚散结；牡蛎咸寒，育阴潜阳，软坚消瘰，共助君药化痰散结为臣。三药合用，共奏清热化痰，软坚散结之效。

中药　　瓜蒌《神农本草经》

【来源】为葫芦科植物栝楼 *Trichosanthes kirilowii* Maxim. 和双边栝楼 *Trichosanthes rosthornii* Harms 的干燥成熟果实。生用。

【性能】甘、微苦，寒。归肺、胃、大肠经。

【功效】清热涤痰，宽胸散结，润燥滑肠。

【应用】

1. 痰热咳喘　本品甘寒而润，善清肺热、润肺燥而化热痰、燥痰。用治痰热阻肺之咳嗽痰黄、质稠难咯、胸膈痞满，配伍黄芩、胆南星、枳实等；治燥热伤肺之干咳无痰或痰少质黏、咯吐不利，则配伍川贝母、天花粉等。

2. 胸痹，结胸　本品能利气开郁，导痰浊下行而奏宽胸散结之效。治痰气互结，胸阳不通之胸痹疼痛，不得平卧，常配伍薤白、半夏；治痰热结胸，胸膈痞满，按之则痛，则配伍黄连、半夏。

3. 肺痈，肠痈，乳痈 本品能清热散结消肿。治肺痈咳吐脓血，可配伍鱼腥草、芦根等；治肠痈，可配伍败酱草、红藤等；治乳痈初起，红肿热痛，常配伍当归、乳香、没药等。

4. 肠燥便秘 瓜蒌仁润燥滑肠，适用于肠燥便秘，常配伍火麻仁、郁李仁、生地黄等。

【用法用量】水煎服，9～15g。

【使用注意】脾虚便溏者及寒痰、湿痰证忌用。不宜与乌头类药物同用。

【按语】本品甘寒滑润，既能上清肺胃之热而涤痰导滞，又能宽中下气以开胸散结，且能下滑大肠而润燥通便。故凡热痰、燥痰之咳喘胸满，痰瘀互结之肺痈、乳痈，皆常应用。对痰气互结、胸阳闭阻不通之胸痹胸痛，尤为要药，兼有便秘者尤为适宜。本品入药又有全瓜蒌、瓜蒌皮、瓜蒌仁之分。瓜蒌皮重在清热化痰，宽胸理气；瓜蒌仁重在润燥化痰，润肠通便；全瓜蒌则兼有瓜蒌皮、瓜蒌仁之功效。

类方

小陷胸汤《伤寒论》

【组成】瓜蒌20g　黄连6g　半夏12g

【用法】水煎服。

【功用】清热化痰，宽胸散结。

【主治】痰热互结之小结胸证。胸脘痞闷，按之则痛，或咳痰黄稠，舌红苔黄腻，脉滑数。

【方义】本方证由痰热结于心下所致。治当清热化痰，宽胸散结。方中以瓜蒌为君，清热化痰，理气宽胸，通胸膈之痹。以黄连为臣，苦寒清热降火，开心下之痞。半夏辛燥，降逆化痰，散心下之结为佐。半夏、黄连合用，一苦一辛，辛开苦降，与瓜蒌相伍，则润燥相得，清热涤痰，其散结开痞之功益著。

清气化痰丸《医方考》

【组成】瓜蒌仁6g　黄芩6g　陈皮6g　杏仁6g　枳实6g　茯苓6g　胆南星9g　制半夏9g

【用法】姜汁为丸，每服6g，温开水送服。

【功用】清热化痰，理气止咳。

【主治】痰热咳嗽。痰稠色黄，咯之不爽，胸膈痞闷，甚至气急呕恶，舌红苔黄腻，脉滑数。

【方义】本方证由痰热壅肺所致。治宜清热化痰，理气止咳。方中以胆南星为君，清热化痰，治痰热之壅闭。瓜蒌仁清肺化痰，黄芩清肺泻火，两者合用，泻肺火、化痰热，以助胆南星之力；制半夏虽属辛温之品，与黄芩相伍，去性存用，化痰散结、降逆止呕，共为臣药。治痰当须理气，故佐以枳实下气消痞，橘红理气宽中化痰，杏仁宣利肺气。脾为生痰之源，肺为贮痰之器，故又佐茯苓健脾渗湿以杜生痰之源。诸药配伍，共奏清热化痰，理气止咳之效，使热清火降，气顺痰消，则诸症自愈。

瓜蒌薤白白酒汤《金匮要略》

【组成】瓜蒌24g　薤白12g　白酒适量

【用法】水煎服。

【功用】通阳散结，行气祛痰。

【主治】胸痹，胸阳不振，痰气互结证。胸中闷痛，甚至胸痛彻背，喘息短气，舌苔白腻，脉沉弦或紧。

【方义】本方证由胸阳不振，痰阻气滞所致。治当宣通胸中之阳气，散胸中痰气之结聚。方中瓜蒌化胸中痰浊，宽胸散结，为君药。薤白通阳散结，行气止痛，为臣药。两药相配，一祛痰结，一通阳气，相辅相成，为治胸痹之要药。佐以辛散温通之白酒，行气活血，增强薤白行气通阳之功。

本方加半夏，名"瓜蒌薤白半夏汤"，较上方增半夏一味，则祛痰散结力较大，适用于胸痹而痰浊较盛，以胸痛彻背、背痛彻胸、不得安卧为主要表现者；本方增枳实、桂枝、厚朴，名"枳实薤白桂枝汤"，善于下气降逆，消痞除满，适用于胸痹而气结较甚，以胸中痞满、气从胁下上逆抢心为主要表现者。

中药　竹茹《本草经集注》

【来源】为禾本科植物青秆竹 *Bambusa tuldoides* Munro、大头典竹 *Sinocalamus beecheyanus* (Munro) McClure var. pubescens P. F. Li 或淡竹 *Phyllostachys nigra* (Lodd) Munro var. Henonis (Mitf.) Stapf ex Rendle 的茎的中间层。生用或姜汁炙用。

【性能】甘，微寒。归肺、胃、心、胆经。

【功效】清热化痰，除烦，止呕。

【应用】

1. 痰热、肺热咳嗽，痰热心烦不寐　本品甘寒性润，善清化热痰。治肺热咳嗽，痰黄稠者，常配伍瓜蒌、桑白皮等；治痰火内扰之胸闷痰多、心烦不寐，常配伍枳实、半夏、茯苓等。

2. 胃热呕吐，妊娠恶阻　本品能清热降逆止呕，为治热性呕逆之要药，常配伍黄连、黄芩、生姜等；若配伍人参、陈皮、生姜等，治胃虚有热之呕吐；治胎热之恶阻呕逆，常配伍枇杷叶、陈皮等。

此外，本品还有凉血止血作用，可用于吐血、衄血、崩漏等。

【用法用量】水煎服，5～10g。生用清化痰热，姜汁炙用止呕。

类方　橘皮竹茹汤《金匮要略》

【组成】橘皮 12g　竹茹 12g　生姜 9g　甘草 6g　人参 3g　大枣 3g

【用法】水煎服。

【功用】降逆止呃，益气清热。

【主治】胃虚有热之呃逆。呃逆或干呕，舌红嫩，脉虚数。

【方义】本方证由胃虚有热，气机上逆所致。治当降逆止呃，益气清热。方中橘皮辛苦性温，行气和胃以止呃；竹茹甘寒，清热安胃以止呕，两药相伍，既能降逆止呕，又可清热安胃，且用量俱重，共为君药。生姜辛温，和胃止呕，为呕家之圣药；人参益气补中，与橘皮相合，行中有补，共为臣药。甘草、大枣益气和胃，助人参补益脾胃，为佐药使。甘草调和药性，兼作使药。诸药合用，共奏降逆止呃，益气清热之功。

中药　竹沥《名医别录》

【来源】来源同竹茹。系新鲜的淡竹和青秆竹等竹秆经火烤灼而流出的淡黄色澄清液汁。

【性能】甘，寒。归心、肺、肝经。

【功效】清热豁痰，定惊利窍。

【应用】

1. 痰热咳喘 本品豁痰力强。治痰热咳喘，痰稠难咯、顽痰胶结，常配伍半夏、黄芩等。

2. 中风痰迷，惊痫癫狂 本品能清心肝之热而涤痰开窍。治中风口噤，可以本品配伍姜汁饮之；治小儿惊风，常配伍胆南星、牛黄等。

【用法用量】内服30~50mL，冲服。本品不能久藏，但可熬膏瓶贮，称竹沥膏；近年用安瓿瓶密封装置，可以久藏。

【使用注意】寒痰及便溏者忌用。

天竺黄《蜀本草》

【来源】为禾本科植物青皮竹 *Bambusa textilis* McClure 或华思劳竹 *Schizostachyum chinense* Rendle 等秆的内分泌液干燥后的块状物。生用。

【性能】甘，寒。归心、肝经。

【功效】清热豁痰，清心定惊。

【应用】

1. 小儿惊风，中风癫痫，热病神昏 本品清化热痰、清心定惊之功与竹沥相似而无寒滑之弊。治小儿痰热惊风，常配伍麝香、胆南星、辰砂等；治中风痰壅、痰热癫痫等，常配伍黄连、菖蒲、郁金等；治热病神昏谵语，可配伍牛黄、连翘、竹叶卷心等。

2. 痰热咳喘 用本品以清热化痰，常配伍瓜蒌、贝母、桑白皮等。

【用法用量】水煎服，3~9g。

【按语】天竺黄、竹沥、竹茹均可清热化痰，治痰热咳喘。天竺黄、竹沥又可定惊，用治热病或痰热而致的惊风、癫痫、中风昏迷、喉间痰鸣。天竺黄定惊之力尤胜，多用于小儿惊风、热病神昏；竹沥性寒滑利，清热涤痰力强，大人惊痫中风、肺热顽痰胶结难咯者多用；竹茹长于清心除烦，多用治痰热扰心之心烦、失眠。

前胡《雷公炮炙论》

【来源】为伞形科植物白花前胡 *Peucedanum praeruptorum* Dunn 或紫花前胡 *Peucedanum decursivum* Maxim. 的干燥根。生用或蜜炙用。

【性能】苦、辛，微寒。归肺经。

【功效】降气化痰，散风清热。

【应用】

1. 痰热咳喘 本品辛散苦降，性寒清热，宜于痰热壅肺，肺失宣降之咳喘胸满、咯痰黄稠量多，常配伍杏仁、桑白皮、贝母等。因本品寒性不大，亦可用于湿痰、寒痰证，常与白前相须为用。

2. 风热咳嗽 本品味辛性微寒，又能疏散风热，宣发肺气，化痰止咳。治外感风热，身热头痛、咳嗽痰多，常配伍桑叶、牛蒡子、桔梗等；配伍荆芥、紫苏等，可治风寒咳嗽。

【用法用量】水煎服，3~10g

【按语】前胡与白前均能降气化痰，治疗肺气上逆，咳喘痰多，常相须为用。但白前性温，祛痰作用较强，多用于内伤寒痰咳喘；前胡性偏寒，兼能疏散风热，尤多用于外感风热或痰热咳喘。

桔梗《神农本草经》

【来源】为桔梗科植物桔梗 *Platycodon grandiflorum* (Jacq.) A. DC. 的干燥根。生用。

【性能】苦、辛，平。归肺经。

【功效】宣肺，祛痰，利咽，排脓。

【应用】

1. 咳嗽痰多，胸闷不畅　本品辛散苦泄，宣肺气而祛痰，治咳嗽痰多，无论寒热皆可应用。风寒者，可配伍紫苏、杏仁；风热者，可配伍桑叶、菊花、杏仁；治痰滞胸痞，常配伍枳壳等。

2. 咽喉肿痛，失音　本品能宣肺利咽开音。外邪犯肺所致者，常与甘草、牛蒡子等同用；热毒壅盛者，可配伍射干、马勃、板蓝根等。

3. 肺痈吐脓　本品性善上行，能利肺气以排脓。常配伍甘草，或再配伍鱼腥草、芦根、冬瓜仁等，以加强清肺排脓之效。

此外，本品又可宣开肺气而通二便，可用治癃闭、便秘。

【用法用量】水煎服，3～10g。

【使用注意】气机上逆之呕吐、呛咳、眩晕、阴虚火旺咳血等不宜用，胃、十二指肠溃疡者慎服。用量过大易致恶心呕吐。

【按语】本品苦辛性平，性善上行，长于开宣肺气，而能祛痰、利咽、排脓。其治咳嗽痰多或咽痛失音，不论寒证、热证、表证、里证，皆可配伍应用。其治肺痈，是取其祛痰排脓之功。然肺痈乃痰火热毒郁闭于肺，热盛肉腐而成脓，故现代临床治疗肺痈，多在桔梗汤的基础上加用大量清热解毒药，以求标本兼顾。

类方

桔梗汤《金匮要略》

【组成】桔梗6g　甘草12g

【用法】水煎服。

【功用】祛痰排脓。

【主治】肺痈。咳嗽，胸满，咽干不渴，咯吐腥臭脓痰，甚则吐脓如米粥状。

【方义】本方主治肺痈成脓之证。遵“见脓必排”之则，方中桔梗能利肺气以排壅肺之脓痰而为君药；甘草祛痰止咳，清热解毒，为臣药。二药合用，清肺热、化热痰、排痈脓，为治疗肺痈成脓之良剂。

中药

胖大海《本草纲目拾遗》

【来源】为梧桐科植物胖大海 *Sterculia lychnophora* Hance 的干燥成熟种子。生用。

【性能】甘，寒。归肺、大肠经。

【功效】清热润肺，利咽开音，润肠通便。

【应用】

1. 肺热声哑，咽喉疼痛，咳嗽　本品甘寒质轻，能清宣肺气，化痰利咽开音。常单味泡服，亦可与桔梗、甘草等同用。

2. 燥热便秘，头痛目赤 本品能润肠通便，清泄火热，可单味泡服，或配伍清热泻下药以增强疗效。

【用法用量】2～3 枚，沸水泡服或煎服。

海藻《神农本草经》

【来源】为马尾藻科植物海蒿子 *Sargassum pallidum*（Turn.）C. Ag. 或羊栖菜 *Sargassum fusiforme*.（Harv.）Setch. 的干燥藻体。前者习称“大叶海藻”，后者习称“小叶海藻”。生用。

【性能】苦、咸，寒。归肝、胃、肾经。

【功效】消痰软坚散结，利水消肿。

【应用】

1. 瘿瘤，瘰疬，睾丸肿痛 本品咸能软坚，消痰散结。治瘿瘤，常配伍昆布、贝母等；治瘰疬，常与夏枯草、玄参、连翘等同用；治睾丸肿胀疼痛，可配伍橘核、昆布、川楝子等。

2. 痰饮水肿 本品有利水消肿之功，但单用力薄，多与茯苓、猪苓、泽泻等利湿药同用。

【用法用量】水煎服，6～12g。

【使用注意】反甘草。

【按语】本品性味咸寒，长于消痰软坚散结，治疗皮里膜外以及体内各种肿块，尤为治瘿瘤之要药。中药的配伍禁忌中明确规定海藻反甘草，但古方中也有以海藻和甘草同用者，如《外科正宗》之海藻玉壶汤，《东垣十书》治瘰疬之散肿溃坚汤，《证治准绳》治瘿瘤之昆布散等。前人认为，坚积之病，非和平之药能取捷效，必令反夺以成其功也。然终究属相反配伍，用之必须谨慎。

类方

海藻玉壶汤《外科正宗》

【组成】海藻 9g 昆布 9g 海带 9g 半夏 9g 浙贝母 9g 当归 9g 独活 9g 青皮 6g 川芎 6g 陈皮 6g 甘草 3g

【用法】水煎服。

【功用】化痰软坚，消散瘿瘤。

【主治】瘿瘤。或肿或硬，皮色不变。

【方义】本方证由气滞痰凝血瘀互结所致，治宜行气化痰活血，软坚散结。方中用海藻、海带、昆布味咸之品，软坚散结，为治瘿瘤之君药。青皮、陈皮疏肝理气；当归、川芎、独活活血化瘀以通经脉，与理气药物配伍以促进瘿瘤消散，共为臣药。浙贝母、连翘散结消肿为佐。甘草调和诸药为使。诸药合用，共收行气活血，化痰散结之功。

中药

昆布《名医别录》

【来源】为海带科植物海带 *Laminaria japonica* Aresch. 或翅藻科植物昆布 *Ecklonia kurome* Okam. 的干燥叶状体。生用。

【性能】咸，寒。归肝、胃、肾经。

【功效】消痰软坚散结，利水消肿。

【应用】同海藻，常与海藻相须而用。

【用法用量】水煎服，6～12g。

礞石《嘉祐本草》

【来源】为变质岩类黑云母片岩或绿泥石化云母碳酸盐片岩，或变质岩类蛭石片岩或水黑云母片岩。前者称青礞石，后者称金礞石。生用或煅用。

【性能】甘、咸，平。归肺、心、肝经。

【功效】坠痰下气，平肝镇惊。

【应用】

1. 顽痰胶结，气逆喘咳　本品重坠沉降，味咸软坚，善消痰化气，以治顽痰、老痰胶固之证，症见咳喘痰壅难咯、大便秘结，常与沉香、黄芩、大黄等同用。

2. 癫狂，惊痫　本品既能通利痰积，又能平肝镇惊，为治惊痫之良药。治热痰壅塞引起的惊风抽搐，可以煅礞石为末，用薄荷汁和白蜜调服。

【用法用量】水煎服，10～15g，宜打碎布包先煎。入丸、散，3～6g。

【使用注意】非痰热内结不化之实证不宜使用。脾虚胃弱、小儿慢惊及孕妇忌用。

【按语】本品质沉重坠，沉降下行，有下气坠痰、平肝镇惊之效，用于顽痰壅塞上中二焦所致的咳嗽喘急有良效，尤为治惊痫癫狂之要药。

第二节　止咳平喘类

本类药物主归肺经，其味或辛或苦或甘，其性或温或寒，有宣肺、清肺、润肺、降肺、敛肺及化痰之效，或偏于止咳，或偏于平喘，或兼而有之。

本类中药方剂主治咳喘，而咳喘之证病情复杂，有外感内伤之别，寒热虚实之异，应用本类药物组方时应审证求因，随证选用不同的止咳、平喘药，并配伍相应药物，勿见咳治咳，见喘治喘。

表证、麻疹初起不能单投止咳药，当以疏解宣发为主，少佐止咳药物，更不能过早使用敛肺止咳药。个别麻醉镇咳定喘药因易成瘾、易恋邪，用之宜慎。

中药

苦杏仁《神农本草经》

【来源】为蔷薇科植物山杏 *Prunus armeniaca* L. var. ansu Maxim.、西伯利亚杏 *Prunus sibirica* L.、东北杏 *Prunus mandshurica*（Maxim.）Koehne 或杏 *Prunues armeniaca* L. 的成熟种子。生用或炒用。

【性能】苦，微温；有小毒。归肺、大肠经。

【功效】降气止咳平喘，润肠通便。

【应用】

1. 咳嗽气喘　本品主入肺经，苦降肺气，为治咳喘之要药，随证配伍可治多种咳喘病证。治风寒咳喘，胸闷气逆，常配伍麻黄、甘草；治风热咳嗽，发热汗出，多配伍桑叶、菊花；治燥热咳嗽，痰少难咯，则配伍桑叶、贝母、沙参；治肺热咳喘，宜配伍石膏。

2. 肠燥便秘　本品质润多脂，能润肠通便，常与柏子仁、郁李仁等同用。

此外，本品外用，可治蛲虫病、外阴瘙痒。

【用法用量】水煎服，5～10g。生品入煎剂宜后下。

【使用注意】阴虚咳喘及大便溏泻者忌用。本品有小毒，用量不宜过大；婴儿慎用。

类方 杏苏散《温病条辨》

【组成】杏仁9g 苏叶6g 半夏3g 陈皮6g 茯苓6g 甘草3g 生姜3片 前胡9g 枳壳6g 桔梗6g 大枣3枚

【用法】水煎温服。

【功用】轻宣凉燥，理肺化痰。

【主治】外感凉燥。恶寒无汗，头微痛，咳嗽痰稀，鼻塞咽干，苔白，脉浮。

【方义】本方证由凉燥外袭，肺气不宣所致。治宜轻宣温润，微汗以表散凉燥，理肺以化痰止咳。方中苏叶辛温不燥，解肌发表，开宣肺气，使凉燥从表而解；杏仁苦温而润，止咳化痰，共为君药。前胡疏风降气化痰，助杏仁、苏叶轻宣达表而兼化痰；桔梗、枳壳一升一降，助杏仁以宣利肺气，共为臣药。半夏、橘皮、茯苓理气健脾化痰；生姜、大枣调和营卫，通行津液，共为佐药。甘草调和药性，合桔梗宣肺祛痰，为佐使药。诸药合用，共奏发表宣肺之功，使表解痰消，肺气调和。

中药 紫苏子《本草经集注》

【来源】为唇形科植物紫苏 *Perilla frutescens*（L.）Britt 的成熟果实。生用或微炒。

【性能】辛，温。归肺、大肠经。

【功效】降气化痰，止咳平喘，润肠通便。

【应用】

1. 咳喘痰多 本品性主降，长于降肺气，化痰涎，平咳喘。用治痰壅气逆，咳嗽气喘，痰多胸痞，甚则不能平卧之证，常配伍白芥子、莱菔子；治上盛下虚之久咳痰喘，常与肉桂、当归、厚朴等配伍。

2. 肠燥便秘 本品富含油脂，能润燥滑肠，又能降泄肺气以助大肠传导，常配伍杏仁、火麻仁、瓜蒌仁等。

【用法用量】水煎服，3～10g。

【使用注意】阴虚喘咳及脾虚便溏者慎用。

【按语】本品与苦杏仁均能止咳平喘，润肠通便。但苦杏仁降肺气之力较缓，且降中有宣，随证配伍，各种咳喘无所不宜。而紫苏子降肺气作用较强，尤长于化痰涎，气降痰消则咳喘自平，故多用于痰涎壅肺之咳喘痰多胸闷者。

类方 苏子降气汤《太平惠民和剂局方》

【组成】苏子9g 厚朴6g 半夏9g 前胡6g 当归6g 甘草6g 肉桂3g 生姜2片 大枣1枚

【用法】加苏叶少许，水煎服。

【功用】降气平喘，祛痰止咳。

【主治】痰涎壅肺，下元不足。咳喘痰多，胸闷短气，或腰痛脚软，或肢体浮肿，舌苔白滑或白腻，脉弦滑。

【方义】本方主治上实下虚之喘咳。所谓"上实"即痰涎壅肺，肺失于宣降；所谓"下虚"，肾阳不足，不能纳气。治当降气平喘，化痰止咳，兼以温补下元。方中紫苏子降气平喘，化痰止咳，为君药。以半夏降逆祛痰为臣药。厚朴降气平喘，宽胸除满；前胡宣肺下气，祛痰止咳；肉桂温补下元，纳肾气以平喘；又以辛甘温之当归，既可治咳逆上气，又能养血润燥，同肉桂以温补下元，共为佐药。略加生姜、苏叶以宣肺散寒，大枣、甘草和中而调药，为佐使药。诸药相合，治上顾下，标本兼顾，使气降痰消，则喘咳自平。

三子养亲汤《韩氏医通》

【组成】苏子9g　莱菔子9g　白芥子6g

【用法】水煎服。

【功用】温肺化痰，降气消食。

【主治】痰壅气逆食滞证。咳嗽喘逆，痰多胸痞，食少难消，舌苔白腻，脉滑。

【方义】本方为气实痰盛食积之证而设，治宜降气快膈，化痰消食。方中白芥子辛温，归肺经，通行性锐，能利气机、逐水饮、化黏痰，为方中之君药。苏子降气行痰，止咳平喘；莱菔子消食导滞，与苏子配伍，二者能通降腑气，使壅阻之痰涎停实从大便而去，共为臣药。三药合用，可使气顺痰消，食积得化，咳喘得平。

中药

百部《名医别录》

【来源】为百部科植物直立百部 *Stemona sessilifolia*（Miq.）Miq.、蔓生百部 *Stemona japonica*（BL.）Miq. 或对叶百部 *Stemona tuberosa* Lour. 的块根。生用或蜜炙用。

【性能】甘、苦，微温。归肺经。

【功效】润肺下气止咳，杀虫灭虱。

【应用】

1. 新久咳嗽，百日咳，肺痨咳嗽　本品甘润苦降，能润肺止咳，外感、内伤、暴咳、久嗽，皆可用之。治风寒咳嗽，常配伍荆芥、桔梗、紫菀等；治久咳不已，气阴两虚，则配伍黄芪、沙参、麦冬等；治肺痨咳嗽，常配沙参、麦冬、川贝母等。

2. 蛲虫，阴道滴虫，头虱，疥癣　本品有杀虫灭虱之功。治蛲虫病，可以本品浓煎，睡前保留灌肠；治阴道滴虫，可单用，或配伍蛇床子、苦参等煎汤坐浴外洗；治头虱、体虱及疥癣，可制成20%乙醇液或50%水煎剂外搽。

【用法用量】水煎服，3~9g。外用适量。久咳虚嗽宜蜜炙用。

紫菀《神农本草经》

【来源】为菊科植物紫菀 *Aster tataricus* L. f. 的根及根茎。生用或蜜炙用。

【性能】辛、苦，温。归肺经。

【功效】润肺下气，化痰止咳。

【应用】咳嗽有痰。本品甘润苦泄，长于润肺下气，化痰止咳。对咳嗽之证，无论表里寒热虚实皆可用之。治风寒犯肺，咳嗽咽痒、咯痰不爽，可配伍荆芥、桔梗、百部等；治阴虚劳嗽，痰中带血，可与阿胶、贝母等同用。

【用法用量】水煎服，5~10g。外感暴咳生用，肺虚久咳蜜炙用。

类方

止嗽散《医学心悟》

【组成】百部9g　紫菀9g　白前9g　荆芥9g　桔梗9g　陈皮6g　甘草3g

【用法】共为末，每服9g，温开水调服。或水煎服。

【功用】宣肺利气，疏风止咳。

【主治】风邪犯肺。咳嗽喉痒，咯痰不爽，或微有恶风发热，舌苔薄白，脉浮缓。

【方义】本方治证为外感咳嗽，经服解表宣肺药后而咳仍不止者。治法重在理肺止咳，略加疏表之品。方中紫菀、百部为君，其性温而不热，润而不寒，止咳化痰，对于新久咳嗽皆宜。桔梗、白前味辛平，亦入肺经，两者协同，一宣一降，以复肺气之宣降，增强君药止咳化痰之力，为臣药。荆芥辛而微温，疏风解表，以除在表之余邪；陈皮理气化痰，均为佐药。甘草缓急和中，调和诸药，合桔梗又有利咽止咳之功，为佐使药。药虽七味，量极轻微，具有温而不燥、润而不腻、散寒不助热、解表不伤正的特点。

中药

款冬花《神农本草经》

【来源】为菊科植物款冬 *Tussilago farlara* L. 的花蕾。生用或蜜炙用。

【性能】辛、微苦，温。归肺经。

【功效】润肺下气，止咳化痰。

【应用】咳喘。本品辛温而润，治咳喘无论寒热虚实，皆可随证配伍。咳嗽偏寒者，可与干姜、紫菀、五味子同用；治肺热咳喘，可配伍知母、桑叶、川贝母；若配人参、黄芪，治肺气虚弱，咳嗽不已；治阴虚燥咳，可配伍沙参、麦冬；喘咳日久痰中带血，常配伍百合；肺痈咳吐脓痰者，配伍桔梗、薏苡仁等。

【用法用量】水煎服，5～10g。外感暴咳宜生用，内伤久咳宜炙用。

【按语】款冬花、紫菀其性皆温，但温而不燥，既可化痰，又能润肺，咳嗽无论寒热虚实、病程长短均可用之。前者重在止咳，后者尤善祛痰。古今治咳喘诸方中，二者每多同用，则止咳化痰之效益彰。

马兜铃《药性论》

【来源】为马兜铃科植物北马兜铃 *Aristolochia contorta* Bge. 或马兜铃 *Aristolochia debilis* Sieb. et Zucc. 的成熟果实。生用或蜜炙用。

【性能】苦，微寒。归肺、大肠经。

【功效】降气止咳平喘，清肠消痔。

【应用】

1. 肺热咳喘 本品性寒质轻，味苦泄降，能清肺降气化痰。治热郁于肺，肺失肃降，咳嗽痰喘，常与桑白皮、黄芩、枇杷叶等同用；治肺虚火盛，喘咳咽干，或痰中带血，可与阿胶等同用。

2. 痔疮肿痛或出血 常配伍生地黄、白术等药内服，也可配伍地榆、槐角煎汤熏洗患处。

此外，又能清热平肝降压而治高血压属肝阳上亢者。

【用法用量】水煎服，3～9g。外用适量，煎汤熏洗。一般生用，肺虚久咳宜炙用。

【使用注意】用量不宜过大。虚寒喘咳及脾虚便溏者禁服，胃弱者慎服。

【按语】本品性寒质轻，主入肺经，味苦泄降，善清肺热、降肺气、化痰。故热郁于肺，肺失肃降，发为咳嗽痰喘者用之最宜。又入大肠经，能清除大肠积热而治痔疮肿痛或出血。但本品苦寒味浊，易伤胃气，故不宜多服久服。现已知其所含马兜铃酸对肾脏有一定损伤作用，应引起重视。

枇杷叶《名医别录》

【来源】为蔷薇科植物枇杷 *Eriobotrya japonica*（Thunb.）Lindl. 的叶。刷去毛，切丝生

用或蜜炙用。

【性能】苦，微寒。归肺、胃经。

【功效】清肺止咳，降逆止呕。

【应用】

1. 肺热咳嗽，气逆喘急　本品味苦性寒，有清降肺气之功。治肺热咳嗽，可单用制膏服用，或与黄芩、桑白皮、栀子等同用；治燥热咳喘，咯痰不爽，口干舌红，宜与桑叶、麦冬、阿胶等同用。

2. 胃热呕吐，哕逆　本品能清胃降逆，常与陈皮、竹茹等同用。

【用法用量】水煎服，6～10g，止咳宜炙用，止呕宜生用。

桑白皮《神农本草经》

【来源】为桑科植物桑 *Morus alba* L. 的干燥根皮。生用或蜜炙用。

【性能】甘，寒。归肺经。

【功效】泻肺平喘，利水消肿。

【应用】

1. 肺热咳喘　本品甘寒性降，能泻肺平喘。治肺热咳喘，常与地骨皮同用；治水饮停肺，胀满喘急，与麻黄、杏仁、葶苈子同用；治肺虚有热而咳喘气短、潮热、盗汗，可与人参、五味子、熟地黄等配伍。

2. 水肿　本品能降肺气而通调水道以利水消肿。治全身水肿，面目肌肤浮肿，胀满喘急，小便不利，常配伍茯苓皮、大腹皮、陈皮等。

此外，本品还有清肝降压止血之功，可治衄血、咯血及肝阳肝火偏旺之高血压。

【用法用量】水煎服，6～12g。泻肺利水，平肝清火宜生用；肺虚咳嗽宜蜜炙用。

类方

泻白散《小儿药证直诀》

【组成】桑白皮15g　地骨皮15g　甘草3g　粳米9g

【用法】水煎服。

【功效】清热泻肺，止咳平喘。

【主治】肺热喘咳证。气喘咳嗽，皮肤蒸热，日晡尤甚，舌红苔黄，脉细数。

【方义】本方证由肺有伏火郁热所致。治宜清泻肺热，平喘止咳。方中桑白皮主入肺经，清泻肺热，平喘止咳，为君药。地骨皮甘寒入肺，可助君药泻肺中伏火，且有养阴之功，为臣药。君臣相合，清泻肺火，以复肺气之肃降。炙甘草、粳米养胃和中，以扶肺气，兼调药性，共为佐使。四药合用，共奏泻肺清热，止咳平喘之功。

中药

葶苈子《神农本草经》

【来源】为十字花科植物独行菜 *Lepidium apetalum* Willd. 或播娘蒿 *Descurainia sophia* (L.) Webb ex Prantl 的干燥成熟种子。前者称“北葶苈”，后者称“南葶苈”。生用或炒用。

【性能】苦、辛，大寒。归肺、膀胱经。

【功效】泻肺平喘，利水消肿。

【应用】

1. 痰涎壅盛，喘息不得平卧　本品苦降辛散，性寒清热，专泻肺中水饮及痰火而平喘咳，常佐大枣以缓其性，还常与苏子、桑白皮、杏仁等共用。

2. 水肿，悬饮，胸腹积水，小便不利 本品泄肺气之壅闭而通调水道，利水消肿。治腹水肿满属湿热蕴阻者，可配伍防己、椒目、大黄；治结胸、胸水、腹水肿满，可配伍杏仁、大黄、芒硝等。

【用法用量】水煎服，3～10g。包煎。

【按语】葶苈子与桑白皮均能泻肺平喘、利水消肿，治疗肺热及肺中水气，痰饮咳喘以及水肿，常相须为用。桑白皮甘寒，药性较缓，长于清肺热、降肺火，多用于肺热咳喘，痰黄及皮肤水肿；而葶苈子力峻，重在泻肺中水气、痰涎，对邪盛喘满不得卧者尤宜，其利水作用也强，可兼治鼓胀、胸腹积水之证。

类方 葶苈大枣泻肺汤《金匮要略》

【组成】葶苈子9g 大枣4枚

【用法】水煎服。

【功用】泻肺行水，下气平喘。

【主治】痰涎壅盛，咳喘胸满。

【方义】本方证为水饮壅肺致肺气不降，治宜泻肺行水，下气平喘。方中葶苈子专入肺经，苦降辛散，性寒清热，专泻肺中水饮及上逆之肺气而为君药。大枣味甘性缓，和中健脾，与葶苈子配伍，可佐制其苦寒败胃伤中，故为佐药。二药合用，祛邪不伤正，共奏泻肺行水，止咳平喘之效。

中药 白果《日用本草》

【来源】为银杏科植物银杏 *Ginkgo biloba* L. 的成熟种仁。生用或炒用。

【性能】甘、苦、涩，平。有毒。归肺、肾经。

【功效】敛肺定喘，止带缩尿。

【应用】

1. 哮喘痰嗽 本品性涩而收，能敛肺定喘，且有化痰之功，常用治喘咳痰多。治寒喘由风寒之邪引发，可配伍麻黄；治肺肾两虚之虚喘，可配伍五味子、胡桃肉等；治外感风寒而内有蕴热而喘，常与麻黄、黄芩等同用；治肺热燥咳，喘咳无痰，宜配伍天冬、麦冬、款冬花等。

2. 带下，白浊，尿频，遗尿 本品收涩而固下焦。治妇女带下，属脾肾亏虚，色清质稀者最宜，常配伍山药、莲子等；若属湿热带下，色黄腥臭，可配黄柏、车前子。治小便白浊，与萆薢、益智仁等同用；治遗精、尿频、遗尿，常配伍熟地黄、山萸肉、覆盆子等。

【用法用量】水煎服，5～10g，捣碎。

【使用注意】本品有毒，不可多用，小儿尤当注意。过食白果可致中毒，出现腹痛、吐泻、发热、紫绀及昏迷、抽搐，严重者可呼吸麻痹而死亡。

类方 定喘汤《摄生众妙方》

【组成】白果9g 麻黄9g 苏子6g 甘草3g 款冬花9g 杏仁6g 桑白皮9g 黄芩6g 半夏9g

【用法】水煎服。

【功用】宣肺降气，清热化痰。

【主治】哮喘。气喘咳嗽痰多，痰稠色黄，微恶风寒，舌苔黄腻，脉滑数。

【方义】本方证由风寒外束，痰热内蕴所致。治宜宣肺降气，清热化痰。方中麻黄辛温，宣肺平喘，解表散邪；白果甘涩，敛肺定喘，祛痰止咳，两药合用，一散一收，既能增强平喘之功，又可防麻黄辛散太过耗伤肺气，共为君药。桑白皮泻肺平喘，黄芩清热化痰，二者相伍以消蕴结之痰热而为臣药。杏仁、苏子、款冬花、半夏皆能降气平喘，化痰止咳，协助君药加强平喘祛痰之功，共为佐药。甘草和中调药，且能止咳，为佐使药。诸药相合，共奏宣降肺气，止咳平喘，清热化痰之功。

第二十章 安神类

凡以安定神志为主要功效，用以治疗心神不宁病证的药物，称安神药；以安神药为主组方，具有安神定志作用，治疗神志不安病证的方剂，称为安神剂。

安神药多为矿石、化石、介等金石类药物或植物种子类药物，主入心、肝二经，主要适用于心悸、怔忡、失眠、多梦、健忘之心神不宁证，亦可用治惊风、癫痫、癫狂等病证。根据安神药的药性及功效主治不同，可分为重镇安神、养心安神两类。

安神剂针对神志不安病证的虚实不同，可分别选择重镇安神药、养心安神药为主组方。前者根据《内经》“惊者平之”的原则立法，用于治疗惊狂易怒、烦躁不安等心神不安的实证；后者根据《内经》“虚者补之”的原则立法，用于治疗心悸健忘、虚烦失眠等心神不宁的虚证。因心藏神、肝藏魂、肾藏志，故神志不安病证主要责之于心、肝、肾三脏；同时也常与火、痰、瘀等病因相关。因此，安神剂组方常须根据病因、病机，配伍清心泻火、补血养阴、平肝缓急，以及祛痰逐瘀等药物。

安神药中的金石类药物，重坠沉降，如作丸、散服用，易伤脾胃，故不宜久服，并须配伍养胃健脾之品；若入煎剂，则应打碎先煎、久煎；部分重镇安神药具有毒性，更须慎用，不可过量。

第一节　重镇安神类

重镇安神药多为矿石、化石及介类药物，性味多甘平或寒，具有质重沉降之性，重则能镇，重可镇怯，故以重镇安神、清心镇惊为主要作用。本类药物及方剂主要用于心火炽盛、痰火扰心、肝郁化火及惊吓等引起的心悸失眠、心烦易怒、口苦咽干、便秘溲赤等；惊风、癫痫、癫狂等证亦可选用。部分药物兼有平肝潜阳、纳气平喘、解毒、活血等功效，又可用于肝阳上亢、肾虚气喘、疮疡肿毒、瘀血等病证。

中药

朱砂《神农本草经》

【来源】为硫化物类矿物辰砂族辰砂，主含硫化汞（HgS）。照水飞法水飞，晾干或40℃以下干燥。

【药性】甘，微寒；有毒。归心经。

【功效】清心镇惊，安神，明目，解毒。

【应用】

1. 心神不宁　本品性微寒质重，专入心经，长于清心、镇惊、安神，为治心悸失眠要药。尤宜于心火亢盛之心神不宁、烦躁不眠，常配伍黄连、莲子心等；治心火亢盛、阴血不足之失眠多梦、惊悸怔忡、心中烦热，可配伍当归、生地黄等。

2. 惊风，癫痫 本品善清心火而镇惊止痉，可用治热入心包或痰热内闭所致之高热烦躁、神昏谵语、惊厥抽搐，常配伍牛黄、麝香等；治小儿急惊风，常配伍牛黄、全蝎、钩藤等；治癫痫卒昏抽搐，常配伍磁石。

3. 视物昏花 本品微寒，可清心降火、明目，宜于心肾不交之视物昏花、耳鸣耳聋、心悸失眠，常与磁石、神曲同用。

4. 疮疡肿痛，口疮，喉痹 本品有较强的清热解毒作用，内服、外用均效。治疮疡肿毒，常配伍雄黄、大戟、山慈菇等；治咽喉肿痛、口舌生疮，常配伍冰片、硼砂等；若治喉痹，可配牛黄、珍珠、儿茶等吹喉。

【用法用量】0.1~0.5g，多入丸、散服，不宜入煎剂。外用适量。

【使用注意】本品有毒，不宜大量服用，也不宜少量久服；孕妇及肝肾功能不全者禁用；忌火煅。

类方

朱砂安神丸《内外伤辨惑论》

【组成】朱砂 1g 黄连 甘草各 15g 生地黄 6g 当归 8g

【用法】上药研末，炼蜜为丸，每服 6~9g，临睡前温开水送服；亦可作汤剂，水煎服，朱砂研细末冲服 1g。

【功用】镇心安神，清热养血。

【主治】心火亢盛，阴血不足证。心烦神乱，失眠多梦，惊悸怔忡，或胸中懊侬，舌尖红，脉细数。

【方义】本方证为心火亢盛，灼伤阴血，心失所养所致。治当以清心泻火，重镇安神为主，兼以滋阴养血。方中朱砂清心火，镇心安神，为君药；黄连苦寒，助君药清心泻火以除烦热，为臣药；生地黄滋阴清热，当归补养心血，共为佐药；甘草和中调药，又可防朱砂质重碍胃，为佐使药。全方配伍，标本兼顾，共奏镇心安神、清心泻火、滋阴养血之功效。可使心火降，阴血充，则心烦失眠、心悸怔忡等证自除。

中药

磁石《神农本草经》

【来源】为氧化物类矿物尖晶石族磁铁矿，主含四氧化三铁（Fe_3O_4）。砸碎，生用或煅用。

【药性】咸，寒。归心、肝、肾经。

【功效】镇惊安神，平肝潜阳，聪耳明目，纳气平喘。

【应用】

1. 心神不宁 本品性味咸寒，质重沉降，入心经，可镇惊安神；入肾经，可益肾，摄纳浮阳。善治肾虚肝旺，肝火上炎，扰动心神，或惊恐气乱，神不守舍之心神不宁、惊悸、失眠及癫痫等，常与朱砂、神曲配伍。

2. 肝阳上亢，头晕目眩 本品能平肝潜阳，益肾补阴。治肝阳上亢，头晕目眩、烦躁易怒，常配伍石决明、珍珠、牡蛎等。

3. 耳鸣耳聋，视物昏花 本品能益肾阴，有聪耳明目之功，治肝肾不足之耳鸣耳聋，常配伍熟地黄、山茱萸、五味子等；治肝肾不足，目暗不明，可配伍枸杞子、菊花、女贞子等。

4. 肾虚喘促 本品咸寒沉降入肾经，可益肾纳气平喘。治肾气不足，摄纳无权之虚喘，可配伍五味子、胡桃肉、蛤蚧等。

【用法用量】水煎服，9~30g，宜打碎先煎。

【使用注意】本品为矿物类药物，吞服后不易消化，如入丸、散，不可多服。脾胃虚弱者慎用。

【按语】磁石咸寒质重，既可入心经以镇惊平怯，又能入肝肾以益阴潜阳。其安神定惊总以潜镇为长，尤善治肾虚肝旺之心神不宁、烦躁失眠等症。本品与朱砂均为重镇安神常用药，两药质重性寒入心经，均能镇心安神，常相须为用。但磁石咸寒色黑，入心、肝、肾经，能益肾阴、潜肝阳，适宜于肾虚肝旺，肝火扰心之心神不宁；朱砂甘寒，色赤，专入心经，适宜于心火亢盛之心神不安者。

类方　磁朱丸《备急千金要方》

【组成】磁石60g　朱砂30g　神曲120g

【用法】上药研末，炼蜜为丸，每服6g，每日2次，温水送服。

【功用】重镇安神，交通心肾。

【主治】心肾不交证。视物昏花，耳鸣耳聋，心悸失眠；亦治癫痫。

【方义】本方证由肾精不足，水不济火，心肾不交所致。治宜益阴潜阳，交通心肾之法。方中磁石益阴潜阳，重镇安神，为君药；朱砂清心降火，重镇安神，为臣药；神曲健脾和胃，既可助金石药之运化，又可防其重镇伤胃，为佐药；炼蜜为丸，取其补中益胃，缓和药性。诸药相合，可益阴潜阳，使水火既济，共奏重镇安神，交通心肾之功效。磁石、朱砂相合，既可重镇安神，又能平肝潜阳，故可用治心肝阳亢，肝风上扰心肾之癫痫。

中药　龙骨《神农本草经》

【来源】为古代大型哺乳类动物象类、三趾马类、犀类、鹿类、牛类等骨骼的化石或象类门齿的化石。生用或煅用。

【药性】甘、涩，平。归心、肝、肾经。

【功效】镇惊安神，平肝潜阳，收敛固涩。

【应用】

1. 心神不宁 本品甘平质重，为重镇安神之要药。常用治心悸失眠、健忘多梦等，可配伍石菖蒲、远志等；治痰热内盛之惊痫抽搐、癫狂发作，常配伍牛黄、胆南星、礞石等。

2. 肝阳上亢证 本品质重沉降，潜镇浮阳，有较强的平肝潜阳作用。常用治肝阳上亢之头晕目眩、烦躁易怒等，常配伍代赭石、牡蛎、牛膝等。

3. 滑脱诸证 本品味涩，煅用收敛固涩功效增强，可用治多种正虚滑脱之证。治肾虚不固，遗精滑精，常配伍牡蛎、沙苑子、芡实等；治心肾两虚，小便频数，常配伍桑螵蛸、龟甲、茯神等；治气虚不摄，冲任不固之崩漏、带下，可配伍黄芪、海螵蛸、五味子等；治表虚自汗、阴虚盗汗，常配伍黄芪、牡蛎、浮小麦、五味子等；若大汗不止，脉微欲绝的亡阳证，可与牡蛎、人参、附子同用。

4. 湿疮痒疹，疮疡久溃 龙骨煅后外用有收湿敛疮生肌之效，常与枯矾共为细末，外掺，用以治疗湿疮痒疹及疮疡溃腐、久不愈合等。

【用法用量】水煎服，15～30g，先煎。外用适量。镇惊安神，平肝潜阳生用；收敛固涩宜煅用。

【使用注意】湿热积滞者不宜使用。

【附药】**龙齿**　为古代多种大型哺乳动物的牙齿骨骼化石。生用或煅用。性味甘、涩，凉。归心、肝经。功能镇惊安神，主要适用于惊痫癫狂、心悸怔忡、失眠多梦等证。用法、用量与龙骨相同。

【按语】龙骨甘涩，性平，质重沉降，主入心、肝经。为镇惊安神、平肝潜阳之要药，善治各种神志不宁证及肝阳上亢之头晕目眩。煅用有收敛固涩之效，常用治滑脱不禁诸证及湿疮痒疹、疮疡久溃等证。龙齿镇惊安神作用略胜于龙骨。

第二节　养心安神类

养心安神药多为植物种子、种仁类药材，性味多甘平，具有甘润滋养之性，可养心安神。本类中药以及方剂主要用于阴血不足，心失所养之心神不宁，症见心悸怔忡、虚烦不眠、健忘多梦、面色无华、神疲懒言等。部分养心安神药尚兼有敛汗、止咳、润肠、活血、祛痰等功效，故又可用治虚汗、肺虚咳喘、肠燥便秘、瘀血、咳嗽痰多等证。

中药

酸枣仁《神农本草经》

【来源】为鼠李科植物酸枣 *Ziziphus jujuba* Mill. var. *spinosa*（Bunge）Hu ex H. F. Chou 的干燥成熟种子。生用或炒用，用时捣碎。

【药性】甘、酸，平。归心、肝、胆经。

【功效】养心补肝，宁心安神，敛汗，生津。

【应用】

1. 虚烦不眠，惊悸多梦　本品甘酸性平，能养心阴、补肝血、益神志，为养心安神之要药。治心肝血虚之心悸、失眠，可配伍当归、何首乌、龙眼肉等；治肝虚有热之虚烦不眠，可配伍知母、茯苓、川芎等；治心脾气血亏虚，心悸失眠，常配伍当归、黄芪、党参等；治心肾不足，虚火内扰之失眠健忘，可配伍麦冬、生地黄、远志等。

2. 自汗，盗汗　本品酸敛收涩，具止汗之功效，常用治自汗、盗汗，每与五味子、山茱萸、黄芪等配伍。

3. 津伤口渴　本品味甘酸，故有敛阴生津止渴之功，还可用治津伤口渴者，可与生地黄、麦冬、天花粉等养阴生津药同用。

【用法用量】水煎服，10～15g。

【按语】酸枣仁酸收甘补，入心、肝经，长于滋补收敛，养心安神。为治疗心肝血虚，虚烦惊悸之良药，并能敛汗固虚，用治体虚多汗。古人有酸枣仁“睡多，生使；不得睡，炒熟”之说，但现代研究认为，生枣仁与炒枣仁均有镇静、安眠以及抗惊厥作用，二者之间并无差异。

类方

酸枣仁汤《金匮要略》

【组成】酸枣仁 15g　茯苓　知母　川芎各 6g　甘草 3g

【用法】水煎服。

【功用】养血安神，清热除烦。

【主治】肝血不足，虚热内扰之虚烦不眠证。虚烦失眠，心悸不安，头目眩晕，咽干口燥，舌红，脉弦细。

【方义】本方证由肝血不足，虚热内扰所致。治当养血安神，清热除烦。方中重用酸枣仁为君，养血补肝，宁心安神。茯苓宁心安神；知母滋阴润燥，清热除烦，增强君药安神除烦之效，共为臣药。佐以川芎调肝血，疏肝气，与酸枣仁相伍，寓散于收，补中有行，共奏养血调肝之效。甘草为使，和中缓急，调和诸药。全方配伍，共奏养肝血以宁心神、清内热以除虚烦之功。

天王补心丹《摄生秘剖》

【组成】生地黄12g　酸枣仁　柏子仁　当归身　天冬　麦冬各9g　人参　丹参　玄参　白茯苓　五味子　远志　桔梗各5g

【用法】上药共为细末，炼蜜为小丸，用朱砂水飞9～15g为衣，每服6～9g，温开水送下，或用桂圆肉煎汤送服；亦可作汤剂，水煎服。

【功用】滋阴养血，补心安神。

【主治】阴虚血少，神志不安证。心悸怔忡，虚烦失眠，神疲健忘，或梦遗，手足心热，口舌生疮，大便干结，舌红少苔，脉细数。

【方义】本方证由心肾两虚，阴血虚损，虚火内扰所致。治宜滋阴养血，补心安神以标本并治。方中重用生地黄滋阴养血，清虚热为君药。天冬、麦冬滋阴清热；酸枣仁、柏子仁养心安神；当归补益心血，共助生地黄滋阴养血以养心安神，为臣药。人参补气，使气旺则阴血生，以宁心神；五味子酸收敛阴，以养心神；茯苓、远志养心安神，交通心肾；玄参滋阴降火；丹参养心血而活血，使诸药补而不滞；朱砂镇心安神，共为佐药。桔梗载药上行，使药力上入心经，为使药。本方滋阴补血，养心安神，标本兼治，重在治本；心肾两顾，重在补心，共成一首治阴血亏虚，心悸失眠之要方。

中药　柏子仁《神农本草经》

【来源】为柏科植物侧柏 *Platycladus orientalis*（L.）Franco 的干燥成熟种仁。晒干。生用。

【药性】甘，平。归心、肾、大肠经。

【功效】养心安神，润肠通便，止汗。

【应用】

1. 阴血不足，心悸失眠　本品味甘质润，药性平和，有养心安神之效。治心肾不交，阴血亏虚，心神失养之心悸怔忡、虚烦不眠、头晕健忘等，常配伍熟地黄、麦冬、当归、石菖蒲等；治心阴不足，心血亏虚，心失所养之虚烦不眠、惊悸盗汗，可配伍五味子、人参、白术等。

2. 肠燥便秘　本品甘润，富含油脂，有润肠通便之效。治阴虚血亏及老年、产后之肠燥便秘，常配伍郁李仁、松子仁等。

3. 阴虚盗汗　本品甘润，可滋补阴液，还可用治阴虚盗汗，宜与酸枣仁、牡蛎、麻黄根等收敛止汗药同用。

【用法用量】水煎服，3～10g。

【使用注意】本品质润，便溏及多痰者慎用。

【按语】柏子仁甘平滋润，其养心安神作用与酸枣仁相似。两者都能治疗阴血不足，心神失养之心悸、失眠、健忘等，常相须为用。相比而言，酸枣仁安神作用较强，且味酸入肝，又善固虚敛汗；柏子仁补益心肾作用较强，甘润滋养，兼可润肠通便。

类方

柏子养心丸《体仁汇编》

【组成】柏子仁12g　枸杞子9g　麦冬　当归　石菖蒲　茯神各5g　玄参　熟地黄各6g　甘草5g

【用法】蜜为丸，每服9g。

【功用】养心安神，滋阴补肾。

【主治】阴血亏虚，心肾失调之精神恍惚，惊悸怔忡，夜寐多梦，健忘盗汗，舌红少苔，脉细数。

【方义】本方证由阴血虚损，心肾失养所致，治宜滋养心肾之阴血而安神。柏子仁养心安神；枸杞子滋补肝肾，养阴补血，共为君药。熟地黄滋阴补血，石菖蒲开窍宁神，茯神宁心安神，共为臣药。当归补血活血；玄参清热养阴润燥；麦冬清心养心，除烦安神，共为佐药。甘草调和诸药，兼可益气补中，补养心气，为佐使药。诸药相合，以养营血，滋肾阴，安心神。

中药

远志《神农本草经》

【来源】为远志科植物远志 *Polygala tenuifolia* Willd. 或卵叶远志 *Polygala sibirica* L. 的干燥根。晒干。生用或炙用。

【药性】苦、辛，温。归心、肾、肺经。

【功效】安神益智，交通心肾，祛痰，消肿。

【应用】

1. 心肾不交之心悸失眠、健忘多梦　本品苦辛性温，宣泄通达，善入心肾，为交通心肾、安神定志要药。治心肾不交之心悸失眠、健忘多梦等，可配伍人参、龙齿、茯神等。

2. 咳痰不爽　本品苦温性燥，祛痰止咳，可用治痰多黏稠、咳吐不爽，常配伍杏仁、贝母、桔梗等。

3. 疮痈肿痛，乳房肿痛，喉痹　本品辛散苦泄温通，善于疏通气血，消痈散肿。用治痈疽疮毒、乳房肿痛，可单用研末，黄酒送服，或外用调敷患处即效；又取其宣肺气、散痰结、利咽喉之功，用治喉痹作痛，可单用本品为末吹喉。

【用法用量】水煎服，3～10g。

【使用注意】有胃溃疡或胃炎者慎用。

合欢皮《神农本草经》

【来源】为豆科植物合欢 *Albizia julibrissin* Durazz. 的干燥树皮。生用。

【药性】甘，平。归心、肝、肺经。

【功效】解郁安神，活血消肿。

【应用】

1. 心神不安，忧郁失眠　本品性味甘平，长于安心神、疏肝郁，有怡神悦志之功。常用于治疗情志不遂、忧郁忿怒、虚烦不安、失眠多梦等症，可单用，或配伍柏子仁、白芍、龙骨等。

2. 外伤瘀肿，疮痈肿毒 本品能活血消肿，并有生肌续骨之效。治跌打损伤、骨折肿痛，常配伍当归、赤芍、川芎、桃仁等。治肺痈，咳吐痰浊，可单用或与白蔹配伍；治疮痈肿痛，常配伍蒲公英、紫花地丁、连翘等。

【用法用量】水煎服，6～12g。外用适量，研末调敷。

【使用注意】孕妇慎用。

第二十一章　平肝息风类

凡以平肝潜阳或息风止痉为主要作用，用以治疗肝阳上亢或肝风内动病证的药物，称平肝息风药；以平肝息风药为主组方，用于治疗内风病证的方剂，称平肝息风剂。

平肝息风类药物皆入肝经，以介类、昆虫等动物药及矿石类药居多，古有“介类潜阳，虫类搜风”之说。根据此类药物的药性与功效特长，多将其分为平抑肝阳药和息风止痉药二类。但由于肝风内动以肝阳化风为多见，且息风止痉药多兼具平肝阳的作用，故两类药物常互相配合应用。部分平肝息风药物以其质重、性寒沉降之性，兼有镇惊安神、清肝明目、降逆、凉血等作用，某些息风止痉药物兼有祛风通络之功。

平肝息风类方剂，以平肝潜阳、息风止痉为主要作用。组方时常据肝阳上亢、肝风内动的病因、病机及兼证不同，配伍相应的药物。如肝阳偏亢之肝风内动，眩晕面赤、头部热痛，甚则昏仆、肢体偏瘫者，为内风实证，应息风止痉与平肝潜阳并用；温病阴伤之阴虚生风，筋脉拘挛、手足蠕动者，为内风虚证，当滋阴补虚与息风止痉并用。若属热极生风者，当配伍清热泻火解毒之品；肝火上炎者，多配伍清泻肝火药物；兼心神不安者，当配伍安神药；兼窍闭神昏者，当配伍开窍药；兼痰浊阻滞者，当配伍祛痰药。

应用平肝息风类方药，首当辨证内风、外风。内风为脏腑功能失调所致，其病机可有肝风上扰、热盛动风、阴虚风动及血虚生风之殊，以眩晕、震颤、四肢抽搐、语言謇涩，甚或卒然昏倒、不省人事、口角㖞斜、半身不遂等为多见。治内风宜息不宜散，其方药以平肝息风类为主。外风为风邪外袭，侵入人体肌表、经络、肌肉、筋骨、关节等所致，常有风寒、风湿、风热，以及破伤风等之异，以头痛、恶风、肌肤瘙痒、肢体麻木、筋骨挛痛、关节屈伸不利，甚则口眼㖞斜、角弓反张等为常见。治外风宜散不宜息，其方药分别见于解表、清热、祛风湿等章节。内风与外风之间，亦可相互影响，外风可引动内风，内风又可兼夹外风，辨证立法与组方用药均需分清主次，全面照顾。

平肝息风药有性偏寒凉或性偏温燥之不同，故当注意使用。若脾虚慢惊者，不宜用寒凉之品；阴虚血亏者，当忌温燥之品。

第一节　平抑肝阳类

平抑肝阳药又称平肝潜阳药。多为质重之介类或矿石药，性偏寒凉，主入肝经，具有平抑肝阳或平肝潜阳之功效。本类方药主要用治肝阳上亢之头晕目眩、头痛、耳鸣及肝火上攻之面红、目赤、口苦、烦躁易怒、头痛头昏等证，亦可用治肝阳化风，痉挛抽搐，以及肝阳上扰，烦躁不眠者，当分别配伍息风止痉药与安神药。

中药

石决明《名医别录》

【来源】为鲍科动物杂色鲍 *Haliotis diversicolor* Reeve、皱纹盘鲍 *Haliotis discus hannai* Ino、羊鲍 *Haliotis ovina* Gmelin、澳洲鲍 *Haliotis ruber*（Leach）、耳鲍 *Haliotis asinina* Linnaeus 或白鲍 *Haliotis laevigata*（Donovan）的贝壳。生用或煅用。用时打碎。

【药性】咸，寒。归肝经。

【功效】平肝潜阳，清肝明目。

【应用】

1. 肝阳上亢，头晕目眩 本品咸寒清热，质重潜阳，专入肝经，而有清泄肝热、镇潜肝阳、清利头目之效，兼有滋养肝阴之功，为凉肝、镇肝之要药，故对肝肾阴虚，肝阳眩晕等症尤为适宜。治邪热灼阴之筋脉拘急、手足蠕动、头目眩晕之证，常配伍白芍、生地黄、牡蛎等；治肝经阳热上亢之头晕头痛、烦躁易怒，可与夏枯草、黄芩、菊花等同用。

2. 目赤，翳障，视物昏花 本品清肝火而明目退翳，治疗肝火上炎目赤肿痛，可与黄连、龙胆草、夜明砂等同用，或配伍夏枯草、决明子、菊花等清肝明目之品；治风热目赤，翳膜遮睛，常与蝉蜕、菊花、木贼等配伍；治肝虚血少之目涩昏暗、雀盲眼花，每与熟地黄、枸杞子、菟丝子等配伍；治青盲雀目，可与苍术、猪肝同用。

本品煅用，还有收敛、制酸、止痛、止血等作用。可用于疮疡久溃不敛，及胃酸过多之胃脘痛；如研末外敷，可用于外伤出血。

【用法用量】水煎服，6～20g；应打碎先煎。平肝、清肝宜生用，外用点眼宜煅用、水飞。

【使用注意】脾胃虚寒，食少便溏者慎用。

【按语】石决明咸寒质重，专入肝经。其性寒清热，质重潜镇，善平肝阳、清肝热，为凉肝、镇肝要药。兼能清肝明目，故凡肝热上扰、肝阳上亢之目赤视昏等证均可应用。石决明与决明子均有清肝明目之功效，皆可用治目赤肿痛、翳障等偏于肝热者。然石决明咸寒质重，凉肝镇肝，滋养肝阴，故无论实证、虚证之目疾均可应用，多用于血虚肝热之羞明、目暗、青盲等；决明子苦寒，功偏清泻肝火而明目，常用治肝经实火之目赤肿痛。

珍珠母《本草图经》

【来源】为蚌科动物三角帆蚌 *Hyriopsis cumingii*（Lea）、褶纹冠蚌 *Cristaria plicata*（Leach）或珍珠贝科动物马氏珍珠贝 *Pteria martensii*（Dunker）的贝壳。生用或煅用。用时打碎。

【药性】咸，寒。归心、肝经。

【功效】平肝潜阳，安神定惊，明目退翳。

【应用】

1. 肝阳上亢，头晕目眩 本品咸寒入肝，有平肝潜阳、清泻肝火之功，治肝阴不足，肝阳上亢所致的头痛眩晕、耳鸣、心悸、失眠等症，常与白芍、生地黄、龙齿等同用；治肝阳眩晕、头痛，常与石决明、牡蛎、磁石等同用；治肝阳上亢并肝热烦躁易怒，可与钩藤、菊花、夏枯草等配伍。

2. 惊悸，失眠，心神不宁 本品质重入心经，有安神定惊之功，治疗心悸、失眠、心神不宁，可与朱砂、龙骨、琥珀等配伍；治癫痫、惊风抽搐等，可配伍天麻、钩藤、天南星等。

3. 目赤翳障，视物昏花　本品性寒清热，有明目退翳之效，治肝热目赤之羞明怕光、翳障，常配伍石决明、菊花、车前子；治肝虚目暗，视物昏花，常配伍枸杞子、女贞子、黑芝麻；治肝虚目昏或夜盲，可与苍术、猪肝或鸡肝同煮服用。现代临床用珍珠层粉制成眼膏外用，治疗白内障、角膜炎及结膜炎等，均有一定疗效。

此外，本品煅后研细末外用，能燥湿收敛，用治湿疮瘙痒，溃疡久不收口，口疮等病证。用珍珠层粉内服，治疗胃、十二指肠球部溃疡，亦有一定疗效。

【用法用量】水煎服，10～25g；宜打碎先煎。或入丸、散剂。外用适量。

【使用注意】脾胃虚寒及孕妇慎用。

【按语】珍珠母咸寒质重，既入肝经，平肝阳，清肝热，用治肝阳上亢、肝火上攻等证；又入心经以镇惊安神，用治心神不宁诸症；并能清肝明目，用治肝热目疾。本品与石决明皆为贝类咸寒之品，能平肝潜阳，清肝明目，用治肝阳上亢、肝经有热之头痛、眩晕、耳鸣，以及肝热目疾、目昏翳障等症。然石决明清肝明目作用强，尤适宜于血虚肝热之羞明、目暗、青盲等目疾，及阴虚阳亢之眩晕、耳鸣等证；珍珠母兼入心经，有镇惊安神之效，故失眠、烦躁、心神不宁等神志疾病多用之。

牡蛎《神农本草经》

【来源】为牡蛎科动物长牡蛎 *Ostrea gigas* Thunberg、大连湾牡蛎 *Ostrea talienwhanensis* Crosse 或近江牡蛎 *Ostrea rivularis* Gould 的贝壳。生用或煅用。用时打碎。

【药性】咸，微寒。归肝、胆、肾经。

【功效】平肝潜阳，重镇安神，软坚散结，收敛固涩。

【应用】

1. 肝阳上亢，头晕目眩　本品咸寒质重，入肝经，有平肝潜阳益阴之功。治水不涵木，阴虚阳亢之头目眩晕、烦躁不安、耳鸣，常配伍龙骨、龟甲、白芍等；治热病日久，灼烁真阴，虚风内动，四肢抽搐之证，常与生地黄、龟甲、鳖甲等配伍。

2. 心神不安，惊悸失眠　本品质重能镇，有安神之功效，治心神不安，惊悸怔忡、失眠多梦，常与龙骨相须为用，亦可配伍朱砂、琥珀、酸枣仁等。

3. 痰核，瘰疬，瘿瘤，癥瘕积聚　本品味咸，能软坚散结，治痰火郁结之痰核、瘰疬、瘿瘤等，常配伍浙贝母、玄参等；治气滞血瘀之癥瘕积聚，常与鳖甲、丹参、莪术等同用。

4. 滑脱诸证　本品煅后有收敛固涩作用，可治自汗、盗汗、遗精、遗尿、崩漏等滑脱之证。治自汗、盗汗，常配伍麻黄根、浮小麦等，亦可用牡蛎粉扑撒汗处；治肾虚遗精、滑精，常配伍沙苑子、龙骨、芡实等；治尿频、遗尿，可配伍桑螵蛸、金樱子、益智仁、龙骨等；治崩漏、带下证，常与海螵蛸、山茱萸、山药、龙骨等配伍。

此外，煅牡蛎有制酸止痛作用，可治胃痛泛酸，与乌贼骨、浙贝母共为细末，内服取效。

【用法用量】水煎服，9～30g；宜打碎先煎。外用适量。收敛固涩宜煅用，其他宜生用。

【按语】牡蛎与龙骨均有平肝潜阳、重镇安神、收敛固涩作用，常相须为用，治疗阴虚阳亢，头晕目眩、心神不安、惊悸失眠及各种滑脱证。然龙骨主入心经，长于镇惊安神，且收敛固涩之功优于牡蛎，外用还能收湿敛疮；牡蛎主入肝经，平肝之功显著，又能育阴潜阳，可治虚风内动之证，味咸又有软坚散结之功，火煅后还能制酸止痛。

代赭石《神农本草经》

【来源】为氧化物类矿物刚玉族赤铁矿，主含三氧化二铁（Fe_2O_3）。打碎生用或醋淬研粉用。

【药性】苦，寒。归心、肺、肝、胃经。

【功效】平肝潜阳，重镇降逆，凉血止血。

【应用】

1. 肝阳上亢，头晕目眩　本品质重沉降，长于镇潜肝阳；且性味苦寒，善清肝火，故为重镇潜阳常用之品。治肝阳上亢之头目眩晕、目胀耳鸣，常与怀牛膝、生龙骨、生牡蛎、生白芍等同用；治肝阳上亢所致之头晕头痛、心烦难寐，可配伍珍珠母、磁石、猪胆膏、冰片、半夏等；治小儿急慢惊风，可单用本品醋煅，细研水飞白汤调下。

2. 呕吐，呃逆，噫气　本品质重性降，为重镇降逆要药，尤善降上逆之胃气而具止呕、止呃、止噫之效。治胃气上逆之呕吐、呃逆、噫气不止等，常与旋覆花、半夏、生姜等配伍。

3. 气逆喘息　本品重镇降逆，亦能降上逆之肺气而平喘。治哮喘有声、卧睡不得，可单用本品研末，米醋调服；治肺肾不足之虚喘，每与党参、山茱萸、胡桃肉、山药等同用；治肺热咳喘，可配伍桑白皮、苏子、旋覆花等。

4. 血热吐衄，崩漏下血　本品苦寒，入心肝血分，有凉血止血之效。因其善于降气、降火，故尤宜于气火上逆，迫血妄行之出血证。治吐血、衄血、崩中淋沥不止，可单用煅烧醋淬，研细调服；治胃热气逆所致吐血、衄血、胸中烦热，可配伍白芍、竹茹、牛蒡子、清半夏等；治血热崩漏下血，可配伍禹余粮、赤石脂、五灵脂等。

【用法用量】水煎服，10～30g；宜打碎先煎。入丸、散，每次1～3g。外用适量。降逆、平肝宜生用，止血宜煅用。

【使用注意】孕妇慎用。因含微量砷，故不宜长期服用。

【按语】代赭石苦寒质重，色赤而入心肝血分。本品性纯降，以降逆气为长。可镇潜肝阳，为治肝阳上亢、头晕目眩之佳品；能降气止呃，为治呃逆呕吐、气逆喘息要药；并凉血止血，可用于血热出血诸证。本品与安神药中磁石均为铁矿石类重镇之品，能平肝潜阳，降逆平喘，用于肝阳上亢之眩晕及气逆喘息之证。然代赭石主入肝经，偏重于平肝潜阳、凉血止血，善降肺胃之逆气而止呕、止呃、止噫；磁石主入肾经，偏重于益肾阴而镇浮阳、纳气平喘、镇惊安神。

刺蒺藜《神农本草经》

【来源】为蒺藜科植物蒺藜 *Tribulus terrestris* L. 的干燥成熟果实。炒黄或盐炙用。

【药性】辛、苦，微温；有小毒。归肝经。

【功效】平肝疏肝，祛风明目，止痒。

【应用】

1. 肝阳上亢，头晕目眩　本品味苦降泄，主入肝经，有平抑肝阳之功，用于肝阳上亢，头晕目眩等症，常配伍钩藤、珍珠母、菊花等。

2. 肝郁气滞之胸胁胀痛、乳闭胀痛　本品辛散苦泄，功能疏肝而散郁结，并入血分而活血。用治肝郁气滞，胸胁胀痛，可配伍柴胡、香附、青皮等；治肝郁乳汁不通、乳房作痛，可单用本品研末服，或与穿山甲、王不留行等配伍。

3. 风热上攻，目赤翳障　本品味辛，能疏散肝经风热而明目退翳，为祛风明目要药。用治风热目赤肿痛、多泪多眵或翳膜遮睛等症，多与菊花、蔓荆子、决明子、青葙子等同用。

4. 风疹瘙痒，白癜风　本品辛散苦泄，轻扬疏散，又有祛风止痒之功。治疗风疹瘙痒，常与防风、荆芥、地肤子等配伍；治血虚风盛，瘙痒难忍，常配伍当归、何首乌、防风等；单用本品研末冲服，又可用治白癜风，亦可制成酊剂外用。

【用法用量】水煎服，6～10g；或入丸、散剂。外用适量。

【使用注意】孕妇慎用。

第二节　息风止痉类

息风止痉药多为虫类药，主入肝经，以平息肝风、制止惊厥抽搐为主要功效。主要适用于温热病热极动风、肝阳化风及血虚生风等所致之眩晕欲仆、项强肢颤、痉挛抽搐等症，以及风阳夹痰，痰热上扰之癫痫、惊风抽搐。部分药物兼有平肝潜阳、清泻肝火之功，亦可用治肝阳上亢之头晕目眩及肝火上攻之目赤头痛等。部分药物尚兼祛外风之功，亦可用治风中经络之口眼歪斜、肢麻痉挛、头痛、痹证等，以及破伤风之痉挛抽搐、角弓反张等症。

羚羊角《神农本草经》

【来源】为牛科动物赛加羚羊 *Saiga tatarica* Linnaeus 的角。用时镑片或粉碎成细粉。

【药性】咸，寒。归心、肝经。

【功效】平肝息风，清肝明目，清热解毒。

【应用】

1. 肝风内动，惊痫抽搐　本品咸寒质重，主入肝经，长于清泄肝热、平肝息风、镇惊解痉，为治惊痫抽搐之要药，尤宜于热极生风之证。治温热病热邪炽盛之高热、神昏、惊厥抽搐，常配伍钩藤、白芍、菊花、桑叶、生地黄；治癫痫、惊悸等，可配伍钩藤、天竺黄、郁金、朱砂等。

2. 肝阳上亢，头晕目眩　本品味咸质重主降，有平肝潜阳之功。治肝阳上亢所致之头晕目眩、烦躁失眠、头痛如劈等症，常与石决明、龟甲、生地黄、菊花等同用。

3. 肝火上炎，目赤头痛　本品善清泻肝火而明目，用治肝火上炎之头痛、目赤肿痛、羞明流泪等症，常与决明子、黄芩、龙胆草、车前子等配伍。

4. 温热病壮热神昏，热毒发斑　本品入心、肝二经，清热凉血，泻火解毒，而收气血两清之效。用治温热病之壮热神昏、谵语躁狂，甚或抽搐等，常与石膏、寒水石、麝香等配伍；治疗热毒发斑，多与生地黄、赤芍、大青叶等清热凉血、解毒之品同用。

此外，本品有解热、镇痛之效，可用于风湿热痹、肺热咳喘、百日咳等。

【用法用量】水煎服，1～3g；宜单煎2小时以上。磨汁或研粉服，每次0.3～0.6g。

【使用注意】本品性寒，脾虚慢惊者忌用。

【按语】羚羊角咸寒质重，入肝、心经。善治肝热风动之惊痫抽搐诸症，自古即被奉为清肝息风之佳品，尤宜于热极生风者。又善平肝潜阳、清肝明目，用治肝阳上亢之头晕目眩，以及肝火上炎之目赤头痛等。并有良好的泻火解毒作用，治温病壮热神昏、热毒发斑及肺热咳喘等。

类方　　羚角钩藤汤《通俗伤寒论》

【组成】羚羊角4.5g　钩藤9g　桑叶6g　菊花9g　生地黄15g　白芍9g　川贝母12g　甘草3g　竹茹15g　茯神木9g

【用法】水煎服。

【功用】凉肝息风，增液舒筋。

【主治】肝热生风。高热不退，烦闷躁扰，四肢抽搐，甚则神昏，舌绛而干，或舌焦起刺，脉弦而数。

【方义】本方证由邪热传入厥阴，肝经热盛，热极动风所致。治当清热凉肝，息风止痉。方中羚羊角长于清热凉肝，息风止痉；钩藤清热平肝，息风解痉，共为君药。桑叶、菊花辛凉疏泄，清热平肝息风，以加强凉肝息风之效，为臣药。热极动风，风火相煽，最易灼津成痰，故用贝母、竹茹以清热化痰；痰热上扰心神，又以茯神木平肝，宁心安神，以上俱为佐药。生甘草调和诸药，又为使药。诸药配伍，以凉肝息风为主，养阴化痰为辅，清润并用，标本兼顾，为凉肝息风之代表方剂。

中药　　牛黄《神农本草经》

【来源】为牛科动物牛 *Bos taurus domesticus* Gmelin 的干燥胆结石。研极细粉末。

【药性】甘，凉。归心、肝经。

【功效】清心豁痰，开窍醒神，凉肝息风，清热解毒。

【应用】

1. 热病神昏　本品性凉气香，能清心、祛痰、开窍醒神，用治温热病热入心包，以及中风、惊风、癫痫等痰热阻闭心窍之神昏谵语、高热烦躁、口噤、舌謇、痰涎壅盛等症，常与麝香、冰片、朱砂、黄连、栀子等配伍。亦可单用本品为末，竹沥水送服。

2. 小儿惊风，癫痫　本品入心、肝二经，长于清心凉肝，息风止痉。治小儿急惊风之壮热、神昏、惊厥抽搐等症，每与朱砂、全蝎、钩藤等配伍；治痰蒙清窍之癫痫发作，突然昏仆、口吐涎沫、四肢抽搐，可与珍珠、远志、胆南星等配伍。

3. 口舌生疮，咽喉肿痛，牙痛，痈疽疔毒　本品性凉，为清热解毒之良药。用治火毒郁结之口舌生疮、咽喉肿痛、牙痛，常配伍黄芩、雄黄、大黄等；治咽喉肿痛、溃烂，可与珍珠为末吹喉；治疗痈疽、疔毒、乳岩、瘰疬等，每与麝香、乳香、没药等同用。

【用法用量】入丸、散剂，每次0.15～0.35g。外用适量，研末敷患处。

【使用注意】非实热证不宜用，孕妇慎用。

类方　　牛黄解毒丸《中华人民共和国药典》

【组成】牛黄5g　雄黄50g　石膏200g　大黄200g　黄芩150g　桔梗100g　冰片25g　甘草50g

【用法】蜜丸，每丸重3g；或制水丸、片剂，温水送服。

【功用】清热解毒。

【主治】火热内盛证。咽喉肿痛，牙龈肿痛，口舌生疮，目赤肿痛。

【方义】本方证由火毒蕴结所致。当治以清热解毒。方中牛黄清心火，解热毒；大黄泻火解毒，导热下行，共为君药。黄芩清上焦肺火，石膏清肺胃之热，雄黄解毒散结，共为臣药。佐以桔梗清利咽喉，冰片消肿散结。使以甘草调和诸药。全方共奏泻火解毒之效，为清热解毒常用之剂。

西黄丸《外科全生集》

【组成】牛黄1g　乳香30g　没药30g　麝香4.5g　黄米面30g

【用法】糊丸，每20粒重1g；胶囊剂，每粒0.25g，温水送服。

【功用】清热解毒，化痰散结，活血祛瘀。

【主治】乳岩，瘰疬，痰核，流注，肺痈，小肠痈。

【方义】本方所治诸病证，多由火郁、痰瘀、热毒壅滞而成。方中牛黄清热解毒，化痰散结，为君药。麝香开经络，行气滞，散瘀血，消肿止痛，为臣药。乳香、没药活血祛瘀，消肿定痛，共为佐药。黄米面调养胃气，以防诸药寒凉碍胃，为使药。全方共奏解热毒、化痰结、散瘀血之功。近年用治淋巴结炎、乳腺囊性增生、乳腺癌、多发性脓肿、骨髓炎等。

中药

钩藤《名医别录》

【来源】为茜草科植物钩藤 *Uncaria rhyunchophylla*（Miq.）Jacks.、大叶钩藤 *Uncaria macrophylla* Wall.、毛钩藤 *Uncaria hirsuta* Havil.、华钩藤 *Uncaria sinensis*（Oliv.）Havil. 或无柄果钩藤 *Uncaria sessilifructus* Roxb. 的干燥带钩茎枝。生用。

【药性】甘，凉。归心包、肝经。

【功效】息风定惊，清热平肝。

【应用】

1. 肝风内动，惊痫抽搐　本品入心包、肝二经，有和缓的息风止痉作用，又能清泄肝热，故用治热极生风、四肢抽搐及小儿高热惊风证，尤为相宜。治小儿急惊风之壮热神昏、手足抽搐，可配伍天麻、全蝎、僵蚕、蝉蜕等；治温热病热极生风之痉挛抽搐，多与羚羊角、白芍、菊花、生地黄等同用；治诸痫啼叫、痉挛抽搐，可配伍天竺黄、蝉蜕、黄连、大黄等。本品又可用治小儿惊啼、夜啼，常与蝉蜕、薄荷配伍。

2. 头痛，眩晕　本品性凉，主入肝经，既能清肝热，又能平肝阳。用治肝火上攻之头胀、头痛、眩晕，常配伍夏枯草、龙胆草、栀子、黄芩等；证属肝阳上亢者，常与天麻、石决明、怀牛膝、杜仲、茯神等同用。

此外，本品具有轻清疏泄之性，能清热透邪，故又可用于感冒夹惊，风热外感、头痛、目赤及斑疹透发不畅之证。

【用法用量】水煎服，3～12g；入煎剂宜后下。

【按语】钩藤甘而微寒，为肝与心包二经之药，善息肝风、清肝热、平肝阳，作用和缓。用治肝风内动、肝火上攻、小儿肝热诸证均为佳品。现代临床常用其凉肝止痉功效，治疗高血压、支气管痉挛，均有较好疗效。唯其药力较为薄弱，用量宜大。

天麻《神农本草经》

【来源】本品为兰科植物天麻 *Gastrodia elata* Bl. 的干燥块茎。生用。

【药性】甘，平。归肝经。

【功效】息风止痉，平抑肝阳，祛风通络。

【应用】

1. 肝风内动，惊痫抽搐　本品主入肝经，功能息风止痉，且甘润性平，故可用治各种病因之肝风内动、惊痫抽搐，不论寒热虚实皆可配伍应用。治小儿急惊风，常与羚羊角、钩藤、全蝎等同用；治小儿脾虚慢惊，则与人参、白术、白僵蚕等配伍；治小儿诸惊，可与全蝎、制南星、白僵蚕同用；治破伤风之痉挛抽搐、角弓反张，可与天南星、白附子、防风等配伍。

2. 眩晕，头痛 本品既息肝风，又平肝阳，为治眩晕、头痛之要药，不论虚实，皆可随证配伍。治肝阳上亢之眩晕、头痛，常配伍钩藤、石决明、牛膝等；治风痰上扰之眩晕、头痛、痰多胸闷，常配伍半夏、茯苓、白术等；治疗头风头痛，头晕欲倒者，可配等量川芎为丸。

3. 肢体麻木，手足不遂，风湿痹痛 本品能祛外风、通经络、止痹痛。用治中风手足不遂、筋骨疼痛等，可配伍没药、制乌头、麝香等；若治风湿痹痛、关节屈伸不利，多与秦艽、羌活、桑枝等同用。

【用法用量】水煎服，3～10g。研末冲服，每次1～1.5g。

【按语】天麻味甘质柔，作用平和，专入肝经。能息风平肝，止痉除痹，且无寒热之偏，《本草纲目》称其为"治风之神药"。凡肝风内动、肝阳眩晕，以及风湿痹证，无论虚实皆可选用。钩藤、羚羊角、天麻均有平肝息风、平肝潜阳之功，均可治肝风内动、肝阳上亢之证。然钩藤性凉，轻清透达，长于清热息风，用治小儿高热惊风轻证为宜；羚羊角性寒，清热力强，善治热极生风证，并能清心解毒，用治高热神昏、热毒发斑等症；天麻甘平质润，清热之力不及钩藤、羚羊角，但无论寒热虚实皆可配伍应用，且能祛风止痛。

类方

天麻钩藤饮《杂病证治新义》

【组方】天麻9g 钩藤12g 石决明18g 栀子 黄芩各9g 川牛膝12g 杜仲 益母草 桑寄生 夜交藤 朱茯神各9g

【用法】水煎服。

【功用】平肝息风，清热活血，补益肝肾。

【主治】肝阳偏亢，肝风上扰证。头痛，眩晕，失眠，舌红苔黄，脉弦。

【方义】本方证由肝肾不足，肝阳偏亢，火热上扰所致。治宜平肝息风为主，兼以清热活血、补益肝肾为法。方中天麻、钩藤具有平肝息风之效，用以为君。石决明性味咸平，功能平肝潜阳，除热明目，可增强天麻、钩藤平肝息风之力；川牛膝引血下行，二药共为臣药。栀子、黄芩清热泻火；益母草活血利水；杜仲、桑寄生补益肝肾；夜交藤、朱茯神安神定志，均为佐药。合而用之，共成平肝潜阳，清热活血，补益肝肾之剂。

半夏白术天麻汤《医学心悟》

【组方】半夏9g 天麻 茯苓 橘红各6g 白术18g 甘草3g

【用法】加生姜1片，大枣2枚，水煎服。

【功效】化痰息风，健脾祛湿。

【主治】风痰上扰证。眩晕头痛，胸闷呕恶，舌苔白腻，脉弦滑。

【方义】本方证多因脾湿生痰，肝风内动，肝风夹痰上扰清空所致。治宜化痰息风为主，兼以健脾祛湿。方中半夏燥湿化痰，降逆止呕；天麻平肝息风而止眩晕，共为君药。白术健脾燥湿，茯苓健脾渗湿，以杜其生痰之源，共为臣药。橘红理气化痰，使气顺痰消，为佐药。使以甘草调药和中，煎加姜、枣以调和脾胃。诸药合用，可化痰浊，平肝风，健脾气，利水湿。

中药

地龙《神农本草经》

【来源】为钜蚓科动物参环毛蚓 *Pheretima aspergillum*（E. Perrier）、通俗环毛蚓 *Pheretima vulgaris* Chen、威廉环毛蚓 *Pheretima guillelmi*（Michaelsen）或栉盲环毛蚓 *Pheretima pectinifera* Michaelsen 的干燥体。生用或鲜用。

【药性】咸，寒。归肝、脾、膀胱经。

【功效】清热定惊，通络，平喘，利尿。

【应用】

1. 高热惊痫，癫狂 本品性寒，既能息风止痉，又善清热定惊，适用于热极生风所致的神昏谵语、痉挛抽搐及小儿惊风，或癫痫、癫狂等病症。治惊狂癫痫，可以本品同盐化为水，饮服；治小儿急慢惊风，可用本品研烂，同朱砂作丸服；治高热抽搐惊痫，多与钩藤、牛黄、白僵蚕、全蝎等同用。

2. 关节痹痛，半身不遂 本品性走窜，善于通行经络。治疗关节红肿热痛、屈伸不利之热痹多用，可配伍防己、秦艽、忍冬藤、桑枝等；用治风寒湿痹之肢体关节麻木、疼痛尤甚、屈伸不利等症，则应与川乌、草乌、天南星、乳香等药配伍。用治中风后气虚血滞，经络不利，半身不遂、口眼㖞斜等症，常配伍黄芪、当归、川芎等。

3. 肺热哮喘 本品性寒降泄，长于清肺平喘。用治邪热壅肺，肺失肃降之喘息不止、喉中有哮鸣音者，单用研末内服即效；亦可用鲜地龙水煎，加白糖收膏服；或配伍麻黄、杏仁、黄芩、葶苈子等，以加强清肺化痰，止咳平喘之功。

4. 小便不利，尿闭不通 本品咸寒下行，能清热结而利水道。用于热结膀胱、小便不通，可单用，或配伍车前子、木通、冬葵子等。

此外，本品有降压作用，常用治肝阳上亢型高血压。

【用法用量】水煎服，5～10g。鲜品10～20g。研末吞服，每次1～2g。外用适量。

全蝎《蜀本草》

【来源】为钳蝎科动物东亚钳蝎 *Buthus martensii* Karsch 的干燥体。置沸水或沸盐水中，煮至全身僵硬，捞出，置通风处，阴干备用。

【药性】辛，平；有毒。归肝经。

【功效】息风镇痉，攻毒散结，通络止痛。

【应用】

1. 痉挛抽搐 本品主入肝经，性善走窜，既平息肝风，又搜风通络，有良好的息风止痉之效，为治痉挛抽搐之要药。治各种原因之惊风、痉挛抽搐，常与蜈蚣同用；治小儿急惊风，高热神昏、抽搐，常与羚羊角、钩藤、天麻等配伍；治小儿慢惊风抽搐，常与党参、白术、天麻等配伍；治破伤风之痉挛抽搐、角弓反张，可配伍蜈蚣、天南星、蝉蜕等；治疗风中经络，口眼㖞斜，可与白僵蚕、白附子等同用。

2. 疮疡肿毒，瘰疬结核 本品味辛有毒，有散结、攻毒之功。治诸疮肿毒，可配伍栀子、麻油煎黑去渣，入黄蜡为膏外敷；治颌下肿硬，可单用全蝎焙焦，黄酒冲服；用治瘰疬、瘿瘤，可配伍马钱子、半夏、五灵脂，共研细末，制成片剂用。

3. 风湿顽痹，顽固性偏正头痛 本品善于搜风，通络止痛，对风寒湿痹久治不愈、筋脉拘挛，甚则关节变形之顽痹，作用颇佳。可用全蝎配麝香少许，共为细末，温酒送服；亦可配伍川乌、白花蛇、没药等。用治偏正头痛，单味研末吞服即有效；配伍天麻、蜈蚣、川芎、僵蚕等，效果尤佳。

【用法用量】水煎服，3～6g。研末吞服，每次0.6～1g。外用适量。

【使用注意】本品有毒，用量不宜过大。孕妇慎用。

蜈蚣《神农本草经》

【来源】为蜈蚣科动物少棘巨蜈蚣 *Scolopendra subspinipes mutilans* L. Koch 的干燥体。用竹片插入头尾，绷直，干燥。

【药性】辛，温；有毒。归肝经。

【功效】息风镇痉，攻毒散结，通络止痛。

【应用】

1. 痉挛抽搐 本品性温，性善走窜，通达内外，搜风定搐力强，为息风要药，常与全蝎相须配伍。治小儿口撮、手足抽搐，常配伍全蝎、钩藤、僵蚕等；治破伤风之角弓反张，本品常为主药，配伍南星、防风等同用。

2. 疮疡肿毒，瘰疬结核 本品味辛散结，以毒攻毒，同雄黄、猪胆汁配伍制膏，外敷恶疮肿毒，效果颇佳。并可与茶叶共为细末，敷治瘰疬溃烂。与全蝎、土鳖虫共研细末内服，治骨结核。本品焙黄，研细末，开水送服，或与黄连、大黄、生甘草等同用，又可治毒蛇咬伤。

3. 风湿顽痹，顽固性头痛 本品有良好的通络止痛功效，常与全蝎、防风、独活、威灵仙等配伍，用治风湿痹痛，游走不定、痛势剧烈。治顽固性头痛或偏正头痛，多与天麻、川芎、白僵蚕等同用。

【用法用量】水煎服，3～5g。研末冲服，每次0.6～1g。外用适量。

【使用注意】本品有毒，用量不宜过大。孕妇忌用。

【按语】蜈蚣与全蝎均为息风要药，皆有息风镇痉、解毒散结、通络止痛之功，相须配伍有协同增效作用。然全蝎辛平力缓，息风镇痉、攻毒散结之力不及蜈蚣；蜈蚣辛温力猛性燥，善走窜通达，息风镇痉功效较强，又攻毒疗疮、通痹止痛疗效亦佳。

类方

止痉散《流行性乙型脑炎中医治疗法》

【组方】全蝎　蜈蚣各等分

【用法】温开水调服，每服0.9～1.5g。

【功效】搜风通络，镇痉止痛。

【主治】乙脑抽搐不止。四肢抽搐，痉厥，以及顽固性头痛、偏头痛、关节痛。

【方义】本方证多因内风或外风而引起四肢抽搐、痉厥；或上扰头目，头痛久而不愈；或客于筋骨、关节，经络不利，顽麻疼痛。治宜搜风通络为主，兼以镇痉止痛。方中全蝎为君，即可平息肝风，又可搜风通络，有良好的息风、止痉、止痛之效，为治痉挛抽搐之要药。蜈蚣通达内外，搜风定搐力强，可增强全蝎息风、通络之功，为臣药。两药为伍，共奏平内风、祛外风、通经络、止痹痛之效。

中药

僵蚕《神农本草经》

【来源】本品为蚕蛾科昆虫家蚕 *Bombyx mori* Linnaeus 四至五龄的幼虫感染（或人工接种）白僵菌 *Beauveria bassiana*（Bals.）Vuillant 而致死的干燥体。生用或炒用。

【药性】咸、辛，平。归肺、肝经。

【功效】息风止痉，祛风止痛，化痰散结。

【应用】

1. 惊痫抽搐　本品咸辛平，入肺、肝二经，既能息风止痉，又能化痰定惊，故对惊风、癫痫而夹痰热者尤为适宜。治高热抽搐，可配伍蝉蜕、钩藤、菊花；治急惊风、痰喘发痉，可配伍全蝎、天麻、朱砂、牛黄、胆南星等；治小儿慢惊搐搦，可与党参、白术、天麻、全蝎等配伍；治破伤风角弓反张，则与全蝎、蜈蚣、钩藤等配伍。

2. 风中经络，口眼歪斜　本品味辛行散，能祛风、化痰、通络，用于风中经络，口眼歪斜、痉挛抽搐之证，常与全蝎、白附子等同用。

3. 风热头痛，目赤，咽痛，风疹瘙痒　本品可辛散疏风，有祛风热、止痛、止痒之功。用治肝经风热上攻之头痛、目赤肿痛、迎风流泪等症，常与桑叶、木贼、荆芥等配伍；用治风热上攻之咽喉肿痛、声音嘶哑，可配伍桔梗、薄荷、荆芥、防风、甘草等；治疗风疹瘙痒，可单味研末服，或与蝉蜕、薄荷等同用。

4. 痰核，瘰疬　本品软坚散结，兼以化痰，可用治痰核、瘰疬，单用为末即效，或与浙贝母、夏枯草、连翘等同用；治乳痈、痄腮、疔疮痈肿等，常配伍金银花、连翘、板蓝根、黄芩等。

【用法用量】水煎服，5～10g。研末吞服，每次1～1.5g。散风热宜生用，其他多制用。

【按语】僵蚕咸辛性平，入肺、肝经。既能息风止痉，兼以化痰，可用治多种惊痫抽搐，尤以惊风、癫痫夹痰热者为宜。本品又可祛风化痰通络，常用治风热上扰、风中经络、风疹瘙痒等证；并能软坚散结，用治痰核瘰疬等。

第二十二章 开窍类

凡具辛香走窜之性，以开窍醒神为主要作用，治疗闭证神昏的药物，称为开窍药；以开窍药为主组方，具有开窍醒神之功，治疗窍闭神昏之证的方剂，称为开窍剂。

心藏神，主神明，心窍开通则神明有主，神志清醒，思维敏捷。若心窍被阻，清窍被蒙，则神明内闭，神识昏迷，人事不省，治宜开通心窍。本类药味辛，其气芳香，善于走窜，皆入心经，具有通关开窍、启闭回苏、醒脑复神的作用。部分开窍药以其辛香行散之性，尚兼活血、行气、止痛、辟秽、解毒等功效。

开窍类方剂，主治温病热陷心包、痰浊蒙蔽清窍之神昏谵语，以及惊风、癫痫、中风等卒然昏厥、痉挛抽搐等病症。又可用治湿浊中阻，胸脘冷痛满闷；血瘀、气滞疼痛，经闭癥瘕；湿阻中焦，食少腹胀及目赤咽肿、痈疽疔疮等证。

神志昏迷有虚实之别，虚证即脱证，实证即闭证。脱证治当补虚固脱，非本章药物所宜；闭证治当通关开窍、醒神回苏，宜用本类中药方剂治疗。

应用本类药物组方，首当分清闭证又有寒闭、热闭之不同而选药配伍。面青、身凉、苔白、脉迟之寒闭，须施“温开”之法，宜选用辛温的开窍药，配伍温里祛寒之品；面红、身热、苔黄、脉数之热闭，当用“凉开”之法，宜选用辛凉的开窍药，并与清热泻火解毒之品配伍应用。其次，根据不同的兼证做适当的配伍。如闭证神昏兼惊厥抽搐者，还须配伍平肝息风止痉药物；见烦躁不安者，须配伍安神定惊药物；如以疼痛为主症者，可配伍行气药或活血化瘀药物；痰浊壅盛者，须配伍化湿、祛痰药物。

开窍药辛香走窜，为救急、治标之品，且能耗伤正气，故只宜暂服，不可久用；只宜于闭证，忌用于脱证；因本类药物性质辛香，其成分易于挥发，内服多不宜入煎剂，只入丸剂、散剂服用。

中药

麝香《神农本草经》

【来源】为鹿科动物林麝 *Moschus berezovskii* Flerov、马麝 *Moschus sifanicus* Przewalski 或原麝 *Moschus moschiferus* Linnaeus 成熟雄体香囊中的干燥分泌物。密闭，避光贮存备用。用时研碎。

【性能】辛，温。归心、脾经。

【功效】开窍醒神，活血通经，消肿止痛。

【应用】

1. 闭证神昏 麝香辛香走窜，能开窍辟秽，为醒神回苏之要药，可用于各种原因所致之闭证神昏。治温病热陷心包，痰热蒙蔽心窍，小儿惊风及中风痰厥等热闭神昏，常配伍牛黄、冰片、朱砂等；治中风卒昏，胸腹满痛等寒浊或痰湿阻闭气机、蒙蔽神明之寒闭神昏，常配伍苏合香、檀香、安息香等。

2. 血瘀经闭，癥瘕，心腹暴痛，头痛，跌打损伤，风寒湿痹 本品辛香走窜，能行血瘀而通经络，有良好的止痛之效。治血瘀经闭证，常与丹参、桃仁、红花、川芎等同用；治癥瘕痞块等血瘀重证，可与水蛭、虻虫、三棱等配伍；治心腹暴痛，常配伍木香、桃仁等；治偏正头痛，日久不愈，常与赤芍、川芎、桃仁等同用；治跌仆肿痛、骨折扭挫，常与乳香、没药、红花等配伍；治风寒湿痹证疼痛，顽固不愈，可与独活、威灵仙、桑寄生等同用。

3. 疮疡肿毒，瘰疬痰核，咽喉肿痛 本品辛温行散，能活血散结，消肿止痛。治疮疡肿毒，常与牛黄、雄黄、乳香、没药同用；治咽喉肿痛，可与牛黄、蟾酥、珍珠等配伍。

4. 难产，死胎，胞衣不下 本品活血通经，有催生下胎之效。治难产、死胎等，常与肉桂配伍；亦可以本品与猪牙皂、天花粉同用，葱汁为丸，外用。

【用法用量】入丸、散，每次0.03~0.1g。外用适量。不宜入煎剂。

【使用注意】本品辛香走窜之性甚烈，易于耗气伤阳，夺血伤阴，故虚证慎用；脱证忌用；孕妇禁用。

【按语】麝香辛温，气味极香，走窜之性甚烈，有很强的开窍通闭、辟秽化浊之功，为醒神回苏之要药。可用于各种原因所致的闭证神昏，无论寒闭、热闭，用之皆效。因其性温，故寒闭证尤宜。其辛香开通走窜之性，可行血中之瘀滞，开经络之壅遏，而具活血通经、止痛之效。故凡血瘀经闭、癥瘕、心腹暴痛、头痛、风寒湿痹等证，皆常应用。尤为伤科要药，治跌仆肿痛、骨折扭挫，不论内服外用均有良效。本品活血通经，辛香走窜，力达胞宫，有催生下胎之效，可治难产、死胎等。现今已罕用，但由此提示"孕妇禁用"，不仅口服不可，外用也属禁忌。

近代研究从灵猫科动物小灵猫 *Viverricula indica* Desmarest. 、大灵猫 *Viverra zibetha* L. 的香囊中采取灵猫香，从仓鼠科动物成龄雄性麝鼠 *Ondatra zibetha* L. 的香囊中采取麝鼠香，它们具有与麝香相似的化学成分及功效，可用来代替麝香外用或内服。另外，人工麝香有与天然麝香基本相似的疗效，现已广泛用于临床，代替天然麝香，弥补药源的不足。

类方

安宫牛黄丸《温病条辨》

【组成】麝香 冰片各7.5g 牛黄 犀角（现以水牛角代） 雄黄 朱砂 郁金 黄连 山栀 黄芩各30g 珍珠15g

【用法】为蜜丸，金箔为衣，蜡丸封固。每服3g。

【功用】清热解毒，豁痰开窍。

【主治】邪热内陷心包。高热烦躁，神昏谵语，口干舌燥，痰涎壅盛，舌红或绛，脉数；中风昏迷、小儿惊厥，属于邪热内闭者。

【方义】本方证由温热之邪内陷心包，痰热蒙蔽清窍所致。治当芳香开窍，清解心包热毒，兼以豁痰、安神。方中牛黄解毒豁痰，定惊开窍；麝香开窍醒神；水牛角清心凉血，三者共为君药。臣以黄连、黄芩、栀子清热泻火解毒，助牛黄清心包之热；冰片、郁金芳香辟秽开窍，加强麝香开窍醒神之效。佐以朱砂、珍珠、金箔镇心安神；雄黄则助牛黄豁痰解毒。蜂蜜为丸，和药调中，为使药。诸药合用，共奏清热开窍、豁痰解毒之效。

紫雪《外台秘要》

【组成】麝香1.5g　羚羊角　犀角（现以水牛角代）　沉香　青木香各150g　石膏　滑石　磁石　寒水石各1500g　硝石1000g　芒硝5000g　朱砂90g　黄金3000g　丁香30g　玄参500g　升麻250g　甘草240g

【用法】依法制丹。每服1.5~3g。

【功用】清热开窍，息风止痉。

【主治】热邪内陷心包，热盛动风证。高热烦躁，神昏谵语，痉厥抽搐，斑疹吐衄，口渴引饮，唇焦齿燥，尿赤便秘，舌红绛，苔干黄，脉数有力或弦；以及小儿热盛惊厥。

【方义】本方证由邪热内陷心包，热盛动风所致。治当清热开窍，息风止痉。方中水牛角善清心热，凉血解毒；羚羊角长于凉肝息风止痉，水牛角与羚羊角并用，为热传心肝两经之佳品；麝香辛温香窜，开窍醒神，三味同用，则清心凉肝，开窍息风，共为君药。生石膏、寒水石、滑石大寒清热，俱为臣药。玄参清热解毒并能养阴生津，升麻清热解毒又可透邪；木香、丁香、沉香行气通窍，与麝香配伍，以增强开窍醒神之功；朱砂、磁石重镇安神，朱砂并能清心解毒，磁石又能潜镇肝阳，加强除烦止痉之效。更以芒硝、硝石泄热散结，釜底抽薪，使邪热从肠腑下泄，诸药共为佐药。甘草为使，以益气安中、调和诸药，以防寒凉碍胃之弊端。诸药合用，共奏清热开窍、息风止痉之效。

至宝丹《苏沈良方》

【组成】麝香　龙脑　牛黄各0.3g　犀角（现以水牛角代）　安息香　朱砂　雄黄　生玳瑁　琥珀各30g　金箔　银箔各50片

【用法】依法制成丹。每服3~6g。温水化服，或人参煎汤化服。

【功用】清热开窍，化浊解毒。

【主治】痰热内闭心包。神昏谵语，身热烦躁，痰盛气粗，舌红苔黄垢腻，脉滑数；中风、中暑、小儿惊厥属于痰热内闭者。

【方义】本方证由邪热亢盛，痰热内闭心包所致。治宜清热开窍，化浊解毒。方中麝香芳香开窍醒神，牛黄豁痰开窍，水牛角清心凉血解毒，共为君药。冰片与安息香同用，芳香开窍，辟秽化浊，与麝香共为醒神开窍要药；玳瑁清热解毒，镇惊安神，俱为臣药。佐以朱砂、琥珀镇心安神，雄黄豁痰解毒；金银二箔也为重镇安神之品。诸药合用，共奏清热开窍、化浊解毒之效。

中药

冰片《新修本草》

【来源】由菊科植物艾纳香（大艾）*Blumea balsamifera* DC. 叶的升华物经加工劈削而成，称“艾片”。用松节油、樟脑等经化学方法合成，称“机制冰片”。贮于阴凉处，密闭。研粉用。

【性能】辛、苦，微寒。归心、肺、脾经。

【功效】开窍醒神，清热止痛。

【应用】

1. 闭证神昏　本品味辛气香，有开窍醒神之功效，功似麝香但力较弱，二者常相须为用。冰片性偏寒凉，为凉开之品，更宜用于热病神昏。治痰热内闭、暑热卒厥、小儿惊风等热闭证，常与牛黄、麝香、黄连等配伍；治闭证属寒，常与苏合香、安息香、丁香等配伍。

2. 目赤肿痛，喉痹口疮　本品苦寒，有清热止痛、泻火解毒、明目退翳、消肿之功，为五官科常用药。治目赤肿痛，单用点眼即效，也可与炉甘石、硼砂、熊胆等制成点眼药水；治咽喉肿痛、口舌生疮、牙龈肿痛，常与硼砂、朱砂、玄明粉共研细末，吹敷患处；治风热喉痹，以冰片与灯心草、黄柏、白矾共为末，吹患处。

3. 疮疡肿痛，疮溃不敛，水火烫伤　本品有清热解毒、防腐生肌之功，故外用清热消肿、生肌敛疮方中均用冰片。治疮疡溃后日久不敛，可配伍牛黄、珍珠、炉甘石、血竭、乳香等同用；治水火烫伤，可用本品与朱砂、香油制成药膏外用；治疗急慢性化脓性中耳炎，可以本品搅溶于核桃油中滴耳。

此外，本品有较好的止痛作用，用治冠心病心绞痛，有一定疗效。

【用法用量】入丸、散，每次0.15～0.3g。外用适量，研粉点敷患处。

【使用注意】孕妇慎用。

【按语】冰片与麝香同为开窍醒神之品，均可用治热病神昏、中风痰厥、气郁窍闭、中恶昏迷等闭证，然麝香开窍力强而冰片力逊，麝香为温开之品，冰片为凉开之剂，但又常相须为用，二者均可消肿止痛、生肌敛疮，外用可治疮疡肿毒。但冰片性偏寒凉，以清热泻火止痛见长，善治口齿、咽喉、耳目之疾，外用有清热止痛、防腐止痒、明目退翳之功；麝香辛温，治疮痈肿毒多以活血散结，消肿止痛为用。二者均应入丸、散使用，不入煎剂。

类方　冰硼散《外科正宗》

【组成】冰片1.5g　朱砂1.8g　硼砂　元明粉各15g

【用法】共为细末。每用少许吹敷患处。

【功用】清热解毒，消肿止痛。

【主治】热毒蕴结之咽喉肿痛、口舌生疮。

【方义】本方证多因热毒炽盛，酿腐成脓，而引起咽喉疼痛、口舌生疮。治宜清热解毒为主，兼以拔毒祛腐生肌。“诸痛痒疮，皆属于心”，方中朱砂主入心经，长于泻心火、解热毒，为君药。冰片长于泻火解毒，清热消肿，防腐生肌，为臣药。元明粉可泄热通便、散结消肿，硼砂拔毒化腐生肌，共为佐药。诸药全用，共奏清热解毒，消肿止痛，化腐生肌之功。

中药　苏合香《名医别录》

【来源】为金缕梅科植物苏合香树 *Liquidambar orientalis* Mill. 的树干渗出的香树脂。置阴凉处，密闭保存备用。

【性能】辛，温。归心、脾经。

【功效】开窍，辟秽，止痛。

【应用】

1. 寒闭神昏　本品辛香气烈，长于温通辟秽，有开窍醒神之效，为治寒闭神昏之要药。治中风痰厥、惊痫等属于寒邪、痰浊内闭者，常与麝香、安息香、檀香等同用。

2. 胸腹冷痛、满闷　本品温通走窜，具有辟秽化浊、祛寒止痛之效。用治痰浊、血瘀或寒凝气滞之胸脘痞满、冷痛等证，常与冰片等同用。

此外，本品能温通散寒，为治疗冻疮的良药，可用苏合香溶于乙醇中涂敷冻疮患处。

【用法用量】入丸、散，0.3～1g。外用适量。

【按语】本品辛香气烈，有开窍醒神之效，作用与麝香相似而力稍逊。长于温通、辟秽，故为治面青、身凉、苔白、脉迟之寒闭神昏之要药。其温通走窜之性又可辟秽化浊，行气开郁，祛寒止痛，故也常用治痰浊、血瘀或寒凝气滞之胸脘痞满、冷痛等病证。近年临床用治冠心病心绞痛，能迅速缓解症状。

类方 苏合香丸《外台秘要》

【组成】苏合香 龙脑 乳香各15g 麝香 安息香 青木香 香附 白檀香 丁香 沉香 荜茇 白术 朱砂 犀角（现以水牛角代） 诃黎勒各30g

【用法】为蜜丸。每服3g。

【功用】温通开窍，行气止痛。

【主治】寒闭证。突然昏倒，牙关紧闭，不省人事，苔白，脉迟；心腹卒痛，甚则昏厥。

【方义】本方证多因寒邪秽浊之气侵袭人体，气郁闭阻，蒙蔽清窍，扰乱神明所致。治宜芳香开窍为主，辅以温里散寒，行气活血，辟秽化浊。方中苏合香、麝香、冰片、安息香等均为芳香开窍之品，用为君药。配合木香、白檀香、沉香、乳香、丁香、香附为臣，以行气解郁，散寒止痛，辟秽化浊，活血化瘀。佐以辛热之荜茇，温中散寒。白术健脾，燥湿化浊；诃子肉收涩敛气，两味与诸香药配伍，可以补气兼收敛，防止辛香太过，耗散正气。并配水牛角以清心解毒，朱砂重镇安神，以上俱为佐药。诸药合用，共奏芳香开窍，行气温中之效。

中药 **石菖蒲**《神农本草经》

【来源】为天南星科植物石菖蒲 *Acorus tatarinowii* Schott. 的干燥根茎。生用。

【性能】辛、苦，温。归心、胃经。

【功效】开窍豁痰，醒神益智，化湿开胃。

【应用】

1. 痰蒙清窍，神志昏迷 本品辛开苦燥温通，芳香走窜，既能开窍醒神，又能化湿、豁痰、辟秽，故善治痰湿秽浊之邪蒙蔽清窍所致之神志昏乱。治中风痰迷心窍之神志昏乱、舌强不能语，常与半夏、天南星、橘红等同用；治痰热蒙蔽之高热、神昏谵语，常与郁金、半夏、竹沥等配伍；治痰热癫痫抽搐，可与枳实、竹茹、黄连等配伍；治癫狂痰热内盛，可与远志、朱砂、生铁落同用；治湿浊蒙蔽之头晕、嗜睡、健忘、耳鸣、耳聋等症，常与茯苓、远志、龙骨等配伍。

2. 健忘失眠，耳鸣耳聋 本品入心经，具醒神益智、聪耳明目之功。治健忘症，常与人参、茯苓等配伍；治劳心过度，心神失养引发的失眠、多梦、心悸怔忡，常与人参、白术、酸枣仁、茯神、朱砂等配伍；治心肾两虚之耳鸣耳聋、头昏、心悸，常与菟丝子、女贞子、旱莲草、丹参、夜交藤等配伍。

3. 湿阻中焦，脘腹痞满、胀闷疼痛 本品芳香化浊，能醒脾消胀。治湿浊中阻之脘闷腹胀、痞塞疼痛，常与砂仁、苍术、厚朴同用；若治湿从热化，湿热蕴伏之身热吐利、胸脘痞闷、舌苔黄腻者，可与黄连、厚朴等配伍。

4. 噤口痢 本品芳香化湿，行胃肠之气。治疗湿浊、热毒蕴结肠中所致之水谷不纳，痢疾后重等，可与黄连、茯苓、石莲子等配伍。

此外，还可用于声音嘶哑、痈疽疮疡、风湿痹痛、跌打损伤等。

【用法用量】水煎服，3～10g。

【按语】本品辛开苦燥温通，芳香走窜，其开窍醒神之力虽然较弱，但兼具化湿、豁痰、辟秽之效，故擅长治痰湿秽浊之邪蒙蔽清窍所致之神志昏乱。因其辛温芳香，善化湿浊，又能醒脾胃、行气滞、消胀满，用治湿浊中阻，脘闷腹胀，以及湿浊、热毒蕴结肠中之噤口痢。本品又入心经，开心窍，益心智，安心神，聪耳明目，故可用于健忘、失眠、耳鸣、耳聋诸症。古代文献称菖蒲以“一寸九节者良”，故本品亦称为九节菖蒲。但现代所用之九节菖蒲为毛茛科植物阿尔泰银莲花 *Anemone altaica* Fisch. 的根茎，不得与石菖蒲相混淆。

第二十三章 补虚类

凡能补虚扶弱，纠正人体气血阴阳虚衰的病理偏向，以治疗虚证为主的药物，称为补虚药；以补虚药为主组方，具有补养人体气、血、阴、阳等作用，治疗各种虚损病证的方剂，称为补益剂。属“八法”中的补法。

本类中药方剂能够扶助正气，补益精微。主治人体正气虚弱，精微物质亏耗引起的精神萎靡、体倦乏力、面色淡白或萎黄、心悸气短、脉象虚弱等。具体地讲，有补气、补阳、补血与补阴的不同，分别主治气虚证、阳虚证、血虚证和阴虚证。此外，有的补虚药还分别兼有祛寒、润燥、生津、清热及收涩等功效。

使用补虚药配伍组方，首先应根据气虚、阳虚、血虚与阴虚的不同证候选定主药。一般来说，气虚证主要选用补气药，阳虚证主要选用补阳药，血虚证主要选用补血药，阴虚证主要选用补阴药。其次，应考虑人体气血阴阳在生理上的相互联系和病理上的相互影响，将两类或两类以上的补虚药配伍使用。如气虚可发展为阳虚，阳虚者其气必虚，故补气药常与补阳药同用。气虚生化无力，可致血虚；血虚则气无所依，亦可导致气虚，故补气药常与补血药同用。气属阳，津液属阴，气能生津，津能载气。气虚可影响津液的生成，而致津液不足；津液大量亏耗，亦可导致气随津脱，故补气药亦常与补阴药同用。津血同源，津液是血液的重要组成部分，血亦属于阴的范畴；失血血虚可导致阴虚，阴津大量耗损又可导致津枯血燥，血虚与阴亏并见之证亦颇为常见，故补血药常与补阴药同用。阴阳互根，无阴则阳无由生，无阳则阴无由长，故阴或阳虚损到一定程度，可出现阴损及阳或阳损及阴的情况，以致最后形成阴阳两虚的证候，则需要滋阴药与补阳药同用。

补虚药除主要用于组成补益剂外，还常常与其他多类药物配伍成扶正祛邪之剂，或配用于容易损伤正气的方剂之中，以保护正气，顾护其虚。

使用补虚方药时应注意：一要防止不当补而误补，以免破坏机体阴阳之间的相对平衡；二应避免当补而补之不当，如不分气血，不别阴阳，不辨脏腑，不明寒热，盲目使用补虚方药；三是补虚方药用于扶正祛邪，要分清主次，处理好祛邪与扶正的关系，使祛邪而不伤正，补虚而不留邪；四应注意补而兼行，使补而不滞，或适当配伍行气健脾消食药以顾护脾胃。

第一节 补气类

本类中药方剂具有补气的功效，能补益脏气以纠正人体脏气虚衰的病理偏向。具体作用包括补脾气、补肺气、补心气、补元气等。其主治病证有：脾气虚证，症见食欲不振，脘腹胀满，大便溏薄，体倦神疲，面色萎黄，形体消瘦或一身虚浮，甚或脏器下垂，血失统摄等。肺气虚证，症见气少不足以息，或动则益甚，咳嗽无力，声音低怯，甚或喘促，体倦神疲，易出虚汗等。心气虚证，症见心悸怔忡，胸闷气短，活动后加剧等。元气虽藏于肾，但元气依赖三焦可通达全身，周身脏腑组织器官得到元气的激发和推动，才能发挥各自的功能。脏腑之气的产生有赖元气的资助，故元气虚之轻者，常表现为某些脏气虚；元气虚极欲脱，可见气息短促，脉微欲绝等。本节某些药物分别兼有养阴、生津、养血等不同功效，故也常配用于治疗阴虚津亏证、血虚证或气血两虚证的方剂中。

中药　　人参《神农本草经》

【来源】为五加科植物人参 *Panax ginseng* C. A. Mey. 的根。润透，切薄片，干燥，或用时粉碎、捣碎。

【性能】甘、微苦，微温。归心、肺、脾、肾经。

【功效】大补元气，复脉固脱，补脾益肺，生津养血，安神益智。

【应用】

1. 元气虚脱证　本品能大补元气，复脉固脱，为拯危救脱要药。适用于因大汗、大吐、大泻、大失血或大病、久病所致的元气虚极欲脱，气短神疲，脉微欲绝的重危证候，单用即有效。若气虚欲脱兼见汗出，四肢逆冷，应与附子同用，以补气固脱，回阳救逆。本品补气之中又能养阴生津，敛汗固脱，常与麦冬、五味子配伍，用治气虚欲脱兼见汗出身暖、渴喜冷饮、舌红干燥等症。

2. 肺脾心肾气虚证　治肺气不足，咳喘痰多，常与五味子、杏仁等药同用；治脾虚不运兼湿滞之倦怠乏力、食少便溏，常与白术、茯苓等健脾利湿药配伍；治脾气虚弱，不能统血之长期失血，常与黄芪、白术等补中益气之品配伍；治脾气虚衰，气虚不能生血，以致气血两虚，可与当归、熟地黄等药配伍；治心气虚衰之心悸怔忡、失眠多梦、健忘、脉虚，常与酸枣仁、柏子仁等药配伍；治肾不纳气之短气虚喘，常与蛤蚧、五味子、胡桃等药同用。

3. 热病气虚津伤口渴及消渴证　本品既能补气，又能生津。治热伤气津，常与知母、石膏同用；治消渴，常与麦冬、葛根、生地黄等配伍。

此外，本品还常与解表药、攻下药等祛邪药配伍，用于气虚外感或里实热结而邪实正虚之证，有扶正祛邪之效。

【用法用量】水煎服，3～9g；挽救虚脱可用15～30g，文火另煎兑服；也可研粉吞服，每次2g，每日2次。

【使用注意】不宜与藜芦、五灵脂同用。

类方　　四君子汤《太平惠民和剂局方》

【组成】人参　白术　茯苓各9g　炙甘草6g

【用法】水煎服。

【功用】补气健脾。

【主治】脾胃气虚证。气短乏力，语音低微，面色萎白，食少便溏，舌淡苔白，脉虚缓。

【方义】本方证由脾胃气虚，纳谷与运化乏力所致。治宜补益中焦脾胃之气，以恢复其运化受纳之功。方中人参甘温益气，健脾养胃，为君药。白术苦温，健脾燥湿，加强益气助运之力，为臣药。茯苓甘淡，健脾渗湿，为佐药。苓、术合用，则健脾祛湿之功更显。炙甘草甘温，益气和中，调和诸药，为佐使药。四药配伍，共奏益气健脾之效。

生脉散《医学启源》

【组成】人参　麦冬各9g　五味子6g

【用法】水煎服。

【功用】益气生津，敛阴止汗。

【主治】

1. 温热、暑热耗气伤阴证　汗多神疲，体倦乏力，气短懒言，咽干口渴，舌干红少苔，脉虚数。

2. 久咳肺虚，气阴两虚证　干咳少痰，短气自汗，口干舌燥，脉虚数。

【方义】本方证由邪热耗伤气阴，或久咳伤肺，气阴两虚所致。治宜益气养阴生津。方中人参大补元气，生津止渴，为君药。麦冬甘寒，养阴清热，润肺生津，为臣药。五味子酸收，敛肺止汗，生津止渴，为佐药。三药合用，一补一润一敛，共奏益气养阴，生津止渴，敛阴止汗之效。使气复津生，汗止阴存，脉得气充，则可复生，故名“生脉散”。

参苏饮《太平惠民和剂局方》

【组成】人参　紫苏叶　葛根　半夏　前胡　茯苓各9g　木香　枳壳　桔梗　陈皮　炙甘草各6g

【用法】加生姜7片，大枣1枚，水煎温服。

【功用】益气解表，理气化痰。

【主治】气虚外感风寒，内有痰湿证。恶寒发热，无汗，头痛鼻塞，咳嗽痰白，胸膈满闷，倦怠无力，气短懒言，苔白脉弱。

【方义】本方证由素体气虚，内有痰湿，又外感风寒所致。治宜益气解表，理气化痰。方中苏叶发散表邪，宣肺止咳，行气宽中，为君药。葛根发散风寒，解肌舒筋，为臣药。前胡、半夏、桔梗止咳化痰，宣降肺气；陈皮、木香、枳壳理气宽胸；茯苓健脾渗湿以治生痰之源；人参益气扶正，既助解表，又使表邪去不伤正，共为佐药。炙甘草益气和中，调和诸药，为佐使药。煎加生姜、大枣，助发表，益脾。诸药合用，解表与化痰理气兼顾，扶正与祛邪并施，使表解里和，邪去正复，共奏益气解表，理气化痰之功。

中药

西洋参《增订本草备要》

【来源】为五加科植物西洋参 *Panax quinquefolium* L. 的根。切薄片，或用时打碎。

【性能】甘、微苦，凉。归心、肺、肾经。

【功效】补气养阴，清热生津。

【应用】

1. 气阴两伤证　本品亦能补益元气，但作用弱于人参，其药性偏凉，兼能清火养阴生津。适用于热病或大汗、大泻、大失血，耗伤元气及阴津所致之神疲乏力、气短自汗、心烦口渴、尿短赤涩、大便干结、舌燥、脉细数无力等症，常与麦冬、五味子等养阴生津，敛汗之品同用。

2. 热病气虚津伤口渴及消渴　本品不仅能补气，养阴生津，还能清热。治热伤气津所致之身热汗多，口渴心烦，体倦少气，脉虚数，常与西瓜翠衣、竹叶、麦冬等同用。临床亦常配伍养阴生津之品，用于消渴病气阴两伤之证。

3. 肺气虚及肺阴虚证　本品能补肺气，兼能养肺阴、清肺热，适用于火热耗伤肺脏气阴所致的短气喘促、咳嗽痰少，或痰中带血等症，多与玉竹、麦冬、川贝母等同用。

此外，本品还能补心气、益脾气，并兼能养心阴、滋脾阴。治心气阴两虚之心悸心痛、失眠多梦，可与甘草、麦冬、生地黄等同用；治脾气阴两虚之纳呆食滞、口渴思饮，可与太子参、山药、神曲、谷芽等同用。

【用法用量】水煎服，3～6g，另煎兑服；入丸、散剂，每次0.5～1g。

【使用注意】不宜与藜芦同用。

【按语】西洋参与人参均有补益元气之功，可用于气虚欲脱之气短神疲、脉细无力等症。但人参益气救脱之力较强，单用即可收效；西洋参微苦性凉，兼能补阴，较宜于热病气阴两伤者。二药又皆能补脾肺之气，可治脾肺气虚之证，其中也以人参作用较强，而西洋参多用于脾肺气阴两虚之证。此二药还有益气生津作用，均常用于津伤口渴和消渴证。此外，人参尚能补益心肾之气，安神增智，常用于失眠健忘，心悸怔忡及肾不纳气之虚喘气短。

类方　　清暑益气汤《温热经纬》

【组成】西洋参5g　石斛15g　麦冬9g　黄连3g　竹叶　荷梗　知母各6g　甘草3g　粳米15g　西瓜翠衣30g

【用法】水煎服。

【功用】清暑益气，养阴生津。

【主治】暑热气津两伤证。身热汗多，口渴心烦，小便短赤，体倦少气，精神不振，脉虚数。

【方义】本方证由暑热耗伤气津所致。治宜清补并行，邪正兼顾。方中西洋参益气生津，养阴清热；西瓜翠衣清解暑热，生津止渴，共为君药。荷梗助西瓜翠衣解暑清热；石斛、麦冬助西洋参养阴生津清热，共为臣药。黄连苦寒，功专泻火，以助清热祛暑之功；知母苦寒质润，滋阴泻火；竹叶甘淡，清热除烦，均为佐药。甘草、粳米益胃和中，调和诸药，为佐使药。诸药合用，清热益气，养阴生津，使热清不伤阴，补虚不恋邪。

中药　　党参《增订本草备要》

【来源】为桔梗科植物党参 *Codonopsis pilosula*（Franch.）Nannf.、素花党参 *Codonopsis pilosula* Nannf. var. *modesta*（Nannf.）L. T. Shen或川党参 *Codonopsis tangshen* Oliv. 的根。生用或米炒用。

【性能】甘，平。归肺、脾经。

【功效】健脾益肺，养血生津。

【应用】

1. 脾肺气虚证　本品性味甘平，主归肺、脾二经，以补脾肺之气为主要作用。用治中气不足之体虚倦怠、食少便溏等症，常与白术、茯苓等同用；治肺气亏虚之咳嗽气促、语声低弱等，可与黄芪、蛤蚧等同用。其补益脾肺之功与人参相似而力较弱，临床常以之代替古方中人参，用治疗脾肺气虚轻证。

2. 气血两虚证　本品既能补气，又能补血，常用于气虚不能生血，或血虚无以化气，而见面色苍白或萎黄、乏力、头晕心悸等气血两虚证，常配伍黄芪、白术、当归、熟地黄等。

3. 气津两伤证 本品对热伤气津之气短口渴，亦有补气生津作用，适用于气津两伤轻证，多与麦冬、五味子等养阴生津之品同用。

【用法用量】水煎服，9～30g。

【使用注意】不宜与藜芦同用。

【按语】党参与人参功用类似，均具有补脾气、补肺气、益气生津、益气生血及扶正祛邪之功，均可用于脾气虚、肺气虚、津伤口渴、消渴、血虚及气虚邪实之证。但党参性味甘平，作用缓和，药力薄弱，宜治以上轻证和慢性疾患者。临床虽常用党参加大剂量代替人参，但其不具有人参益气救脱之功，故凡元气虚脱等急重症，仍应以人参急救虚脱，不能以党参代替。此外，人参还长于益气助阳，安神增智；而党参则兼能补血，为治气血两虚证良药。

太子参《中国药用植物志》

【来源】为石竹科植物孩儿参 *Pseudostellaria heterophylla*（Miq.）Pax ex pax et Hoffm. 的块根。生用。

【性能】甘、微苦，平。归肺、脾经。

【功效】益气健脾，生津润肺。

【应用】用于脾肺气阴两虚证。本品能补脾肺之气，兼能养阴生津，其性略偏寒凉，属补气药中的清补之品。宜用于热病之后或气阴两亏之倦怠自汗、饮食减少、口干少津，而不宜温补者。治疗脾气虚弱，胃阴不足所致食少倦怠、口干舌燥，宜与山药、石斛等益脾气、养胃阴之品同用；用治心气与心阴两虚所致之心悸不眠、虚热汗多，多与五味子、酸枣仁等养心安神敛汗之品同用。本品作用平和，多入复方作病后调补之药。

【用法用量】水煎服，9～30g。

黄芪《神农本草经》

【来源】为豆科植物蒙古黄芪 *Astragalus membranaceus*（Fisch.）Bge. var. *mongholicus*（Bge.）Hsiao 或膜荚黄芪 *Astragalus membranaceus*（Fisch.）Bge. 的根。生用或蜜制用。

【性能】甘，微温。归肺、脾经。

【功效】补气升阳，固表止汗，利水消肿，生津养血，行滞通痹，托毒排脓，敛疮生肌。

【应用】

1. 脾气虚证 本品甘温，入脾经，为补中益气要药。治脾气虚弱，倦怠乏力，食少便溏，可单用熬膏服，或与党参、白术等补气健脾药配伍；治脾虚中气下陷之久泻脱肛、内脏下垂，常与人参、升麻、柴胡等同用。本品尚能利水消肿，为治气虚水肿要药。治脾虚水湿失运，以致浮肿尿少，常与白术、茯苓等健脾利水药配伍。本品又能补气摄血，用治脾不统血之失血证，常与人参、白术等同用。

2. 肺气虚证 本品入肺又能补益肺气。治肺气虚弱，咳喘日久，气短神疲，常与紫菀、款冬花、杏仁等配伍。本品能补脾肺之气而益卫固表，用治气虚自汗证，常与牡蛎、麻黄根等同用；治因卫气不固，表虚自汗而易感风邪者，多与白术、防风等同用。

3. 内热消渴证 本品健脾益气，生津止渴，用治气虚津亏之内热消渴，常与天花粉、葛根等配伍。

4. 气血两虚证 本品善能补气生血，并有养血之功，可用治血虚萎黄或气血两虚证，常配伍当归等补血药。

5. 气虚血滞证 本品补气以行血，补气以通痹，可治疗气虚血滞，经脉失养之肌肤麻木、半身不遂。其补气畅血，可用治中风后遗症之气血虚弱、经脉瘀阻者，常配伍当归、川芎、地龙等活血通络药治疗；治疗风寒湿痹，宜与川乌、独活等药配伍。

6. 气血亏虚之疮疡难溃难腐，或溃久难敛 本品补气养血，可使正气旺盛，以收托毒排脓，敛疮生肌之效。治疮疡中期，正虚毒盛不能托毒外达，疮形平塌，根盘散漫，难溃难腐，常与人参、当归、升麻、白芷等同用；治溃疡后期，气血虚弱，脓水清稀，疮口难敛，常与人参、当归、肉桂等同用。

【用法用量】水煎服，9～30g。炙黄芪功能补中益气，用于气虚乏力，食少便溏等症。

【按语】黄芪甘温，入脾肺经，具升发之性，善补脾肺之气，尤长于升举阳气，升发卫气。故凡脾肺气虚、中气下陷、表虚不固诸证，皆为要药。藉其补气之功，又能行水湿、布津液、通瘀滞、托疮毒、敛溃疡，故也为水肿、消渴、疮疡等证常用之品。本品对血分诸证，能起到补气生血、补气摄血、补气行血的作用，故对血虚、出血、血瘀等证兼有气虚者，皆可应用。

人参、党参、黄芪三药，皆具有补气及补气生津、补气生血之功效，常相须为用。但人参作用较强，并具有益气救脱、安神增智、补气助阳之功；党参补气之力较为平和，专于补益脾肺之气，兼能补血；黄芪补益元气之力不及人参，但长于补气升阳、益卫固表、托疮生肌、利水消肿，尤宜于脾虚气陷及表虚自汗等证。

类方

补中益气汤《脾胃论》

【组成】黄芪 18g　炙甘草　人参各 9g　当归 3g　陈皮　升麻　柴胡各 6g　白术 9g

【用法】水煎服。

【功用】补中益气，升阳举陷。

【主治】

1. 脾胃气虚证 饮食减少，体倦肢软，少气懒言，面色㿠白，大便稀薄，脉虚软。

2. 气虚下陷证 脱肛，子宫脱垂，崩漏，久泻，久痢，气短乏力，舌淡，脉虚。

3. 气虚发热证 身热，自汗，渴喜热饮，气短乏力，舌淡，脉虚大无力。

【方义】本方证由饮食劳倦，损伤脾胃，以致脾胃气虚，清阳下陷所致。本方证虽分三端，但病机同属脾气大虚，故补中益气乃取法之本。方中重用黄芪，补中益气，升阳固表，为君药。人参、炙甘草、白术补气健脾，增强其补中益气之功，为臣药。当归养血和营，协人参、黄芪以补气养血；陈皮理气和胃，使诸药补而不滞，共为佐药。并以少量升麻、柴胡升阳举陷，协助君药以升提下陷之中气，为佐使药。诸药合用，使气虚得补，清阳得升，气虚发热得此甘温而除之。

玉屏风散《医方类聚》

【组成】防风 15g　黄芪　白术各 30g

【用法】散剂，每服 6～10g；亦可作汤剂，水煎服。

【功用】益气固表止汗。

【主治】表虚自汗。汗出恶风，面色㿠白，舌淡苔薄白，脉虚浮。亦治虚人腠理不固，易于感冒。

【方义】本方证由卫气虚弱，不能固表所致。治宜补益正气，固表止汗。方中黄芪甘温，内可大补脾肺之气，外可固表止汗，为君药。白术健脾益气，助黄芪以加强益气固表之力，为臣药。两药合用，使气旺表实，则汗不外泄，邪亦不易内侵。佐以防风走表而祛风邪。本方以益气固表为主，佐以疏风散邪之品，补中寓疏，散中寓收，相反相成。

补阳还五汤《医林改错》

【组方】生黄芪30～120g　当归尾6g　赤芍5g　地龙　川芎　红花　桃仁各3g

【用法】水煎服。

【功效】补气活血通络。

【主治】气虚血瘀之中风。半身不遂，口眼㖞斜，语言謇涩，口角流涎，小便频数或遗尿不禁，舌暗淡，苔白，脉缓无力。

【方义】本方证由气虚不能行血，以致脉络瘀阻所致。治宜补气为主，活血通络为辅。方中重用生黄芪，大补元气，使气旺血行，瘀去络通，为君药。当归尾活血化瘀而不伤血，为臣药。川芎、赤芍、桃仁、红花助活血祛瘀，为佐药。地龙通经活络，力专善走，引诸药力直达络中，为佐使药。方中以大量补气药与少量活血药配伍，使气旺则血行，活血而不伤正，共奏补气活血通络之功。

中药

白术《神农本草经》

【来源】为菊科植物白术 *Atractylodes macrocephala* Koidz. 的根茎。生用或麸炒用。

【性能】甘、苦，温。归脾、胃经。

【功效】健脾益气，燥湿利水，止汗，安胎。

【应用】

1. 脾气虚证　本品长于补气以健脾运，又能燥湿利尿以除湿邪。治脾虚有湿，食少便溏或泄泻，常与人参、茯苓等同用；治脾虚中阳不振，痰饮内停，常与桂枝、茯苓等配伍；治脾虚水肿，可与黄芪、茯苓等同用；治脾虚湿浊下注，带下清稀，可与山药、苍术、车前子等同用。

2. 气虚自汗　本品用治脾虚卫气不固之表虚自汗，易感风邪者，宜与黄芪、防风等配伍，以固表御邪。

3. 脾虚胎动不安　本品还能益气安胎，治疗脾虚胎儿失养，宜与人参、阿胶等配伍；治疗脾虚失运，湿浊中阻之妊娠恶阻，呕恶不食，四肢沉重，可与人参、茯苓、陈皮等配伍；治疗脾虚妊娠水肿，常与健脾利水药配伍。

【用法用量】水煎服，6～12g。炒用可增强补气健脾止泻作用。

【使用注意】本品性偏温燥，热病伤津及阴虚燥渴者不宜。

【按语】白术甘温补中，苦温燥湿，善于补脾燥湿。凡脾虚失运，水湿痰饮内停之证，最为常用。白术与苍术均具有健脾与燥湿两种主要功效。然白术以健脾益气为主，宜于脾虚湿困而偏于虚证者；苍术以苦温燥湿为主，宜于湿浊内阻而偏于实证者。此外，白术还有利尿、止汗、安胎之功；苍术还有发汗解表、祛风湿及明目作用。

类方

参苓白术散《太平惠民和剂局方》

【组成】莲子肉　薏苡仁各9g　砂仁　桔梗各6g　白扁豆12g　白茯苓　人参　白术

山药各15g　炙甘草10g

【用法】散剂，每服6～10g，大枣煎汤送服；亦可作汤剂，加大枣3枚，水煎服。

【功用】益气健脾，渗湿止泻。

【主治】脾虚夹湿证。气短乏力，形体消瘦，胸脘痞闷，饮食不化，肠鸣泄泻，面色萎黄，舌淡苔白腻，脉虚缓。

【方义】本方证由脾胃虚弱，运化失司，湿浊内停所致。治宜补脾气，助脾运，渗湿浊。方中以人参、白术、茯苓健脾渗湿，为君药。配伍山药、莲子肉助人参健脾益气，兼能止泻；白扁豆、薏苡仁助白术、茯苓以健脾渗湿，均为臣药。佐以砂仁醒脾和胃，行气化滞，化湿止泻；桔梗宣肺利气以通调水道，又能载药上行而为舟楫之品。炙甘草、大枣健脾和中，调和诸药，为佐使药。诸药合用，补脾气，渗湿浊，止泄泻。后世称本方为脾肺双补之剂，能利肺气，有“培土生金”之效，用治肺脾气虚之久咳。

痛泻要方《丹溪心法》

【组成】炒白术9g　炒白芍6g　炒陈皮4.5g　防风3g。

【用法】水煎服。

【功用】补脾柔肝，祛湿止泻。

【主治】脾虚肝郁之痛泻。肠鸣腹痛，大便泄泻，泻必腹痛，舌苔薄白，脉两关不调，左弦而右缓者。

【方义】本方证由土虚木乘，肝脾不和，脾运失常所致。治宜健脾柔肝，祛湿止泻。方中白术苦甘而温，补脾燥湿以治脾虚，为君药。白芍酸寒，柔肝缓急止痛，配伍白术以扶脾土而抑肝木，为臣药。陈皮辛苦而温，理气燥湿，醒脾和胃，为佐药。配伍少量防风，具有升散之性，与白术、芍药相配，辛能散肝郁，香能疏脾气，且胜湿以助止泻之功，又为脾经引经之药，故兼俱佐使之用。四药合用，可以补脾胜湿而止泻，柔肝理气而止痛，使脾健肝和，痛泻自止。

中药

山药《神农本草经》

【来源】为薯蓣科植物薯蓣 *Dioscorea opposita* Thunb. 的干燥根茎。生用或麸炒用。

【性能】甘，平。归肺、脾、肾经。

【功效】补脾养胃，生津益肺，补肾涩精。

【应用】

1. 脾虚证　本品性味甘平，能补脾益气，滋养脾阴，又兼涩性，能止泻、止带。治脾气虚弱或气阴两虚之消瘦乏力、食少便溏，常与人参、白术、茯苓等配伍；治脾虚不运，湿浊下注之带下，常与茯苓、莲子、芡实等同用。

2. 肺虚证　本品能补肺气，兼能滋肺阴。治肺虚咳喘，常与太子参、南沙参等同用。

3. 肾虚证　本品能补肾气，兼能滋养肾阴，并兼收涩之性。治肾气虚之腰膝酸软，夜尿频多或遗尿，滑精早泄，女子带下清稀，常配伍附子、肉桂等；治肾阴虚之形体消瘦、腰膝酸软、遗精，常配伍熟地黄、山茱萸等。

4. 消渴证　本品能双补脾肺肾之气阴，用治消渴证之气阴两虚者，常与黄芪、天花粉、知母等同用。

【用法用量】水煎服，10～30g。麸炒山药补脾健胃，用于脾虚食少、泄泻便溏、白带过多。

类方 玉液汤《医学衷中参西录》

【组成】生山药30g　生黄芪15g　知母18g　鸡内金6g　葛根5g　五味子　天花粉各9g

【用法】水煎服。

【功用】益气滋阴，固肾止渴。

【主治】气阴两虚之消渴。口干而渴，饮水不解，小便频数量多，或小便浑浊，困倦气短，舌嫩红而干，脉虚细无力。

【方义】本方证由元气不升，真阴不足，脾肾两虚所致。治宜益气升清以布津，生津润燥以止渴，收摄固肾以缩尿。方中黄芪、山药益气滋阴，补脾固肾，为君药。知母、天花粉滋阴清热，润燥止渴，配合黄芪、山药以使气旺而生水，为臣药。佐以葛根升阳生津，助脾气上升，散精达肺；鸡内金助脾健运，化水谷为津液；五味子酸收，固肾生津，不使水液急于下趋。诸药相配，共奏益气滋阴，固肾止渴之功。

中药 白扁豆《名医别录》

【来源】为豆科植物扁豆 *Dolichos lablab* L. 的干燥成熟种子。生用或炒用。

【性能】甘，微温。归脾、胃经。

【功效】健脾化湿，和中消暑。

【应用】

1. 脾气虚证　治脾虚湿滞之食少、便溏、泄泻，常与人参、白术等药配伍；治脾虚湿浊下注之白带过多，宜与白术、苍术、芡实等配伍。

2. 暑湿吐泻　偏于暑热夹湿者，宜与荷叶、滑石等配伍；若属暑月乘凉饮冷，外感于寒，内伤于湿之"阴暑"，宜配伍香薷、厚朴等。

【用法用量】水煎服，9～15g。炒扁豆健脾化湿，用于脾虚泄泻，白带过多。

甘草《神农本草经》

【来源】为豆科植物甘草 *Glycyrrhiza uralensis* Fisch.、胀果甘草 *Glycyrrhiza inflata* Bat. 或光果甘草 *Glycyrrhiza glabra* L. 的干燥根及根茎。生用或蜜制用。

【性能】甘，平。归心、肺、脾、胃经。

【功效】补脾益气，祛痰止咳，缓急止痛，清热解毒，调和诸药。

【应用】

1. 脾气虚证　本品味甘，入中焦，具有补益脾气之力。因其作用缓和，用治脾气虚弱之证，常与人参、白术、黄芪等补脾益气药配伍。

2. 心气不足之脉结代、心动悸　本品能补益心气，益气复脉。治心气不足之脉结代、心动悸，常与人参、阿胶、生地黄等同用。

3. 咳喘　本品功能止咳，兼可祛痰，又略具平喘作用，单用有效。亦可随证配伍用于寒热虚实多种咳喘，有痰无痰均宜。

4. 脘腹、四肢挛急疼痛　本品味甘，善于缓急止痛。治脾虚肝旺之脘腹挛急作痛或阴血不足之四肢挛急作痛，常与白芍同用。

5. 热毒疮疡、咽喉肿痛及药物、食物中毒　本品长于解毒，对多种药物中毒及食物中毒，均有一定的解毒作用。生甘草药性微寒，可清解热毒，用治多种热毒疮疡证。可单用煎汤浸渍，或熬膏内服，也常与紫花地丁、连翘等配伍；治热毒咽喉肿痛，可与板蓝根、桔梗、牛蒡子等配伍。

6. 调和药性　本品在许多方剂中都可发挥调和药性的作用。通过解毒，可降低方中某些药的毒烈之性；通过缓急止痛，可缓解方中某些药物刺激胃肠引起的腹痛；其甜味浓郁，可矫正方中药味。

【用法用量】水煎服，2～10g。蜜炙甘草功能补脾和胃，益气复脉，用于脾胃虚弱，倦怠乏力、心动悸、脉结代。

【使用注意】不宜与京大戟、红大戟、芫花、甘遂、海藻同用。湿盛胀满、水肿者不宜用。大剂量久服可导致水钠潴留，引起浮肿。

类方　炙甘草汤《伤寒论》

【组成】炙甘草12g　生姜　桂枝各9g　人参6g　生地黄20g　阿胶6g　麦冬　麻仁各10g　大枣10枚

【用法】水酒各半煎服，阿胶烊化。

【功用】滋阴养血，益气温阳，复脉定悸。

【主治】

1. 阴血不足，阳气虚弱证　脉结代，心动悸，虚羸少气，舌光少苔，或舌质干而瘦小者。

2. 虚劳肺痿　咳嗽，涎唾多，形瘦气短，虚烦不眠，自汗盗汗，咽干舌燥，大便干结，脉虚数。

【方义】本方证由阴血不足，心失所养；阳气虚弱，无力充脉，脉气不相接续所致。治宜滋阴养血，益气温阳，复脉定悸。方中重用生地黄滋阴养血，为君药。配伍炙甘草、人参、大枣益心气，补脾气，以资气血生化之源；阿胶、麦冬、麻子仁滋心阴，养心血，充血脉，共为臣药。佐以桂枝、生姜辛温走散，温心阳，通血脉。诸药合用，使阴血足而血脉充，阳气足而心脉通，则气血充足，阴阳调和，悸定脉复，故本方又名"复脉汤"。虚劳者，气血阴阳诸不足。本方滋阴养血，益气温阳，故可用治阴阳气血俱虚之虚劳肺痿。

中药　大枣《神农本草经》

【来源】为鼠李科植物枣 *Ziziphus jujuba* Mill. 的干燥成熟果实。用时破开或去核。

【性能】甘，温。归脾、胃、心经。

【功效】补中益气，养血安神。

【应用】

1. 脾虚证　本品甘温，能补脾益气，适用于脾气虚弱之消瘦、倦怠乏力、便溏等症，单用有效。若气虚乏力较甚，宜与人参、白术等配伍。

2. 妇人脏躁，失眠　本品能养心安神。治心失充养，心神无主之脏躁，单用有效，也常与小麦、甘草配伍；治血虚面色萎黄，心悸失眠者，多与熟地黄、当归、酸枣仁配伍。

此外，本品与甘遂、大戟等药性峻烈或有毒的药物同用，有保护胃气，缓和其毒烈药性之效。

【用法用量】水煎服，6～15g。

类方　　甘麦大枣汤《金匮要略》

【组成】甘草 9g　小麦 15g　大枣 10 枚

【用法】水煎服。

【功用】养心安神，和中缓急。

【主治】脏躁。精神恍惚，常悲伤欲哭，不能自主，心中烦乱，睡眠不安，甚则言行失常，呵欠频作，舌淡红苔少，脉细微数。

【方义】本方证由心阴不足，肝气失和，心神失宁所致。宜用甘味之品润燥缓急。方用小麦，取其甘凉之性，养肝补心，益阴除烦，宁心安神，为君药。甘草甘平，补养心气，和中缓急，为臣药。大枣甘温质润，益气和中，养血安神，兼以润燥缓急，为佐药。三药合用，集甘缓于一炉，甘润平补，养心调肝，共奏养心安神，和中缓急之功。

中药　　**饴糖**《名医别录》

【来源】为米、麦、粟或玉蜀黍等粮食，经发酵糖化制成。有软、硬两种，软者称胶饴，硬者称白饴糖，均可入药，但以胶饴为主。

【性能】甘，温。归肺、脾、胃经。

【功效】补益中气，缓急止痛，润肺止咳。

【应用】

1. 中虚脘腹疼痛　治脾胃虚寒，肝木乘土，里急腹痛，宜与白芍、甘草、大枣等同用；治中虚寒盛之脘腹痛甚，宜与干姜、花椒等配伍。

2. 肺燥咳嗽　可单用本品噙咽，或与人参、阿胶、杏仁等配伍。

【用法用量】入汤剂须烊化冲服，每次 15～20g。

【使用注意】湿阻中满者不宜服。

类方　　小建中汤《伤寒论》

【组成】芍药 18g　桂枝 9g　炙甘草 6g　生姜 9g　大枣 6 枚　饴糖 30g

【用法】水煎取汁，兑入胶饴，文火加热熔化，分两次温服。

【功用】温中补虚，和里缓急。

【主治】中焦虚寒，肝脾失调，阴阳不和证。脘腹拘急疼痛，时发时止，喜温喜按；或心中悸动，虚烦不宁，面色无华；兼见手足烦热，咽干口燥等，舌淡苔白，脉细弦。

【方义】本方证由中焦虚寒，肝脾失调，阴阳不和所致。治宜温补中焦为主，兼以调和肝脾，滋阴和阳。方中重用甘温之饴糖为君药，温中补虚，缓急止痛。臣以辛温之桂枝，温阳散寒；芍药滋养营阴，缓急止痛。饴糖与桂枝相伍，辛甘化阳，温中益气；与芍药相伍，酸甘化阴，养阴缓急。佐以生姜助桂枝温中散寒；大枣补脾养血。炙甘草益气补中，缓急止痛，兼以调和诸药，为佐使药。诸药合用，可使脾健寒消，肝脾调和，阴阳互生，中气建立，诸证痊愈。

中药　　**蜂蜜**《神农本草经》

【来源】为蜜蜂科昆虫中华蜜蜂 *Apis cerana* Fabricius 或意大利蜜蜂 *Apis mellifera* Linnaeus 所酿成的蜜。

【性能】甘，平。归肺、脾、大肠经。

【功能】补中，润燥，止痛，解毒；外用生肌敛疮。

【应用】

1. 脾气虚弱，中虚脘腹挛急疼痛 单用有效，亦常与白芍、甘草等配伍。

2. 肺虚久咳、燥咳 单用有效，亦可与人参、生地黄等同用。

3. 肠燥便秘 可单用冲服，或与生地黄、当归、火麻仁等配伍，亦可将本品制成栓剂，纳入肛内，以通导大便。

4. 解乌头类药毒 本品与乌头类药物同煎，可降低其毒性。服乌头类药物中毒者，大剂量服用本品，有一定的解毒作用。

5. 疮疡不敛，水火烫伤 本品外用，对疮疡肿毒有解毒消疮之效；对溃疡、烧烫伤有解毒防腐，生肌敛疮之效。

【用法用量】水煎服，15～30g，冲服。外用适量。

【使用注意】湿阻中满、湿热痰滞、便溏泄泻者慎用。

第二节　补阳类

本类方药能消除或改善全身阳虚诸证。主要适用于肾阳不足之畏寒肢冷，腰膝酸软，性欲淡漠，阳痿早泄，精寒不育，宫冷不孕，尿频遗尿；脾肾阳虚，脘腹冷痛或阳虚水泛之水肿；肝肾不足，精血亏虚之眩晕耳鸣，须发早白，筋骨痿软或小儿发育不良，囟门不合，齿迟行迟；肺肾两虚，肾不纳气之虚喘；以及肾阳亏虚，下元虚冷，崩漏带下等证。

使用本类药物组方，若以其助心阳，温脾阳，多配伍温里药；若兼见气虚，多配伍补脾益肺之品；精血亏虚者，多与养阴补血益精药配伍，使“阳得阴助，生化无穷”。

补阳方药性多燥烈，易助火伤阴，故阴虚火旺者忌用。组方时适当配伍甘寒养阴之品可减轻其伤阴助火之弊。

中药

鹿茸《神农本草经》

【来源】为鹿科梅花鹿 *Cervus nippon* Temminck 或马鹿 *Cervus elaphus* L. 等雄鹿头上尚未骨化而带茸毛的幼角。切薄片或研成细粉用。

【性能】甘、咸，温。归肾、肝经。

【功效】补肾阳，益精血，强筋骨，调冲任，托疮毒。

【应用】

1. 肾阳虚衰，精血不足 本品甘温补阳，甘咸滋肾，能壮肾阳，益精血。若肾阳虚，精血不足，畏寒肢冷，阳痿早泄，宫冷不孕，小便频数，腰膝酸痛，头晕耳鸣，精神疲乏等，可以本品单用或配入复方。

2. 肾虚骨弱，腰膝无力，小儿五迟 本品补肾阳，益精血，强筋骨。用治肾虚骨弱，筋骨痿软或小儿五迟，多与五加皮、熟地黄、山萸肉等同用；亦可与骨碎补、川续断、自然铜等同用，治骨折后期，愈合不良。

3. 冲任虚寒，崩漏带下 本品补肾阳、益精血而兼能固冲任、止带下。与乌贼骨、龙骨、川续断等同用，可治崩漏不止，虚损羸瘦；配伍狗脊、白蔹，可治白带过多。

4. 疮疡久溃不敛，阴疽疮肿内陷不起 本品补阳气、益精血而达到温补内托之功效。治疗疮疡久溃不敛，阴疽疮肿内陷不起，常与当归、肉桂等配伍。

【用法用量】1～2g，研末冲服，或入丸、散。

【使用注意】服用本品宜从小量开始，缓缓增加，不可骤用大量，以免阳升风动，头晕目赤，或伤阴动血。凡热证均当忌服。

【附药】

1. **鹿角** 为梅花鹿和各种雄鹿已骨化的角。味咸，性温。归肝、肾经。功能补肾阳，强筋骨，行血消肿。适用于肾阳不足，阳痿遗精，腰脊冷痛，阴疽疮疡，乳痈初起，瘀血肿痛。水煎服，6～15g。外用磨汁涂或锉末敷。阴虚火旺者忌服。可做鹿茸之代用品，唯效力较弱。

2. **鹿角胶** 为鹿角煎熬浓缩而成的胶状物。味甘、咸，性温。归肝、肾经。功能温补肝肾，益精养血。功效虽不如鹿茸之峻猛，但比鹿角为佳，并有良好的止血作用。适用于肝肾不足所致腰膝酸冷，阳痿遗精，虚劳羸瘦，吐衄便血、崩漏之偏于虚寒者，以及阴疽内陷等。3～6g，烊化兑服。阴虚火旺者忌服。

3. **鹿角霜** 为鹿角去胶质的角块。味咸、涩，性温。归肝、肾经。功能补肾助阳，收敛止血。本品似鹿角而力较弱，但具收敛之性，有涩精，止血，敛疮之功。适用于脾肾阳虚，白带过多，遗尿尿频，崩漏下血；外用治创伤出血及疮疡久溃不敛。水煎服，9～15g，先煎。外用适量。阴虚火旺者忌服。

类方

阳和汤《外科证治全生集》

【组成】熟地黄30g 肉桂3g 麻黄2g 鹿角胶9g 白芥子6g 炮姜炭2g 生甘草3g

【用法】水煎服。

【功用】温阳补血，散寒通滞。

【主治】阴疽。如贴骨疽、脱疽、流注、痰核、鹤膝风等，患处漫肿无头，皮色不变，酸痛无热，口中不渴，舌淡苔白，脉沉细或迟细。

【方义】阴疽多由素体阳虚，阴血不足，寒凝痰滞，痹阻于肌肉、筋骨、血脉所致。治宜温阳散寒，养血通脉。方中重用熟地黄温补营血，填精益髓；配以血肉有情之鹿角胶补肾阳，益精血，强筋骨。两者合用，养血助阳，以治其本，共为君药。姜炭、肉桂温阳散寒，温通血脉，为臣药。佐以麻黄辛温达表，宣通毛窍，开腠理，散寒凝；白芥子祛寒痰湿滞，可达皮里膜外，两味合用，既能使血气宣通，又可令熟地黄、鹿角胶补而不滞；麻、桂、姜、芥得熟地黄、鹿角胶之滋补，则温散不伤正。生甘草为使药，解毒而调诸药。综观全方，养血补虚，温阳散寒，祛痰通滞，可使阳虚得补，营血得充，寒凝痰滞得除。

中药

紫河车《本草拾遗》

【来源】为健康人的干燥胎盘。砸成小块或研成细粉用。

【性能】甘、咸，温。归肺、肝、肾经。

【功效】温肾补精，益气养血。

【应用】

1. 阳痿遗精，腰酸头晕耳鸣 本品补肾阳，益精血，可用于肾阳不足，精血衰少诸证，单用有效，亦可与补益药同用；治肾阳虚衰，精血不足之足膝无力、目昏耳鸣、男子遗精、女子不孕等，可与龟板、杜仲、牛膝等同用。

2. 气血不足诸证 治产后乳汁缺少，面色萎黄消瘦，体倦乏力等，可单用本品研粉服，或用鲜品煮烂食之，或与人参、黄芪、当归、熟地黄等同用。

3. 肺肾两虚之咳喘　可以本品补肺气，益肾精，纳气平喘，单用有效，亦可与人参、蛤蚧、冬虫夏草、胡桃肉、五味子等同用。

【用法用量】2～3g，研末吞服。

【使用注意】阴虚火旺者不宜单独应用。

【按语】本品甘咸性温，入肺、肝、肾经，为大补气血精髓之品。凡一切虚劳内伤，气血不足，精髓亏虚之证，不论单用还是配入复方中应用，均有较好效果。对体弱多病或小儿体虚易感外邪者，尤为要药。紫河车与鹿茸皆能补肾阳、益精血，为滋补强壮之要药。鹿茸补阳力强，为峻补之品，用于肾阳虚之重证，且使阳生阴长，而用于精血亏虚诸证；紫河车养阴力强，而使阴长阳生，兼能大补气血，用于气血不足，虚损劳伤诸证。

淫羊藿《神农本草经》

【来源】为小檗科植物淫羊藿 *Epimedium brevicornum* Maxim. 和箭叶淫羊藿 *Epimedium sagittatum*（S. et Z.）Maxim. 或柔毛淫羊藿 *Epimedium pubescens* Maxim. 等的干燥叶。生用或以羊脂油制用。临床亦常用其别名“仙灵脾”。

【性能】辛、甘，温。归肝、肾经。

【功效】补肾阳，强筋骨，祛风湿。

【应用】

1. 肾阳虚衰，阳痿尿频，腰膝无力　本品辛甘性温燥烈，长于补肾壮阳，可单用本品浸酒服，或与肉苁蓉、巴戟天、杜仲等同用。

2. 风寒湿痹，肢体麻木　本品辛温散寒，祛风胜湿，入肝、肾，强筋骨，可用于风湿痹痛，筋骨不利及肢体麻木，常与威灵仙、苍耳子、川芎、肉桂同用。

【用法用量】水煎服，6～10g。

【使用注意】阴虚火旺者不宜服。

巴戟天《神农本草经》

【来源】为茜草科植物巴戟天 *Morinda officinalis* How. 的根。生用，或除去木心，分别加工炮制成巴戟肉、盐巴戟天、制巴戟天用。

【性能】辛、甘，温。归肾、肝经。

【功效】补肾阳，强筋骨，祛风湿。

【应用】

1. 肾阳不足，阳痿遗精，宫冷不孕，小便频数　本品补肾助阳，甘润不燥。治虚羸阳道不举，可以巴戟天、牛膝浸酒服；也可配淫羊藿、仙茅、枸杞子，用治肾阳虚弱，命门火衰所致阳痿不育；配伍肉桂、吴茱萸、高良姜，可用治下元虚冷，宫冷不孕，月经不调，少腹冷痛；与桑螵蛸、益智仁、菟丝子等同用，用治小便不禁。

2. 风湿痹痛，筋骨痿软　本品补肾阳，强筋骨，祛风湿，常与肉苁蓉、杜仲、菟丝子等同用，治肾虚骨痿，腰膝酸软；或配羌活、杜仲、五加皮等，治风冷腰胯疼痛，行走不利。

【用法用量】水煎服，3～10g。

【使用注意】阴虚火旺者不宜服。

【按语】巴戟天与淫羊藿功用相似，均能补肾助阳强筋骨，祛风除湿治痹痛，治疗肾虚阳痿遗精，妇女宫冷不孕，风湿腰膝疼痛及肾虚腰膝酸软无力之证，二者常相须为用。唯淫羊藿性较燥烈，而巴戟天甘润不燥，以此为别。

仙茅《海药本草》

【来源】为石蒜科植物仙茅 *Curculigo orchioides* Gaertn. 的干燥根茎。生用，或经米泔水浸泡切片。

【性能】辛，热；有毒。归肾、肝、脾经。

【功效】补肾阳，强筋骨，祛寒湿。

【应用】

1. 肾阳不足，命门火衰，阳痿精冷，小便频数 本品辛热燥烈，善补命门而兴阳，常与淫羊藿、巴戟天、金樱子等同用。

2. 腰膝冷痛，筋骨痿软无力 本品辛散燥烈，补肾阳兼有散寒湿，强筋骨之功，常与杜仲、独活、附子等同用。

3. 阳虚冷泻 本品温补肾阳而能止泻，可与补骨脂、益智仁等同用。

【用法用量】水煎服，3～10g。

【使用注意】阴虚火旺者忌服；燥烈有毒，不宜久服。

类方

二仙汤《妇产科学》

【组成】仙茅　仙灵脾　当归　巴戟天各9g　黄柏　知母各4.5g

【用法】水煎服。

【功用】温肾阳，补肾精，泻虚火。

【主治】虚火上浮证。头痛目眩，肢冷尿频，阳痿早泄；亦治妇女月经不调。

【方义】本方证由肾阳不足，虚火浮越所致。治宜温肾阳，补肾精，泻肾火，调理冲任。方中仙茅、仙灵脾温肾阳，补肾精，共为君药。臣以巴戟天温补肾阳；当归温润养血，调理冲任。黄柏、知母滋肾阴，泻虚火，为佐药。全方温阳药与滋阴泻火药同用，阴阳并补，标本兼顾。由于方用仙茅、仙灵脾二药为主，故名“二仙汤”。

中药

杜仲《神农本草经》

【来源】为杜仲科植物杜仲 *Eucommia ulmoides* Oliv. 的干燥树皮。生用或盐水制用。

【性能】甘，温。归肝、肾经。

【功效】补肝肾，强筋骨，安胎。

【应用】

1. 肾虚腰痛及各种腰痛 治肾虚腰痛或足膝痿弱，常与胡桃肉、补骨脂同用；治风湿腰痛冷重，常与独活、桑寄生、细辛等同用；治疗外伤腰痛，可与川芎、桂心、丹参等同用；治疗妇女经期腰痛，可与当归、川芎、芍药等同用；治肾虚阳痿，精冷不固，小便频数，常与鹿茸、山萸肉、菟丝子等同用。

2. 胎动不安，习惯性堕胎 单用有效，亦可与桑寄生、续断、阿胶、菟丝子等同用。

【用法用量】水煎服，6～10g。炒用可破坏其胶质，有利于成分煎出，故比生用效果好。

【使用注意】阴虚火旺者慎用。

续断《神农本草经》

【来源】为川续断科植物川续断 *Dipsacus aspercides* C. Y. Cheng et T. M. Ai 的干燥根。切厚片，生用或酒制、盐制用。

【性能】苦、辛，微温。归肝、肾经。

【功效】补肝肾，强筋骨，续折伤，止崩漏。

【应用】

1. 肝肾亏虚，筋骨不健　本品能补肝肾，强筋骨，有标本兼治之功，用治肝肾不足，腰膝酸痛，常与萆薢、杜仲、牛膝等配伍；又可用治肝肾不足兼风湿痹痛，常配伍防风、川乌等。

2. 跌扑损伤，筋伤骨折　本品辛散温通，能活血祛瘀，续筋疗伤，为伤科常用药。治跌打损伤，瘀血肿痛，筋伤骨折，可与桃仁、苏木等同用；治疗脚膝折损愈后失补，筋缩疼痛，可与当归、木瓜、黄芪等同用。

3. 崩漏下血，胎动不安　本品补益肝肾，调理冲任，有固本安胎之功，可用于肝肾不足之崩漏下血、胎动不安等症。配伍侧柏炭、当归、艾叶等止血活血，温经养血之品，用治崩中下血久不止；与桑寄生、阿胶等配伍，用治滑胎证。

此外，本品活血祛瘀止痛，常配伍清热解毒之品，用治痈肿疮疡，乳痈肿痛，血瘀肿痛。

【用法用量】水煎服，9～15g。

【按语】杜仲与续断均味甘性温，归肝、肾经，能补肝肾，强筋骨，安胎，用治肝肾亏虚之腰膝酸痛、筋骨软弱，以及肝肾不足之胎漏、胎动不安。杜仲补力较强，兼能暖下元，用治肾阳虚衰之阳痿遗精、尿频遗尿。续断补力较弱，但能行血脉，疗伤续折，消肿止痛，用治风湿痹痛、跌打瘀肿、骨折等证。

类方

泰山磐石散《古今医统大全》

【组成】人参　黄芪　当归各3g　白术　炙甘草　川芎　白芍药各2g　熟地黄　续断　黄芩各3g　糯米　砂仁各2g

【用法】水煎服。

【功用】益气健脾，养血安胎。

【主治】堕胎，滑胎。胎动不安，或屡有堕胎宿疾，面色萎白，倦怠乏力，不思饮食，舌淡苔薄白，脉滑无力。

【方义】本方证由气血虚弱所致。治宜补气健脾，滋阴养血。方以甘温之人参补气健脾，为君药。黄芪、白术、炙甘草助人参益气健脾以固胎元；当归，熟地、白芍、川芎补血调血以养胎元，共为臣药。续断合熟地黄益肝肾而保胎元；砂仁调气安胎；糯米补脾养胃，黄芩与白术合用有安胎之功，共为佐药。炙甘草调和药性，兼作使药。诸药合用，使气血调和，冲任得固，自无堕胎之患。

中药

肉苁蓉《神农本草经》

【来源】为列当科植物肉苁蓉 *Cistanche deserticola* Y. C. Ma 的干燥带鳞叶的肉质茎。生用，或酒制用。

【性能】甘、咸，温。归肾、大肠经。

【功效】补肾阳，益精血，润肠通便。

【应用】

1. 肾阳亏虚，精血不足，阳痿早泄，宫冷不孕，腰膝酸痛，痿软无力 本品为补肾阳，益精血之良药。常配伍菟丝子、川断、杜仲，治男子五劳七伤，阳痿不起，小便余沥；亦可与杜仲、巴戟肉、紫河车等同用，治肾虚骨痿，行走无力。

2. 肠燥津枯便秘 本品甘咸质润，可润肠通便。与沉香、麻子仁同用，治发汗过度，津液耗伤而致的大便秘结；与当归、牛膝、泽泻等同用，治肾气虚弱，大便不通，小便清长、腰酸背冷。

【用法用量】水煎服，6～10g。

【使用注意】阴虚火旺及大便泄泻者不宜服；肠胃实热，大便秘结亦不宜服。

类方

济川煎《景岳全书》

【组成】当归9～15g　牛膝6g　肉苁蓉6～9g　泽泻4.5g　升麻1.5～3g　枳壳3g

【用法】水煎服。

【功用】温肾益精，润肠通便。

【主治】肾虚便秘。大便秘结，小便清长，腰膝酸冷，舌淡苔白，脉沉迟。

【方义】本方证由肾虚精亏，开阖失司所致。治宜温肾阳，补肾精，润肠通便。方中肉苁蓉温肾益精，暖腰润肠，为君药。当归养血润肠；牛膝补肾壮腰，善于下行，均为臣药。枳壳宽肠下气而助通便；升麻轻宣升阳，清阳得升，浊阴自降，有欲降先升之妙；泽泻甘淡泄浊，配合枳壳，使浊阴降则大便得通，共为佐使。合而用之，“寓通于补之中，寄降于升之内”，成为温润通便之剂，适于老年肾虚及产后血虚之便秘。

中药

锁阳《本草衍义补遗》

【来源】为锁阳科植物锁阳 *Cynomorium songaricum* Rupr. 的干燥肉质茎。生用。

【性能】甘，温。归肝、肾、大肠经。

【功效】补肾阳，益精血，润肠通便。

【应用】

1. 肾阳亏虚，精血不足之阳痿、不孕、下肢痿软、筋骨无力等 常与肉苁蓉、鹿茸、菟丝子等同用；用于肾虚骨痿，行步艰难，常与熟地黄、牛膝等同用。

2. 血虚津亏之肠燥便秘 可单用熬膏服，或与肉苁蓉、火麻仁、生地黄等同用。

【用法用量】水煎服，5～10g。

【使用注意】阴虚阳亢、脾虚泄泻、实热便秘者忌服。

补骨脂《药性论》

【来源】为豆科植物补骨脂 *Psoralea corylifolia* L. 的干燥成熟果实。生用，或盐水制用。

【性能】苦、辛，温。归脾、肾经。

【功效】补肾助阳，温脾止泻，纳气平喘；外用消风祛斑。

【应用】

1. 肾虚阳痿，腰膝冷痛 本品苦辛温燥，善壮肾阳，暖水脏，常与菟丝子、胡桃肉、沉香等同用，治肾虚阳痿；与杜仲、胡桃肉同用，可治肾虚阳衰，风冷侵袭之腰膝冷痛。

2. 肾虚遗精，遗尿尿频 本品兼有涩性，善补肾助阳，固精缩尿，单用有效，亦可随证配伍他药。治滑精，可以补骨脂、青盐等分，同炒为末服；单用本品炒，为末服，可治小儿遗尿；与小茴香等分为丸，可治肾气虚冷，小便无度。

3. 脾肾阳虚，五更泄泻　本品能壮肾阳，暖脾阳，收涩止泻，与肉豆蔻、生姜、大枣为丸，或上方加吴茱萸、五味子，用治五更泄。

4. 肾不纳气，虚寒喘咳　本品补肾助阳，纳气平喘，多配伍胡桃肉、蜂蜜等，治虚寒性喘咳；或配人参、木香等，治虚喘痨嗽。

5. 白癜风，斑秃　本品外用能消风祛斑，用治白癜风、斑秃，将本品研末用酒浸制成酊剂，外涂患处。

【用法用量】水煎服，6～10g。外用20%～30%酊剂涂患处。

【使用注意】阴虚火旺及大便秘结者忌服。

类方　四神丸《证治准绳》

【组成】肉豆蔻6g　补骨脂12g　五味子6g　吴茱萸3g

【用法】丸剂，每服9g，每日2次，用淡盐汤或温开水送服；亦可作汤剂，加生姜6g，大枣10枚，水煎服。

【功用】温肾暖脾，固肠止泻。

【主治】脾肾阳虚之五更泻。五更泄泻，不思饮食，食不消化，或久泻不愈，腹痛喜温，腰酸肢冷，神疲乏力，舌淡，苔薄白，脉沉迟无力。

【方义】本方证由肾阳不足，不能温煦脾阳，脾失健运，肠失固涩所致。治宜温暖脾肾，涩肠止泻以标本兼顾。方中重用补骨脂补命门之火以温养脾土，为君药。肉豆蔻温脾暖胃，涩肠止泻，配合补骨脂则温肾暖脾，固涩止泻之功益彰，为臣药。五味子固肾益气，涩精止泻；吴茱萸温暖肝脾肾以散阴寒，共为佐药。生姜暖胃散寒，大枣补脾养胃，为佐使药。诸药合用，使肾阳充足，脾阳得温，运化复常，则诸症自愈。

中药　益智仁《本草拾遗》

【来源】为姜科植物益智 *Alpinia oxyphylla* Miq. 的干燥成熟果实。除去外壳，生用或盐水制用，用时捣碎。

【性能】辛，温。归脾、肾经。

【功效】暖肾固精缩尿，温脾止泻摄唾。

【应用】

1. 下元虚寒之遗精、遗尿、小便频数　本品暖肾固精缩尿，补益之中兼有收涩之性。常与乌药、山药等同用，治疗梦遗；以益智仁、乌药等分为末，山药糊丸，治下焦虚寒，小便频数。

2. 脾胃虚寒，腹痛吐泻，口涎自流　脾主运化，在液为涎，肾主闭藏，在液为唾，脾肾阳虚，统摄无权，多见涎唾。常配伍川乌、干姜、青皮等。若中气虚寒，食少，多涎唾，可单用本品含之。

【用法用量】水煎服，3～10g。

【按语】益智仁与补骨脂味辛性温热，归脾、肾经，均能补肾助阳，固精缩尿，温脾止泻，都可用治肾阳不足之遗精滑精、遗尿尿频，以及脾肾阳虚的泄泻不止等证，常相须为用。但补骨脂助阳力量强，长于补肾壮阳，多用于肾阳不足，命门火衰的腰膝冷痛、阳痿等症；兼能补肾阳而纳气平喘，用治肾不纳气的虚喘证。益智仁则助阳之力稍弱，长于温脾开胃摄唾，多用于中气虚寒，食少多唾，小儿流涎不止，腹中冷痛者。

类方

缩泉丸《魏氏家藏方》

【组成】乌药　益智仁各9g

【用法】山药为糊丸，每服6g，日2次；亦可作汤剂，加山药6g，水煎服。

【功用】温肾祛寒，缩尿止遗。

【主治】膀胱虚寒证。小便频数，或遗尿不禁，舌淡，脉沉弱。

【方义】本方治肾气不足所致的膀胱虚寒，不能约束水液，以致小便频数或遗尿不止。治宜温补肾阳，固精缩尿止遗。方中益智仁辛温，温肾固精，缩小便，为君药。乌药辛温，调气散寒，能除膀胱和肾间冷气，止小便频数，为臣药。更以山药糊丸，取其健脾补肾，固涩精气，为佐使药。三药合用，温肾祛寒，使下焦得温而寒去，则膀胱之气化复常，约束有权，溺频遗尿自可痊愈。

中药

菟丝子《神农本草经》

【来源】为旋花科植物菟丝子 *Cuscuta chinensis* Lam. 或大菟丝子 *Cuscuta japonica* Choisy 的干燥成熟种子。生用，或盐水制用。

【性能】辛、甘，平。归肝、脾、肾经。

【功效】补益肝肾，固精缩尿，安胎，明目，止泻；外用消风祛斑。

【应用】

1. 肾虚腰痛，阳痿遗精，遗尿尿频，宫冷不孕　本品为平补阴阳之品，以菟丝子、炒杜仲各等分，合山药为丸，可治肾虚腰痛；配伍枸杞子、覆盆子、车前子等，治阳痿遗精；与桑螵蛸、肉苁蓉、鹿茸等同用，治小便过多或失禁；与茯苓、石莲子同用，治遗精，白浊，尿有余沥。

2. 肝肾不足之目暗不明　本品滋补肝肾，益精养血而明目，常与熟地黄、车前子同用。

3. 脾肾阳虚，便溏泄泻　本品能补肾益脾止泻，用治脾肾两虚之便溏泄泻，可与枸杞子、山药、茯苓、莲子同用；治脾虚便溏，可与人参、白术、补骨脂为丸服。

4. 肾虚胎动不安　常与续断、桑寄生、阿胶同用，治肾虚胎元不固，胎动不安，滑胎。

5. 白癜风　本品外用能消风祛斑，用治白癜风，可酒浸外涂。

【用法用量】水煎服，6～12g。外用适量。

【使用注意】阴虚火旺，大便燥结、小便短赤者不宜服。

沙苑子《本草衍义》

【来源】为豆科植物扁茎黄芪 *Astragalus complanatus* R. Br. 的干燥成熟种子。生用或盐水炙用。

【性能】甘，温。归肝、肾经。

【功效】补肾助阳，固精缩尿，养肝明目。

【应用】

1. 肾虚腰痛，阳痿遗精，遗尿尿频，白带过多　可与莲子、莲须、芡实、龙骨、牡蛎等同用。

2. 目暗不明，头昏目花　可与枸杞子、菟丝子、菊花等同用。

【用法用量】水煎服，9～15g。

【使用注意】阴虚火旺及小便不利者忌服。

【按语】本品甘温补益功似菟丝子。唯菟丝子补益作用较强，又可补脾止泻，益肾安胎。而沙苑子兼具涩性，平补肝肾而以收涩见长。

蛤蚧《雷公炮炙论》

【来源】为脊椎动物壁虎科动物蛤蚧 *Gecko gecko* L. 除去内脏的干燥体。生用或酒制用。

【性能】咸，平。归肺、肾经。

【功效】补肺益肾，纳气平喘，助阳益精。

【应用】

1. 肺虚咳嗽，肾虚作喘，虚劳喘咳　本品入肺、肾二经，长于补肺气，助肾阳，定喘咳，为治多种虚证喘咳之佳品。常与贝母、紫菀、杏仁等同用，治虚劳咳嗽；或与人参、贝母、杏仁等同用，治肺肾虚喘。

2. 肾虚阳痿遗精　本品质润不燥，补肾助阳兼能益精养血，有固本培元之功，可单用浸酒服即效；或与益智仁、巴戟天、补骨脂等同用。

【用法用量】水煎服，3～6g；多入丸、散或酒剂。

【使用注意】风寒或实热咳喘忌服。

类方

人参蛤蚧散《御药院方》

【组成】蛤蚧1对　甘草　杏仁各15g　人参　茯苓　贝母　桑白皮　知母各3g

【用法】为散剂，每日6g；或为汤剂，水煎服。

【功用】补肺益肾，止咳定喘。

【主治】肺肾气虚，喘息咳嗽。痰稠色黄，胸中烦热，身体羸瘦，或咳吐脓血，或遍身浮肿，脉浮虚。

【方义】本方证由肺肾虚衰，痰热内蕴，气逆不降所致。治宜补肺益肾以固其本，清热化痰、止咳定喘以治其标。方中蛤蚧咸平，补肺益肾，定喘止咳；人参大补元气，补益脾肺，共为君药；杏仁利肺气，止咳喘；贝母润肺止咳化痰，共为臣药。桑白皮清泻肺热，平喘宁嗽；知母清热润肺；茯苓渗湿健脾，以杜生痰之源，共为佐药。甘草助人参、蛤蚧补益肺气，且可润肺止咳，调和药性，为佐使药。诸药合用，标本兼顾，共奏补益肺肾，清热化痰，止咳定喘之功。

中药

核桃仁《开宝本草》

【来源】为胡桃科植物胡桃 *Juglans regia* L. 的干燥成熟种子。生用。

【性能】甘，温。归肺、肾、大肠经。

【功效】补肾，温肺，润肠。

【应用】

1. 肾阳不足，腰痛脚弱，小便频数　本品温补肾阳，其力较弱，多入复方。常与杜仲、补骨脂、大蒜等同用，治肾亏腰酸，头晕耳鸣，尿有余沥；与杜仲、补骨脂、萆薢等同用，治肾虚腰膝酸痛，两足痿弱。

2. 肺肾不足，虚寒喘咳　本品长于补肺肾，定喘咳，常与人参、生姜同用，治疗肺肾不足，肾不纳气所致的虚喘证；治久嗽不止，可与人参、杏仁同用为丸服。

3. 肠燥便秘 可单独服用，亦可与火麻仁、肉苁蓉、当归等同用。

【用法用量】水煎服，6~9g。

【使用注意】阴虚火旺、痰热咳嗽及便溏者不宜服用。

类方　　青娥丸《太平惠民和剂局方》

【组成】杜仲500g　补骨脂240g　核桃仁150g　大蒜120g

【用法】为末，蒜膏为丸，每次6~9g，每日2~3次。

【功用】温肾壮阳，强腰固精。

【主治】肾虚为风寒湿邪所伤，或坠堕伤损引起的腰痛，头晕耳鸣，溺有余沥，妇女白带。

【方义】方中杜仲补肝肾，强筋骨，为君药。臣以补骨脂温补命门，补肾强腰，壮阳固精。核桃仁补肾壮阳，强壮腰膝，为佐药。大蒜健脾温胃，亦为佐药。本方集诸补肾强腰之品于一方，为治肾虚腰痛之专方。

中药　　**冬虫夏草**《本草从新》

【来源】为麦角菌科植物冬虫夏草菌 *Cordyeps sinensis* (Berk.) Sacc 的子座及其寄生蝙蝠蛾科昆虫绿蝙蝠蛾 *Hepialus varians* Staudinger 幼虫的尸体的复合体。生用。

【性能】甘，平。归肺、肾经。

【功效】补肾益肺，止血化痰。

【应用】

1. 肾虚精亏，阳痿遗精，腰膝酸痛 本品补肾益精，有兴阳起痿之功。用治肾阳不足，精血亏虚之阳痿遗精、腰膝酸痛可单用浸酒服，或与淫羊藿、杜仲、巴戟天等补阳药配伍使用。

2. 久咳虚喘，劳嗽痰血 本品为平补肺肾之佳品，善于补肾益肺，止血化痰，止咳平喘，尤为劳嗽痰血多用。可单用，或与沙参、川贝母、阿胶、生地黄、麦冬等同用；治肺肾两虚，摄纳无权，气虚作喘，可与人参、黄芪、胡桃肉等同用。

此外，还可用于病后体虚不复或自汗畏寒，可以本品与鸡、鸭、猪肉等炖服，有补肾固本，补肺益卫之功。

【用法用量】水煎服或炖服，3~9g。

【使用注意】有表邪者不宜用。

【按语】冬虫夏草与蛤蚧、胡桃仁皆入肺肾，善补肺益肾而定喘咳，用于肺肾两虚之喘咳。蛤蚧补益力强，偏补肺气，尤善纳气定喘，为肺肾虚喘之要药，兼益精血；胡桃仁补益力缓，偏助肾阳，温肺寒，用于阳虚腰痛及虚寒喘咳，兼润肠通便；冬虫夏草平补肺肾阴阳，兼止血化痰，用于久咳虚喘，劳嗽痰血，为诸痨虚损调补之要药。天然的冬虫夏草药源紧缺，价格贵重，现常用人工培养的冬虫夏草菌丝代之。

韭菜子《名医别录》

【来源】为百合科植物韭菜 *Allium tuberosum* Rottl. 的干燥成熟种子。生用或盐水制用。

【性能】辛、甘，温。归肝、肾经。

【功效】温补肝肾，壮阳固精。

【应用】

1. 阳痿遗精，白带白淫　治肾阳虚衰，下元虚冷之阳痿不举、遗精遗尿，可单用或与补骨脂、龙骨、益智仁等同用；治肾阳不足，带脉失约，白带白淫，可单用本品醋煮，炼蜜为丸服。

2. 肝肾不足，腰膝痿软　可单用，也可配伍仙茅、巴戟天、枸杞子等药。

【用法用量】水煎服，3～9g。

【使用注意】阴虚火旺者忌服。

第三节　补血类

补血药大多甘温质润，主入心肝血分。本类方药适用于血虚证。症见面色苍白或萎黄，唇爪苍白，眩晕耳鸣，心悸怔忡，失眠健忘，或月经愆期，量少色淡，甚则闭经，舌淡脉细等。

使用补血药或以本类药物为主组方时，常配伍补气药，即所谓“有形之血不能自生，生于无形之气”；若兼见阴虚者，可与补阴药配伍；脾为气血生化之源，故常配伍补益脾气之品。

补血药多滋腻黏滞，故脾虚湿阻、气滞食少者慎用。如果必要，在组方时可配伍化湿、行气、消食药，以助运化。

中药

当归《神农本草经》

【来源】为伞形科植物当归 *Angelica sinensis* (Oliv.) Diels 的干燥根。切薄片，生用或酒制用。

【性能】甘、辛，温。归心、肝、脾经。

【功效】补血活血，调经止痛，润肠通便。

【应用】

1. 血虚诸证　本品甘温质润，为补血之圣药。若气血两虚，常配黄芪、人参补气生血；若血虚萎黄、心悸失眠，常与熟地黄、白芍、川芎配伍。

2. 血虚、血瘀之月经不调，经闭痛经　本品为妇科补血活血，调经止痛之要药。若兼气虚者，可配伍人参、黄芪；兼气滞者，可配伍香附、延胡索；兼血热者，可配伍黄芩、黄连，或牡丹皮、地骨皮；属血瘀者，可配伍桃仁、红花；若为血虚寒滞者，可配伍阿胶、艾叶等。

3. 虚寒腹痛，跌打损伤，痈疽疮疡，风寒痹痛　本品辛行温通，为活血行气之要药。配伍桂枝、芍药、生姜等，补血活血，散寒止痛，治血虚血瘀寒凝之腹痛；与乳香、没药、桃仁、红花等同用，活血止痛，治跌打损伤瘀血作痛；与金银花、赤芍、天花粉等解毒消痈药同用，活血消肿止痛，治疗疮疡初起肿胀疼痛；与黄芪、人参、肉桂等同用，治痈疽溃后不敛；与金银花、玄参、甘草同用，治脱疽溃烂，阴血伤败；治风寒痹痛、肢体麻木，常与羌活、防风、黄芪等同用。

4. 血虚肠燥便秘　本品补血以润肠通便，用治血虚肠燥便秘。常与肉苁蓉、牛膝、升麻等同用。

【用法用量】水煎服，6～12g。酒当归活血通经，用于经闭痛经，风湿痹痛，跌扑损伤。

【使用注意】湿盛中满、大便泄泻者忌服。

【按语】本品甘补辛散，苦泄温通，既能补血，又能活血，且能行气止痛。故凡一切血证，不论血虚、血瘀皆为要药，尤为妇科经产诸证之良药。本品应用非常广泛，与养阴补血药同用，可补而不滞；与活血破血药同用，可行而不妄；与止血药同用，可止血而不留瘀；与凉血药同用，可凉血而无寒遏之弊。配伍理气药可治气血郁滞之证，配伍祛风湿药可治风湿痹痛，配伍清热药可治疮痈肿痛。前人谓本品"能使瘀者去，新者生，引诸血各归其所当归之经"，故名"当归"。本品不同药用部位的功效也有一定区别，当归身长于补血，当归尾（根梢或须根）偏于活血。

类方

当归补血汤《内外伤辨惑论》

【组成】黄芪30g　当归6g

【用法】水煎服。

【功用】补气生血。

【主治】血虚发热证。肌热面红，烦渴欲饮，脉洪大而虚，重按无力。亦治妇人经期、产后血虚发热头痛，或疮疡溃后，久不愈合者。

【方义】本方证由劳倦内伤，血虚气弱所致。治宜补气生血，使气旺血生，虚热自除。方中重用黄芪大补脾肺元气而善固护肌表，且大补脾肺之气，以资气血生化之源，为君药。当归甘辛而温，养血和营，为臣药。二药相伍，一气一血，一阴一阳，使阳生阴长，气旺血生，则诸症自除。

当归四逆汤《伤寒论》

【组成】当归　桂枝　芍药各9g　细辛3g　通草　炙甘草各6g　大枣8枚

【用法】水煎服。

【功用】温经散寒，养血通脉。

【主治】血虚寒厥证。手足厥寒，或腰、股、腿足、肩臂疼痛，口不渴，舌淡苔白，脉沉细或细而欲绝。

【方义】本方之手足厥寒由营血亏虚，寒凝经脉，血行不利所致。治当温散血脉之寒凝，补养营血之亏虚。方中当归养血和血，既补营血之虚，又行血脉之滞；桂枝温通血脉，合当归养血活血，温经散寒，共为君药。细辛温经散寒止痛；白芍养血益阴和营，二者共助君药温经散寒，养血和营，为臣药。通草通利血脉以畅血行，又可防桂枝、细辛燥热太过；大枣养血，防桂枝、细辛燥烈伤及阴血，俱为佐药。炙甘草益气健脾以资化源，调和诸药，为佐使药。全方合用，使营血充盈，寒邪得散，经脉得通，则寒厥可愈。

中药

熟地黄《本草拾遗》

【来源】为玄参科植物地黄 *Rehmannia glutinosa* Libosch. 的块根，经加工炮制而成。通常取生地黄，以酒炖法炖至酒吸尽后，晾晒至外皮黏液稍干；或以酒蒸法，反复蒸晒至内外色黑油润，质地柔软黏腻。切厚片或块用，或炒炭用。

【性能】甘，微温。归肝、肾经。

【功效】补血滋阴，益精填髓。

【应用】

1. 血虚诸证　本品甘温质润，补阴益精以生血，为养血补虚之要药。常与当归、白芍、川芎同用，治疗血虚萎黄，眩晕，心悸失眠及月经不调，崩中漏下等；治血虚心悸怔忡，可与远志、酸枣仁等同用；治血虚崩漏下血，少腹冷痛，可与阿胶、艾叶等同用。

2. 肝肾阴虚诸证　本品质润入肾，善滋补肾阴、填精益髓，为补肾阴之要药。常与山药、山茱萸等同用，治疗肝肾阴虚之腰膝酸软、遗精、盗汗、耳鸣、耳聋及消渴等；与知母、黄柏、龟甲等同用，治阴虚骨蒸潮热；与何首乌、牛膝、菟丝子等配伍，治精血亏虚须发早白；配伍龟甲、锁阳、狗脊等，治肝肾不足，五迟五软。

此外，熟地黄炭能止血，可用于崩漏等血虚出血证。

【用法用量】水煎服，9～15g。

【使用注意】气滞痰多、脘腹胀痛、食少便溏者忌服。重用久服宜与陈皮、砂仁等同用，防止黏腻碍胃。

【按语】本品甘温味厚而质柔润，既能滋阴养血调经，又可生精补髓壮骨，为补血养阴之要药。常用于血虚及肝肾阴亏之证。地黄始见于《神农本草经》，现临床使用有鲜、生、熟三种，均有养阴生津之功。鲜地黄甘苦大寒，滋阴之力虽弱，但长于清热凉血，泻火除烦，多用于血热邪盛，阴虚津亏证；生（干）地黄甘寒质润，凉血之力稍逊，但长于养心肾之阴，故血热阴伤及阴虚发热者宜之；熟地黄性味甘温，入肝肾而功专养血滋阴，填精益髓，凡血虚诸证，以及真阴不足，精髓亏虚者，皆可用之。

类方

六味地黄丸《小儿药证直诀》

【组成】熟地黄24g　山茱肉　山药各12g　泽泻　牡丹皮　茯苓各9g

【用法】蜜丸，每服9g，日2～3次；亦可作汤剂，水煎服。

【功用】填精滋阴补肾。

【主治】肾阴精不足证。腰膝酸软，头晕目眩，视物昏花，耳鸣耳聋，盗汗，遗精，消渴，骨蒸潮热，手足心热，舌燥咽痛，牙齿动摇，足跟作痛，以及小儿囟门不合，舌红少苔，脉沉细数。

【方义】本方证由肾阴精不足所致，治当滋补肾之阴精为主，兼以清降虚火。方中重用熟地黄，滋阴补肾，填精益髓，为君药。山萸肉补养肝肾，并能涩精；山药双补脾肾，亦能固精，为臣药。三药相配，滋养肝脾肾，此为“三补”。但熟地黄的用量是山萸肉与山药两味之和，故以补肾阴以治本为主。泽泻利湿泄浊，并防熟地黄之滋腻恋邪；牡丹皮清泄相火，并制山萸肉之温涩；茯苓淡渗脾湿，并助山药之健运。三药为“三泻”，渗湿浊，清虚热，平其偏盛以治标，均为佐药。六味合用，三补三泻，其中补药用量重于泻药，是以补为主；肝、脾、肾三阴并补，以补肾阴为主。

《医方考》以本方加知母、黄柏各6g而成知柏地黄丸，功可滋阴降火。主治肝肾阴虚，虚火上炎证，见骨蒸潮热，虚烦盗汗，腰脊酸痛，遗精梦泄等。《麻疹全书》以六味地黄丸加枸杞子、菊花各9g组成杞菊地黄丸，功可滋肾养肝明目，主治肝肾阴虚证，见两目昏花，视物模糊，或眼睛干涩，迎风流泪等。另外，六味地黄丸加五味子、麦冬各15g为麦味地黄丸（《体仁汇编》，录自《医部全录》），可滋补肺肾，主治肺肾阴虚证，见虚烦劳热，咳嗽吐血，潮热盗汗。

四物汤《仙授理伤续断秘方》

【组成】熟地黄15g　当归　白芍各9g　川芎6g

【用法】水煎服。

【功用】补血和血。

【主治】营血虚滞证。头晕目眩，心悸失眠，月经不调，或经闭不行，脐腹疼痛，面色、唇爪无华，舌淡，脉细弦或细涩。

【方义】本方是由《金匮要略》中胶艾汤减去阿胶、艾叶、甘草而成。所治证由营血亏虚，血行不畅所致。治宜补养营血为主。方中熟地黄甘温味厚，而质柔润，长于滋阴养血，为君药。当归补血养肝，和血调经，为臣药。佐以白芍养血柔肝和营；川芎活血行气，祛瘀止痛。方中熟地黄、白芍为阴柔补血之品（血中血药），与辛温之当归、川芎（血中气药）相配，则补血而不滞血，行血而不伤血。四药合用，动静相伍，补调结合，而成补血调血之基础方。后世将其誉为“血证立法”“妇科第一方”。

《玉机微义》以四物汤加桃仁9g，红花各6g以加强活血祛瘀之效，名桃红四物汤。功用养血活血，主治妇女经期超前，血多有块，色紫稠黏，腹痛等。

中药 白芍《神农本草经》

【来源】为毛茛科植物芍药 *Paeonia lactiflora* Pall. 的干燥根。生用、清炒或酒制用。

【性能】苦、酸，微寒。归肝、脾经。

【功效】养血调经，敛阴止汗，柔肝止痛，平抑肝阳。

【应用】

1. 肝血亏虚及血虚月经不调 常与熟地黄、当归等配伍，治肝血亏虚，面色苍白，眩晕心悸，或月经不调，崩中漏下；治血虚有热，月经不调，可配伍黄芩、黄柏、续断等；治崩漏，可与阿胶、艾叶等同用。

2. 自汗，盗汗 本品有敛阴止汗之功。若外感风寒，营卫不和之汗出恶风，可与温经通阳的桂枝同用，以调和营卫；至于阴虚盗汗，则可与龙骨、牡蛎、浮小麦等同用。

3. 胸胁脘腹疼痛，四肢挛急疼痛 本品酸敛肝阴，养血柔肝而止痛，常配柴胡、当归等，治血虚肝郁，胁肋疼痛；与白术、防风、陈皮同用，治脾虚肝旺，腹痛泄泻；与木香、黄连等同用，治痢疾腹痛；治阴血亏虚，筋脉失养而致手足挛急作痛，常配甘草以缓急止痛。

4. 肝阳上亢之头痛眩晕 以本品养血敛阴，平抑肝阳，为治肝阳上亢之常用药，常配牛膝、代赭石、龙骨、牡蛎等。

【用法用量】水煎服，6～15g。

【使用注意】阳衰虚寒之证不宜用。不宜与藜芦同用。

【按语】白芍与赤芍通称芍药，唐末宋初，始将二者区分。一般认为，白芍长于养血调经，敛阴止汗，平抑肝阳；赤芍则长于清热凉血，活血散瘀，清泄肝火。白芍主治血虚阴亏，肝阳偏亢诸证；赤芍主治血热、血瘀、肝火所致诸证。又白芍、赤芍皆能止痛，均可用治疼痛诸证。但白芍长于养血柔肝，缓急止痛，主治肝阴不足，血虚肝旺，肝气不舒所致的胁肋疼痛、脘腹四肢拘挛作痛；而赤芍则长于活血祛瘀止痛，主治血滞诸痛证，因能清热凉血，故血热瘀滞者尤为适宜。

类方 芍药汤《素问病机气宜保命集》

【组成】芍药30g 黄芩 黄连 当归各15g 槟榔 木香 甘草各6g 官桂6g 大

黄 9g

【用法】水煎服。

【功用】清热燥湿，调气和血。

【主治】湿热痢疾。腹痛，便脓血，赤白相兼，里急后重，肛门灼热，小便短赤，舌苔黄腻，脉弦数。

【方义】本证由湿热壅滞肠中，气血失调所致。治宜清热燥湿与调气和血并施。方中黄连、黄芩清热燥湿解毒，以治湿热成痢之本，为君药。重用白芍养血和营，缓急止痛，合当归养血活血，体现"行血则便脓自愈"之义，且可兼顾湿热邪毒熏灼肠络，耗伤阴血之虑；木香、槟榔行气导滞，"调气则后重自除"，四药相合，调和气血，俱为臣药。大黄泻热祛积破瘀，乃"通因通用"之法，为佐药。肉桂辛热，反佐于苦寒药之中以防伤中败胃，又可助当归、芍药行血和营之力。甘草益胃和中，调和诸药，与白芍相配，又能缓急而止腹痛，为佐使药。诸药合用，共奏清热燥湿，调气行血之功。

中药　阿胶《神农本草经》

【来源】为马科动物驴 *Equus asinus* L. 的干燥皮或鲜皮经煎煮、浓缩制成的固体胶。捣成碎块用，或照烫法用蛤粉或蒲黄烫至成阿胶珠用。

【性能】甘，平。归肺、肝、肾经。

【功效】补血滋阴，润燥，止血。

【应用】

1. 血虚证　本品甘平质润，为血肉有情之品，乃补血要药。多用治血虚诸证，而尤以治疗出血而致血虚为佳。可单用本品即效，亦常配伍熟地黄、当归、芍药等；与桂枝、甘草、人参等同用，可治气虚血少之心动悸、脉结代。

2. 出血证　本品味甘质黏，为补血止血之良药。可单味炒黄为末服，治疗妊娠尿血；治阴虚血热吐衄，常配伍蒲黄、生地黄等；治肺痨嗽血，常配伍人参、天冬、白及等；亦治血虚血寒妇人崩漏下血等，可与熟地黄、当归、芍药等同用；配伍白术、灶心土、附子等同用，用治脾气虚寒便血或吐血等证。

3. 肺阴虚燥咳　本品滋阴润肺，常配马兜铃、牛蒡子、杏仁等，治疗肺热阴虚，燥咳痰少、咽喉干燥、痰中带血；与桑叶、杏仁、麦冬等同用，治疗燥邪伤肺，干咳无痰、心烦口渴、鼻燥咽干等。

4. 热病伤阴之心烦失眠及阴虚风动、手足瘈疭等　本品养阴以滋肾水，常与黄连、白芍等同用，治疗热病伤阴、肾水亏而心火亢，心烦不得眠；与龟甲、鸡子黄等同用，治温热病后期，真阴欲竭，阴虚风动，手足瘈疭。

【用法用量】3～9g，烊化兑服。润肺宜蛤粉炒，止血宜蒲黄炒。

【使用注意】脾胃虚弱者慎用。

类方　大定风珠《温病条辨》

【组成】阿胶 9g　鸡子黄 2 个　生白芍　麦冬　干地黄各 18g　麻仁　五味子各 6g　生牡蛎　生龟板　鳖甲　炙甘草各 12g

【用法】水煎去渣，入阿胶烊化，再入鸡子黄搅匀，温服。

【功用】滋阴息风。

【主治】阴虚风动证。温病后期，神倦瘛疭，舌绛苔少，脉弱有时时欲脱之势。

【方义】本方证由温病迁延日久，邪热灼伤真阴，或因误汗、妄攻，重伤阴液所致。治宜滋补欲竭之真阴，平息内动之虚风。方中鸡子黄、阿胶俱为血肉有情之品，滋阴养液以息风，共为君药。白芍、干地黄、麦冬滋水涵木，柔肝濡筋，为臣药。龟板、鳖甲、牡蛎等介类潜镇之品，重镇平肝，滋阴潜阳；麻仁养阴润燥；五味子味酸善收，与诸滋阴药配伍，收敛真阴，与白芍、炙甘草相配，又具酸甘化阴之功，上述诸药以加强滋阴息风之效，共为佐药。甘草调和诸药，兼为使药。本方大队滋阴药伍潜阳之品，寓息风于滋养之中，使真阴得复，虚风自息。

胶艾汤《金匮要略》

【组成】川芎　阿胶　甘草各6g　艾叶　当归各9g　芍药12g　干地黄15g

【用法】水煎服，阿胶烊化。

【功用】养血止血，调经安胎。

【主治】妇人冲任虚损，血虚有寒证。崩漏下血，月经过多，淋漓不止；产后或流产损伤冲任，下血不绝；或妊娠胞阻，胎漏下血，腹中疼痛。

【方义】本方为治崩漏及安胎的要方。证属冲任虚损，血虚偏寒，治当以止血为要务。本方以养为塞，养血固冲而达止血固崩之效。方以阿胶、艾叶为君，调经止血安胎。当归、白芍养血和血；干地黄补血凉血；川芎行气活血，三药助君药补肝肾、益精血则冲任不虚，调气机、行血滞则疼痛可愈，均为臣药。甘草和中缓急，调和诸药，用为佐使。综观本方既可和血止血，亦可暖宫调经，且可安胎止痛，对妇女之冲任虚损，血虚有寒诸证实为要剂。后世“四物汤”即由本方化裁而成。

中药

何首乌《日华子本草》

【来源】为蓼科植物何首乌 *Polygonum multiflorum* Thunb. 的干燥块根。晒干或微烘，称生何首乌；若以黑豆煮汁拌蒸，晒后变为黑色，称制何首乌。

【性能】苦、甘、涩，微温。归心、肝、肾经。

【功效】制何首乌：补肝肾，益精血，乌须发，强筋骨，化浊降脂。生何首乌：解毒，消痈，截疟，润肠通便。

【应用】

1. 精血亏虚，头晕眼花，须发早白，腰膝酸软，遗精崩带　制何首乌功善补肝肾，益精血，乌须发。治血虚萎黄，失眠健忘，常与熟地黄、当归、酸枣仁等同用；与当归、枸杞子、菟丝子等同用，治精血亏虚之腰酸脚弱、头晕眼花、须发早白及肾虚无子；配伍桑椹子、黑芝麻、杜仲等，治肝肾亏虚之腰膝酸软、头晕目花、耳鸣耳聋。

2. 高脂血症　制何首乌能化浊降脂，用治高脂血症，可单用或与女贞子、旱莲草等同用。

3. 久疟，痈疽，瘰疬，肠燥便秘等　生何首乌有截疟，解毒，润肠通便之效。治疟疾日久，气血虚弱，可与人参、当归、陈皮、煨姜同用；治瘰疬痈疮，皮肤瘙痒，可配伍夏枯草、土贝母、当归等；治遍身疮肿痒痛，可与防风、苦参、薄荷同用煎汤外洗；治年老体弱之人血虚肠燥便秘，可与肉苁蓉、当归、火麻仁等同用。

【用法用量】水煎服，生何首乌3~6g，制何首乌6~12g。

【使用注意】大便溏泄及湿痰较重者不宜用。

【按语】何首乌生用与制用作用有较大差异。生用补益力弱，具有解毒，截疟，润肠通便之效，用于瘰疬、疮毒体虚、久疟伤阴及血虚肠燥便秘者。制用则味甘性温兼涩，功能补肝肾，益精血，乌须发，强筋骨，并兼有收敛精气作用。且制首乌性质温和，既无燥热助火之弊，又无腻滞碍胃之虞，为滋补良药，尤适宜于中老年人有阴虚阳亢见证者，或有高血压动脉硬化者。

龙眼肉《神农本草经》

【来源】为无患子科植物龙眼 *Dimocarpus longan* Lour. 的假种皮。晒至干爽不黏，生用。

【性能】甘，温。归心、脾经。

【功效】补益心脾，养血安神。

【应用】气血不足，心悸怔忡，健忘失眠，血虚萎黄，以及脾虚气弱，便血崩漏等。本品能补心脾、益气血、安神，常与人参、当归、酸枣仁等同用；用于气血亏虚，可单用本品加白糖蒸熟，开水冲服。

【用法用量】水煎服，9～15g。

【使用注意】湿盛中满或有停饮、痰、火者忌服。

【按语】龙眼肉又名桂圆肉。本品甘平质润，既能补脾气，又能养心血而安神，且无黏腻壅滞之弊。血虚气弱之人可作为日用食疗之品常服。

类方 归脾汤《重订严氏济生方》

【组成】白术 茯神 黄芪 龙眼肉 酸枣仁各18g 人参 木香各9g 炙甘草6g 当归 远志各3g

【用法】加生姜5片，大枣1枚，水煎服。

【功用】益气补血，健脾养心。

【主治】

1. 心脾气血两虚证 惊悸怔忡，失眠健忘，气短乏力，食少，面色萎黄，舌淡苔薄白，脉细弱。

2. 脾不统血证 妇女崩漏，月经超前，量多色淡，或淋漓不止，便血，皮下紫癜，舌淡，脉细。

【方义】本方证由心脾两虚，气血不足所致。治当健脾养心与益气补血兼施。方中重用黄芪甘温，补脾益气；龙眼肉甘温，既能补脾气，又能养心血，共为君药。人参、白术甘温补气，与黄芪相配，加强补脾益气之功；当归滋养营血；酸枣仁宁心安神，二药与龙眼肉相伍，增加补心养血之效，均为臣药。茯神、远志宁心安神；木香理气醒脾，与补气养血药配伍，使之补而不滞，俱为佐药。炙甘草补气健脾，调和诸药，为佐使药。诸药合用，心脾同治，气血双补，补而不滞，为补益心脾之常用方剂。

第四节 补阴类

本类药物性味以甘寒为主，长于养阴生津；兼有苦味者，又能滋阴清热。其中能补肺胃之阴者，主要归肺、胃经；能滋养肝肾之阴者，主要归肝、肾经；少数药物能养心阴，可归心经。

本类中药方剂均可补阴，以滋养阴液，纠正阴虚的病理偏向为主要功效，并多兼润燥和清热之效，常用于治疗阴虚证。不同脏腑的阴虚证各有其特殊症状：肺阴虚，可见干咳少痰、咯血或声音嘶哑。胃阴虚，可见口干咽燥、胃脘隐痛、饥不欲食，或脘痞不舒，或干呕呃逆等。脾阴虚大多是脾之气阴两虚，可见食纳减少、食后腹胀、便秘、唇干少津、干呕呃逆、舌干苔少等。肝阴虚可见头晕耳鸣、两目干涩，或肢麻筋挛、爪甲不荣等。肾阴虚可见头晕目眩、耳鸣耳聋、牙齿松动、腰膝酸痛、遗精等。心阴虚可见心悸怔忡、失眠多梦等。因此，用治不同脏腑的阴虚证，还应针对其不同见症，分别配伍止咳化痰、降逆和中、润肠通便、健脾消食、平肝、固精、安神等类药物，以标本兼顾。如阴虚兼血虚或气虚者，又需与补血药或补气药同用；治疗热邪伤阴或阴虚内热证，常与清热药配伍，以利阴液的固护或阴虚内热的消除。

本类方药大多有一定滋腻之性，脾胃虚弱，痰湿内阻，腹满便溏者慎用。

中药

北沙参《本草汇言》

【来源】为伞形科植物珊瑚菜 *Glehnia littoralis* Fr. Schmidt ex Miq. 的干燥根。生用。

【性能】甘、微苦，微寒。归肺、胃经。

【功效】养阴清肺，益胃生津。

【应用】

1. 肺阴虚证 本品甘苦质润而微寒，能补肺阴，兼能清肺热，适用于阴虚肺燥有热之干咳少痰、咳血或咽干音哑等症，常与麦冬、杏仁、桑叶、玄参等同用。

2. 胃阴虚证 本品能补胃阴，生津止渴，兼能清胃热。适用于胃阴虚有热之口干多饮、饥不欲食、大便干结、舌苔光剥或舌红少津及胃痛、胃胀、干呕等证，常与石斛、玉竹、乌梅等同用；治胃阴脾气俱虚者，宜与山药、太子参、黄精等同用。

【用法用量】水煎服，5～12g。

【使用注意】不宜与藜芦同用。

南沙参《神农本草经》

【来源】为桔梗科植物轮叶沙参 *Adenophora tetraphylla*（Thunb.）Fisch. 或沙参 *Adenophora stricta* Miq. 的干燥根。生用。

【性能】甘，微寒。归肺、胃经。

【功效】养阴清肺，益胃生津，化痰，益气。

【应用】

1. 肺阴虚证 本品甘润而微寒，能补肺阴、润肺燥，兼能清肺热。适用于阴虚肺燥有热之干咳痰少、咳血或咽干音哑等症，常配伍麦冬、知母等药。本品兼有一定的祛痰作用，肺燥痰黏、咯痰不利者，可促进排痰；又略能补肺脾之气，常配伍麦冬、杏仁等，用治脾肺气阴两伤者。

2. 胃阴虚证 本品又能养胃阴、清胃热，适用于胃阴虚有热之口燥咽干、大便秘结、舌红少津及饥不欲食、呕吐等症。尤宜于热病后期，气阴两虚，余热未清而不受温补者，多与玉竹、麦冬、生地黄等养胃阴、清胃热之品配伍。本品对胃阴脾气俱虚之证，有气阴双补之效。

【用法用量】水煎服，9～15g。

【使用注意】不宜与藜芦同用。

【按语】南沙参与北沙参来源于两种不同的植物，二者功用相似，均以补肺胃之阴、清肺胃之热为主要功效。但北沙参清养肺胃作用稍强，肺胃阴虚有热之证较为多用。而南沙参尚兼益气及祛痰作用，较宜于气阴两伤及燥痰咳嗽者。

百合《神农本草经》

【来源】为百合科植物卷丹 *Lilium lancifolium* Thunb.、百合 *Lilium brownii* F. E. Brown var. *viridulum* Baker 或细叶百合 *Lilium pumilum* DC. 的干燥肉质鳞叶。生用或蜜制用。

【性能】甘，寒。归心、肺经。

【功效】养阴润肺，清心安神。

【应用】

1. 肺阴虚证 本品微寒，作用平和，能补肺阴、清肺热，并于清润之中兼有止咳祛痰作用。用于阴虚肺燥有热之干咳少痰、咳血或咽干音哑等症，常与生地黄、玄参、桔梗、川贝母等同用。

2. 阴虚有热之失眠心悸等症 本品能养阴清心，宁心安神。治虚热上扰之失眠心悸，可与麦冬、酸枣仁、丹参等同用；治神志恍惚，情绪不能自主，常与生地黄、知母等同用。

此外，本品还能养胃阴、清胃热，对胃阴虚有热之胃脘疼痛亦宜选用。

【用法用量】水煎服，6～12g。清心安神宜生用，润肺止咳宜蜜制用。

【按语】本品微寒，作用平和，能补心肺之阴，兼能清心肺之热。润肺清肺之力虽不及北沙参、麦冬等药，但兼有一定的止咳祛痰和安神作用。临床常用于阴虚肺燥有热之干咳少痰，阴虚有热之失眠心悸，以及百合病心肺阴虚内热、神志恍惚、情绪不能自主者。

类方 百合固金汤《慎斋遗书》

【组成】熟地黄 生地黄 当归身各9g 白芍 甘草 桔梗 玄参各3g 贝母 麦冬 百合各6g

【用法】水煎服。

【功用】滋润肺肾，止咳化痰。

【主治】肺肾阴亏，虚火上炎证。咳嗽气喘，痰中带血，咽喉燥痛，头晕目眩，午后潮热，舌红少苔，脉细数。

【方义】本方证由肺肾阴亏，虚火上炎所致。治宜滋养肺肾，清热化痰止咳。方中生地黄、熟地黄并用，滋养肺肾之阴，熟地黄兼能补血，生地黄又能清热凉血，共为君药。百合、麦冬滋养肺阴，润肺止咳；玄参助熟地黄、生地黄滋阴壮水，以降虚火，均为臣药。君臣相配，滋肾润肺，金水并补。当归治咳逆上气，伍白芍以养血和血；贝母清热润肺，化痰止咳；桔梗载药上行，清利咽喉，化痰散结，俱为佐药。甘草调和诸药，为使药。本方肺肾同治，金水相生，重在补肾；养阴降火祛痰并施，重在养阴。

中药 麦冬《神农本草经》

【来源】为百合科植物麦冬 *Ophiopogon japonicus*（L. f）Ker－Gawl. 的干燥块根。生用。

【性能】甘、微苦，微寒。归心、肺、胃经。

【功效】养阴生津，润肺清心。

【应用】

1. 胃阴虚证 本品味甘柔润，性偏苦寒，长于滋养胃阴，生津止渴，兼清胃热。广泛用于胃阴虚有热之舌干口渴、胃脘疼痛、饥不欲食、呕逆、大便干结等症，常与生地黄、玉竹、沙参等同用；治消渴，可与天花粉、乌梅等同用；与半夏、人参等同用，治胃阴不足之气逆呕吐；与生地黄、玄参同用，治热邪伤津之便秘。

2. 肺阴虚证 本品又善养肺阴、清肺热，适用于阴虚肺燥有热的鼻燥咽干、干咳痰少、咳血、咽痛音哑等，常与阿胶、石膏、桑叶、枇杷叶等同用。

3. 心阴虚证 本品归心经，还能养心阴、清心热，并略具除烦安神作用。治心阴虚有热之心烦、失眠多梦、健忘、心悸怔忡等，宜与养阴安神之品配伍；治热伤心营，神烦少寐，宜与生地黄、玄参等清心凉血养阴之品配伍。

【用法用量】水煎服，6～12g。

类方　　麦门冬汤《金匮要略》

【组成】麦冬42g　半夏6g　人参9g　甘草　粳米各6g　大枣4枚

【用法】水煎服。

【功用】润养肺胃，降逆下气。

【主治】

1. 虚热肺痿 咳唾涎沫，短气喘促，咽喉干燥，舌干红少苔，脉虚数。

2. 胃阴不足证 气逆呕吐，口渴咽干，舌红少苔，脉虚数。

【方义】本方证由肺胃阴虚，虚火上炎所致。治宜润肺益胃，降逆下气。方中重用麦冬甘寒清润，入肺、胃两经，养阴生津，滋液润燥，以清虚热，为君药。臣以少量的半夏降逆下气，化痰和胃，虽属辛温之性，但与大量的麦冬配伍则其燥性被制，且麦冬得半夏则滋而不腻，相反相成。人参、甘草、粳米、大枣益胃气，养胃阴，中气充盛，则津液自能上归于肺，共为佐药。甘草调和诸药，兼作使药。诸药合用，共奏润肺益胃，降逆下气之功。

中药　　天冬《神农本草经》

【来源】为百合科植物天冬 *Asparagus cochinchinensis*（Lour.）Merr. 的干燥块根。生用。

【性能】甘、苦，寒。归肺、肾经。

【功效】养阴润燥，清肺生津。

【应用】

1. 肺阴虚证 本品甘润苦寒之性较强，其养肺阴、清肺热的作用强于麦冬、玉竹等。适用于阴虚肺燥有热之干咳痰少、咳血、咽痛音哑等症，常与麦冬、沙参、川贝母等同用。

2. 肾阴虚证 本品能滋肾阴，兼能降虚火，适宜于肾阴亏虚之眩晕、耳鸣、腰膝酸痛及阴虚火旺之骨蒸潮热、内热消渴等症。治肾阴亏虚之眩晕耳鸣、腰膝酸痛，常与熟地黄、枸杞子、牛膝等同用；治阴虚火旺，骨蒸潮热，宜与生地黄、麦冬、知母、黄柏等同用；治肾阴久亏，内热消渴证，可与生地黄、山药、女贞子等同用；治肺肾阴虚之咳嗽咯血，可与生地黄、玄参、川贝母等同用。

3. 热病伤津之食欲不振、口渴及肠燥便秘等 本品还有一定的益胃生津作用，兼能清胃热，可用于热伤胃津之证。治气阴两伤之食欲不振、口渴，宜与生地黄、人参等配伍；治津亏肠燥便秘，宜与生地黄、当归、生何首乌等同用。

【用法用量】水煎服，6～12g。

【使用注意】脾胃虚寒，食少便溏及外感风寒咳嗽者忌用。

【按语】天冬与麦冬功用相似，既能滋肺阴、润肺燥、清肺热，又可养胃阴、清胃热、生津止渴，对于热病伤津之肠燥便秘，还可增液润肠以通便。二药相比，天冬苦寒之性较甚，清火与润燥之力强于麦冬，且入肾滋阴，还宜于肾阴不足，虚火亢盛之证。麦冬微寒，清火与滋润之力虽稍弱，但滋腻之性亦较小，且能清心除烦，宁心安神，又宜于心阴不足及心热亢盛之证。

石斛《神农本草经》

【来源】为兰科植物金钗石斛 *Dendrobium nobile* Lindl. 、鼓槌石斛 *Dendrobium chrysotoxum* Lindl. 或流苏石斛 *Dendrobium fimbriatum* Hook. 栽培品及其同属植物近似种的新鲜或干燥茎。生用或鲜用。

【性能】甘，微寒。归胃、肾经。

【功效】益胃生津，滋阴清热。

【应用】

1. 胃阴虚及热病伤津证　本品长于滋养胃阴，生津止渴，兼能清胃热。治热病伤津烦渴，舌光少苔，或舌干苔黑之证，常与天花粉、鲜地黄、麦冬等同用；治胃热阴虚之胃脘疼痛、牙龈肿痛、口舌生疮，可与生地黄、麦冬、黄芩等同用。

2. 肾阴虚证　本品又能滋肾阴，兼能降虚火。适用于肾阴亏虚，目暗不明者，常与枸杞子、熟地黄、菟丝子等同用；用治肾阴亏虚，筋骨痿软，常与熟地黄、山茱萸、杜仲、牛膝等同用；治肾虚火旺，骨蒸劳热，宜与生地黄、枸杞子、黄柏、胡黄连等同用。

【用法用量】水煎服，6～12g；鲜品15～30g。

【使用注意】温热病不宜早用；湿温热尚未化燥伤津者忌服。

类方

石斛夜光丸《瑞竹堂经验方》

【组成】天冬　麦冬　熟地黄　生地黄　人参　茯苓　山药各30g　枸杞子　牛膝　石斛　草决明　杏仁　菊花　菟丝子　羚羊角各21g　肉苁蓉　五味子　防风　炙甘草　潼蒺藜　黄连　枳壳　川芎　犀角　青葙子各15g

【用法】炼蜜为丸。

【功用】滋补肝肾，清热明目。

【主治】肝肾不足，虚火上扰证。瞳神散大，视物昏花，羞明流泪，头晕目眩，以及内障等证。

【方义】本方是中医眼科著名方剂。肝肾精血不足之目疾，治当以滋补肝肾为先。方中生地黄、熟地黄、枸杞子补肾益精，养肝明目，为君药。天冬、石斛养心益胃；菟丝子、肉苁蓉、潼蒺藜补肾固精，养肝明目，阳中求阴，五药合用，助君滋补精血，养肝明目之效；人参、山药、茯苓、甘草益气健脾，资生气血，升运精血于目，目得濡养则视物清明，共为臣药。黄连、青葙子、草决明、羚羊角、犀角清肝潜阳，明目退翳；川芎、菊花、防风疏散肝经风热，调达肝气，与养血补肝之品同用，体用兼顾，则肝和目明；杏仁、枳壳宽胸理气；牛膝强肾益精，引虚火下行；五味子酸敛固涩，以上俱为佐药。甘草调和诸药，兼作使药。全方补泻并用，补肝肾，益精血，清热祛风，平肝潜阳而治目疾内障。

中药

玉竹《神农本草经》

【来源】为百合科植物玉竹 *Polygonatum odoratum*（Mill.）Druce 的干燥根茎。生用。

【性能】甘，微寒。归肺、胃经。

【功效】养阴润燥，生津止渴。

【应用】

1. 肺阴虚证 本品甘润能养肺阴，微寒能清肺热。治阴虚肺燥有热的干咳少痰、咳血、声音嘶哑等症，常与沙参、麦冬、桑叶等同用；治阴虚火炎之咳血、咽干、失音，可与麦冬、地黄、贝母等同用。又因本品滋阴而不碍邪，常与疏散风热之薄荷、淡豆豉等同用，治阴虚之体感受风温及冬温咳嗽、咽干痰结等症。

2. 胃阴虚证 本品养胃阴，清胃热，主治燥伤胃阴之口干舌燥、食欲不振，常与麦冬、沙参等同用；治胃热津伤之消渴，可与石膏、知母、麦冬、天花粉等同用。

此外，本品还能养心阴，亦略能清心热，还可用于热伤心阴之烦热多汗、惊悸等症，宜与麦冬、酸枣仁等配伍。

【用法用量】水煎服，6~12g。

黄精《名医别录》

【来源】为百合科植物滇黄精 *Polygonatum kingianum* Coll. et Hemsl.、黄精 *Polygonatum sibiricum* Red. 或多花黄精 *Polygonatum cyrtonema* Hua 的干燥根茎。生用，或照酒炖法、酒蒸法制用。

【性能】甘，平。归肺、脾、肾经。

【功效】补气养阴，健脾，润肺，益肾。

【应用】

1. 阴虚肺燥，干咳少痰及肺肾阴虚的劳嗽久咳 本品甘平，能养肺阴，益肺气。治疗肺金气阴两伤之干咳少痰，多与沙参、川贝母等同用；治疗肺肾阴虚之劳嗽久咳，可与熟地黄、百部等同用。

2. 脾虚阴伤证 本品能补益脾气，又养脾阴。主治脾脏气阴两虚之困倦乏力、口干食少、大便干燥等。本品能气阴双补，单用或与党参、白术等补气健脾药同用。

3. 肾精亏虚 本品能补益肾精，延缓衰老，改善肝肾亏虚，精血不足之头晕、腰膝酸软、须发早白等早衰症状，有一定疗效，单用或与枸杞、何首乌等补益肾精之品同用。

【用法用量】水煎服，9~15g。

【按语】本品味甘厚腻，既能补益肺脾肾之阴，又能补益肺脾肾之气，对肺虚久咳、脾虚倦怠、肾虚早衰诸证皆可应用。因作用缓和，可单用熬膏久服。黄精与山药，均性味甘平，主归肺、脾、肾三脏，功能气阴双补。然黄精滋肾之力强于山药，而山药长于健脾，并兼有涩性，较宜于脾胃气阴两伤、食少便溏及带下等证。

枸杞子《神农本草经》

【来源】为茄科植物宁夏枸杞 *Lycium barbarum* L. 的干燥成熟果实。生用。

【性能】甘，平。归肝、肾经。

【功效】滋补肝肾，益精明目。

【应用】**肝肾阴虚及早衰证** 本品甘平质润，能滋肝肾之阴，治疗精血不足所致的视力减退、内障目昏、头晕目眩、腰膝酸软、遗精滑泄、耳聋、牙齿松动、须发早白、失眠多梦，以及肝肾阴虚之潮热盗汗、消渴等证。可单用，或与怀牛膝、菟丝子、何首乌等同用。本品还能明目，故尤多用于肝肾阴血亏虚之两目干涩、内障目昏，常与熟地黄、山茱萸、山药、菊花等同用。

【用法用量】水煎服，6～12g。

墨旱莲《新修本草》

【来源】为菊科植物鳢肠 *Eclipta prostrata* L. 的干燥地上部分。生用。

【性能】甘、酸，寒。归肝、肾经。

【功效】滋补肝肾，凉血止血。

【应用】

1. 肝肾阴虚证　本品甘寒，能补益肝肾之阴，固齿乌须发，适用于肝肾阴虚或阴虚内热所致之须发早白、头晕目眩、失眠多梦、腰膝酸软、遗精耳鸣等症，单用或与女贞子、熟地黄、枸杞子等配伍。

2. 阴虚血热的出血证　本品长于补益肝肾之阴，又能凉血止血，故尤宜于阴虚血热的出血证，如吐血、尿血、血痢、崩漏下血等，可单用，或与生地黄、阿胶等同用。

【用法用量】水煎服，6～12g。外用适量。

女贞子《神农本草经》

【来源】为木犀科植物女贞 *Ligustrum lucidum* Ait. 的干燥成熟果实。生用或酒制用。

【性能】甘、苦，凉。归肝、肾经。

【功效】滋补肝肾，明目乌发。

【应用】**肝肾阴虚证**　本品性偏寒凉，能补益肝肾之阴，适用于肝肾阴虚所致的目暗不明、视力减退、须发早白、眩晕耳鸣、失眠多梦、腰膝酸软、遗精、消渴，以及阴虚内热之潮热、心烦等症，常与墨旱莲配伍；治阴虚有热之目微红羞明、眼珠作痛，宜与生地黄、石决明、谷精草等同用；治肾阴亏虚消渴，宜与生地黄、天冬、山药等同用；治阴虚内热之潮热心烦，宜与生地黄、知母、地骨皮等同用。

【用法用量】水煎服，6～12g。酒制，可增强滋补肝肾作用，并使苦寒之性减弱，避免滑肠。

【按语】本品与墨旱莲作用相似，二者常相须配伍应用。然墨旱莲乌须发作用较好，又能凉血止血；女贞子明目作用较好，又善清虚热，对肝肾阴虚而内热较甚者，用之尤宜。

类方

二至丸《医方集解》

【组成】女贞子　墨旱莲

【用法】女贞子不定量，蒸熟阴干，碾细筛净，将墨旱莲不拘量水煮3次，取汁煎熬，浓缩成流浸膏，适量加蜂蜜搅匀；或加干桑椹与墨旱莲混合煎熬，如上法浓缩成膏，仍适量加蜂蜜搅匀，女贞子粉末拌入和为丸，每丸约重15g，早晚各服1丸，开水送下。

【功用】补肾养肝。

【主治】**肝肾阴虚证**　口苦咽干，头晕眼花，失眠多梦，腰膝酸软，下肢痿软，遗精，早年发白等。

【方义】本方乃平补肝肾之剂。方中女贞子甘苦而凉，滋补肝肾之阴；墨旱莲甘酸而寒，善养肝肾之阴，又兼凉血止血。合而用之，共奏补肝益肾，滋阴止血之功。方中两药皆为甘凉平补之品，补而不滞，润而不腻，故宜于久服。

中药

黑芝麻《神农本草经》

【来源】为脂麻科植物脂麻 *Sesamum indicum* L. 的干燥成熟种子。生用或炒用，用时捣碎。

【性能】甘，平。归肝、肾、大肠经。

【功效】补肝肾，益精血，润肠燥。

【应用】

1. 肾精肝血亏虚所致的早衰诸证 本品药性平和，甘香可口，为具营养作用的益精养血药。古方多用于精亏血虚，肝肾不足引起的头晕眼花、须发早白、四肢无力等症，常与巴戟天、熟地黄等配伍。

2. 肠燥便秘 本品富含油脂，能润肠通便，适用于精亏血虚之肠燥便秘，可单用，或与肉苁蓉、苏子、火麻仁等配伍。本品亦为食疗佳品。

【用法用量】水煎服，9～15g。

龟甲《神农本草经》

【来源】为龟科动物乌龟 *Chinemys reevesii*（Gray）的背甲及腹甲。生用，或以砂烫后醋淬用，用时捣碎。

【性能】咸、甘，微寒。归心、肝、肾经。

【功效】滋阴潜阳，益肾强骨，养血补心，固经止崩。

【应用】

1. 阴虚阳亢，阴虚内热，阴虚风动证 本品长于滋补肾阴，兼能滋养肝阴，故适用于肝肾阴虚诸证。治阴虚阳亢之头目眩晕，常与天冬、白芍、牡蛎等同用；治阴虚内热之骨蒸潮热、盗汗遗精，常与滋阴降火之熟地黄、知母、黄柏等同用；治阴虚风动之神倦瘈疭，宜与阿胶、鳖甲、生地黄等同用。

2. 肾虚筋骨痿弱 本品长于滋肾养肝，又能健骨，故多用于肾虚之筋骨不健、腰膝酸软、步履乏力，以及小儿鸡胸、龟背、囟门不合诸症，常与熟地黄、知母、黄柏、锁阳等同用。

3. 阴血亏虚之惊悸、失眠、健忘 本品入心肾经，又可以养血补心，安神定志，适用于阴血不足，心肾失养之惊悸、失眠、健忘，常与石菖蒲、远志、龙骨等同用。

4. 阴虚血热，崩漏经多 本品还能固冲任，清热止血，尤宜于阴虚血热，冲任不固之崩漏、月经过多，常与生地黄、黄芩、地榆等同用。

【用法用量】水煎服，9～24g，宜先煎。

【使用注意】脾胃虚寒者忌服，孕妇慎用。

【按语】本品甘咸性寒而质重，入心、肝、肾经，既能滋补肾肝心亏耗之真阴，又能潜降肾肝心浮越之虚阳。以其善补肝肾之阴，故肾虚骨痿得之可健，虚热崩漏得之可固。以其善于潜降浮阳，故阴虚阳亢得之则虚阳自潜，阴虚火旺得之则虚火自降，阴虚风动得之则虚风自息，阴虚惊悸得之则心神自安。其功效虽多，但总以滋补真阴，潜降浮阳为要。古时龟甲入药只取其腹甲，故有“下甲”之称。现已知其上甲（背甲）与下甲所含成分相似，临床疗效差别不大，现已同等入药。

类方　　大补阴丸《丹溪心法》

【组成】熟地黄　龟板各18g　黄柏　知母各12g

【用法】上药为末，猪脊髓蒸熟，炼蜜为丸，每服9g，淡盐汤送服；亦可做汤剂，水煎服。

【功用】滋阴降火。

【主治】阴虚火旺证。骨蒸潮热，盗汗遗精，咳嗽咯血，心烦易怒，足膝疼热或痿软，舌红少苔，尺脉数而有力。

【方义】本方证由肝肾阴虚，相火亢盛所致。治当大补真阴以培本，佐以降火而清源。方中重用熟地黄、龟板滋阴潜阳，壮水制火，共为君药。黄柏、知母苦寒降火，抑阳存阴，均为臣药。应用猪脊髓、蜂蜜为丸，既能滋补精髓，又能制约黄柏的苦燥，俱为佐使。诸药合用，正如朱丹溪所言“是方能骤补真阴，承制相火，较之六味，功效尤捷”。

中药　　鳖甲《神农本草经》

【来源】为鳖科动物鳖 *Trionyx sinensis* Wiegmann 的背甲。生用，或以砂烫后醋淬用，用时捣碎。

【性能】咸，微寒。归肝、肾经。

【功效】滋阴潜阳，退热除蒸，软坚散结。

【应用】

1. 肝肾阴虚证　本品能滋养肝肾之阴，适用于肝肾阴虚所致之阴虚内热、阴虚风动、阴虚阳亢诸证。其滋养之力不及龟甲，但长于退虚热、除骨蒸，故临床多用于阴虚内热证。治温病后期，阴液耗伤，邪伏阴分，夜热早凉，热退无汗，常与牡丹皮、生地黄、青蒿等同用；治阴血亏虚，骨蒸潮热，常与秦艽、地骨皮等同用；治阴虚风动，手足瘈疭，常与阿胶、生地黄、麦冬等同用。

2. 血滞经闭，癥瘕积聚　本品味咸，还长于软坚散结，适用于血滞经闭，肝脾肿大等癥瘕积聚，常与牡丹皮、桃仁、土鳖虫、厚朴、半夏等同用。

【用法用量】水煎服，9~24g，宜先煎。

【使用注意】脾胃虚寒者忌服，孕妇慎用。

【按语】鳖甲与龟甲均为血肉有情之品，味咸性寒，归肝、肾经，能滋养肝肾之阴，平肝潜阳，宜用于肾阴不足，虚火亢旺之骨蒸潮热、盗汗、遗精，以及肝阴不足，肝阳上亢之头痛、眩晕等症。但龟甲长于滋肾，鳖甲长于退虚热。此外，龟甲还兼有健骨、补血养心、固经止血等功效，还常用于肝肾不足之筋骨痿弱、腰膝酸软、妇女崩漏、月经过多及心血不足之失眠健忘等证。鳖甲还兼软坚散结作用，还常用于经闭、腹内癥瘕积聚等。

类方　　秦艽鳖甲散《卫生宝鉴》

【组成】鳖甲　柴胡　地骨皮各9g　秦艽　知母　当归　青蒿各5g　乌梅1枚

【用法】水煎服。

【功用】滋阴养血，清热除蒸。

【主治】风劳病。骨蒸盗汗，肌肉消瘦，唇红颊赤，口干咽燥，午后潮热，困倦，咳嗽，舌红少苔，脉细数。

【方义】本方是为感受风邪，失治传里，变生内热，耗损阴血以致骨蒸劳热之风劳骨蒸而设。治当清热与滋阴并进，祛邪与扶正兼顾。方用秦艽祛风清热，鳖甲滋阴退热，共为君药。柴胡味苦性凉，可除虚劳烦热，解散肌热；地骨皮味甘性寒，能清骨中之热，二药清泄凉降以退虚热，合用为臣。知母清热滋阴；当归养血和血，二药相伍以培阴血亏虚之本，为佐药。加青蒿少许以助清透邪热；加乌梅一枚，取其收敛生津之用，以奏敛阴止汗之功。诸药相合，共成滋阴养血，清热除蒸之效。

第二十四章　收涩类

凡以收敛固涩为主要功效，治疗各种滑脱病证的药物称为收涩药，又称固涩药；以收涩药为主组方，具有收敛固涩作用，治疗气、血、精、津耗散滑脱病证的方剂，称为固涩剂。

收涩药味多酸涩，性温或平，主入肺、脾、肾、大肠经。本类方药分别具有固表止汗、敛肺止咳、涩肠止泻、固精缩尿、收敛止血、止带等作用。

收涩类方药是为正虚固摄无权所致滑脱不禁之病证而设，因此临床应用此类方药时，应根据气、血、精、津耗伤的程度不同，配伍相应的补益药，以标本兼顾。如治表虚不固之自汗、盗汗，应适当配伍益气固表药；治脾肾阳虚之久泻、久痢，应配伍温补脾肾药；治肾虚遗精、滑精、遗尿、尿频，应配伍补肾药；治冲任不固之崩漏不止，当配伍补肝肾、固冲任类药；治肺肾虚损，久咳虚喘，应配伍补肺益肾纳气药。

收涩药性涩敛邪，故临床应用本类药物或以本类药物为主组成的方剂时，凡表邪未解，湿热所致之泻痢、带下，血热出血，以及郁热未清者，均不宜用，误用有“闭门留寇”之弊。但某些收涩药除了具有收涩作用之外，还兼有清湿热、解毒等其他功效，则又当区别对待。

收涩药根据其药性及临床应用的不同，分为固表止汗药、敛肺涩肠药、固精缩尿止带药三类。但某些药物具有多种功效，临床应用时应予以全面考虑。

第一节　固表止汗类

本类药物多甘涩，性平，主入心、肺二经，能行肌表，调节卫分，顾护腠理而有固表止汗之功。本类方药适用于气虚肌表不固，腠理疏松，津液外泄之自汗证，及阴虚不能制阳，阳热迫津外泄之盗汗证。组方应用时，治自汗当配补气固表药，治盗汗宜伍滋阴除蒸药，以标本兼治。

中药

麻黄根《本草经集注》

【来源】为麻黄科植物草麻黄 *Ephedra sinica* Stapf 或中麻黄 *Ephedra intermedia* Schrenk et C. A. Mey. 的干燥根和根茎。生用。

【药性】甘、涩，平。归心、肺经。

【功效】固表止汗。

【应用】用于自汗、盗汗。本品甘涩平，为固表止汗之要药。治气虚自汗，常配伍黄芪、牡蛎等；治阴虚盗汗，常配伍熟地黄、当归等；治产后虚汗不止，常配伍当归、黄芪等。

此外，以本品与牡蛎共研细末，扑于身上，可治各种虚汗证。

【用法用量】水煎服，3~9g。外用适量，研粉撒扑。

【使用注意】有表邪者忌用。

【按语】麻黄根与麻黄二药，同出一源。前者以地下根及根茎入药，主止汗，为敛肺固表止汗之要药，可内服、外用治疗各种虚汗。后者以地上草质茎入药，主发汗，以发散表邪为用，用治外感风寒表实证。

类方 牡蛎散《太平惠民和剂局方》

【组成】麻黄根 煅牡蛎 黄芪 小麦各15g

【用法】水煎服。

【功用】敛阴止汗，益气固表。

【主治】自汗、盗汗证。常自汗出，夜卧尤甚，久而不止，心悸惊惕，短气烦倦，舌淡红，脉细弱。

【方义】本证因卫外不固，阴液损伤，心阳不潜所致。治当益气固表，敛阴止汗，涩补并行以标本兼顾。方中煅牡蛎咸涩微寒，固涩止汗，敛阴潜阳，为君药。黄芪味甘微温，益气实卫，固表止汗，为臣药。君臣相配，标本兼顾，止汗之力尤著。麻黄根甘平涩，功专收涩止汗；小麦甘凉，专入心经，养心阴，益心气，并能清心除烦，共为佐药。诸药相合，益气固表，敛阴止汗，使气阴得复，汗出可止。

中药 浮小麦《本草蒙筌》

【来源】为禾本科植物小麦 *Triticum aestivum* L. 的干燥轻浮瘪瘦的颖果。生用或炒用。

【药性】甘，凉。归心经。

【功效】固表止汗，益气，除热。

【应用】

1. 自汗，盗汗 本品甘凉入心经，能益心气、敛心液；复因本品轻浮走表，故又能实腠理，固皮毛，为养心敛液，固表止汗之要药。治自汗、盗汗，可单以本品炒焦研末，米汤调服；治气虚自汗，可配伍黄芪、煅牡蛎、麻黄根等；治阴虚盗汗，可与五味子、麦冬、地骨皮等配伍。

2. 骨蒸劳热 本品味甘性凉，功能益气阴，除虚热。治阴虚发热，骨蒸劳热等证，常与玄参、麦冬、生地黄、地骨皮等配伍。

【用法用量】水煎服，15~30g；研末服，3~5g。

【使用注意】有表邪汗出者忌用。

第二节 敛肺涩肠类

本类药物酸涩收敛，主入肺、大肠经。分别具有敛肺止咳、涩肠止泻之功效。前者主要用于肺虚喘咳，日久不愈或肺肾两虚，摄纳无权之虚喘证；后者多用于大肠虚寒或脾肾虚寒，固摄无力所致之久泻、久痢。组方配伍时，治久咳虚喘，如为肺虚，多配伍补肺益气药；如为肾虚，则常配伍补肾纳气药。治久泻、久痢兼脾肾阳虚，多配伍温补脾肾药；若兼气虚下陷，则须适当配伍补气升提药；若兼脾胃气虚，则常配伍补益脾胃药。

中药

五味子《神农本草经》

【来源】为木兰科植物五味子 *Schisandra chinensis*（Turcz.）Baill 的干燥成熟果实。习称"北五味子"。生用或经醋、蜜拌蒸，晒干用。

【药性】酸、甘，温。归肺、心、肾经。

【功效】收敛固涩，益气生津，补肾宁心。

【应用】

1. 久咳虚喘　本品甘温而润，味酸收敛，能上敛肺气，下滋肾阴，为治疗久咳虚喘之常用药。治肺虚久咳，可配伍罂粟壳；治肺肾两虚之喘咳，多配伍山茱萸、熟地黄、山药等。

2. 自汗，盗汗　本品味酸收敛，功能敛肺止汗。治自汗、盗汗，常配伍麻黄根、牡蛎等。

3. 遗精滑精，遗尿尿频　本品甘温而涩，能补肾涩精止遗，为治肾虚精关不固之遗精滑精、遗尿尿频之要药。治滑精，多与桑螵蛸、附子、龙骨等配伍；治梦遗，多配伍麦冬、山茱萸、熟地黄、山药等。

4. 久泻不止　本品酸涩收敛，能涩肠止泻。治脾肾虚寒之久泻不止，可与吴茱萸炒香研末，米汤送服，或与补骨脂、肉豆蔻、吴茱萸等配伍。

5. 津伤口渴，内热消渴　本品甘温益气，酸能生津，功能益气生津止渴。治热伤气阴，汗多口渴，常配伍人参、麦冬等；治阴虚内热，口渴多饮之消渴，常配伍山药、知母、天花粉、黄芪等。

6. 心悸，失眠，多梦　本品功能补益心肾，宁心安神。治阴血亏损，心神失养，或心肾不交之虚烦心悸、失眠多梦，多配伍麦冬、丹参、生地黄、酸枣仁等。

【用法用量】水煎服，2～6g。

【使用注意】凡表邪未解、内有实热、咳嗽初起、麻疹初期，均不宜用。

【按语】五味子五味俱全，以酸为主，温而不燥，长于收敛肺气而滋肾水，主治范围广泛，凡肺肾亏虚、精气耗伤、气阴两伤而无实邪之证，均可酌情配伍。此外，各地临床应用的尚有南五味子（华中五味子 *Schisandra sphenanthera* Rehd. et Wils. 的干燥成熟果实），药性、功效、应用、用法用量同北五味子，但作用稍弱。

乌梅《神农本草经》

【来源】为蔷薇科植物梅 *Prunus mume*（Sieb.）Sieb. et Zucc. 的干燥近成熟果实。去核，生用或炒炭用。

【药性】酸、涩，平。归肺、肝、脾、大肠经。

【功效】敛肺，涩肠，安蛔，生津。

【应用】

1. 肺虚久咳　本品酸涩收敛，功能敛肺气、止咳嗽。用治肺虚久咳少痰或干咳无痰，可与罂粟壳、杏仁等配伍。

2. 久泻，久痢　本品酸涩入大肠经，长于涩肠止泻，为治疗久泻、久痢之常用药。用治久泻、久痢，可与罂粟壳、诃子等配伍。

3. 蛔厥腹痛，呕吐　本品极酸，能安蛔止痛、和胃止呕，为安蛔之要药。用治蛔虫所致之腹痛、呕吐、四肢厥冷之蛔厥，常与细辛、花椒、黄连、附子等配伍，如乌梅丸。

4. 虚热消渴 本品味酸性平，有生津液、止烦渴之功。治虚热消渴，可单用本品煎服，或配伍天花粉、麦冬、人参等。

另外，本品炒炭后，收敛固涩之力增强，功能固冲止漏，可用于崩漏不止、便血等；外敷能消疮毒，可用治胬肉外突、头疮等。

【用法用量】水煎服，6～12g，大剂量可用至30g。外用适量，捣烂或炒炭研末外敷。止泻、止血宜炒炭用。

【使用注意】外有表邪或内有实热积滞者均不宜服。

【按语】乌梅酸涩性平，清凉收涩，为安蛔要药，另可涩肠止泻，亦为治久泻久痢之常用药。本品尚能生津止渴，还常用治虚热消渴。炒炭后可增强其收敛固涩之功效。

类方　　乌梅丸《伤寒论》

【组成】乌梅30g　细辛3g　干姜　黄连各9g　花椒（炒香）5g　当归　炮附子　桂枝　人参　黄柏各6g

【用法】乌梅用醋浸一宿，去核打烂，和余药打匀，烘干或晒干，研成细末，加蜜制丸。每服9g，日服2～3次。或水煎服。

【功用】温脏安蛔。

【主治】蛔厥证。腹痛时作，手足厥冷，烦闷呕吐，时发时止，得食即呕，常自吐蛔。亦治久泻、久痢。

【方义】本方证由肠寒胃热，蛔动不安所致。治宜寒热并调，温脏安蛔。方中重用味酸之乌梅，取其酸能安蛔，使蛔静而痛止，为君药。蛔动因于肠寒胃热，花椒、细辛味辛性温，辛可伏蛔，温能温脏祛寒；黄连、黄柏味苦性寒，苦能下蛔，寒能清胃热，共为臣药。附子、桂枝、干姜皆为辛热之品，助其温脏祛寒，伏蛔之功；蛔虫久积脏腑，必耗伤气血，以当归、人参补气养血，扶助正气，合桂、附、姜既可养血通脉，以解四肢厥冷，亦有利于温脏安蛔，均为佐药。蜜甘缓和中，为使药。全方酸、苦、辛并进，使“蛔得酸则静，得辛则伏，得苦则下”；且寒热并用，以调肠寒胃热；邪正兼顾，扶正祛邪，共成一首温脏清热，安蛔补虚之方剂。

中药　　五倍子《本草拾遗》

【来源】为漆树科植物盐肤木 *Rhus chinensis* Mill.、青麸杨 *Rhus potaninii* Maxim. 或红麸杨 *Rhus punjabensis* Stew. var. *sinica*（Diels）Rchd. et Wils. 叶上的虫瘿，主要由五倍子蚜 *Melaphis chinensis*（Bell）Baker 寄生而形成。生用。

【药性】酸、涩，寒。归肺、大肠、肾经。

【功效】敛肺降火，敛汗，涩肠止泻，止血，收湿敛疮。

【应用】

1. 肺虚久咳，肺热痰嗽 本品酸涩收敛，性寒清降，入肺经，有敛肺止咳、清肺降火之功，可用治肺虚久咳及肺热痰嗽，复因本品兼止血之效，故尤适宜于咳嗽咯血者。治肺虚久咳，多配伍五味子、罂粟壳等；治肺热痰嗽，可与瓜蒌、黄芩、贝母等配伍；治热灼肺络所致之咳嗽咯血，常配伍藕节、白及等。

2. 自汗，盗汗 本品能收敛止汗，用治自汗、盗汗，可单以本品研末，与荞面等分作饼，煨熟食之，或研末水调敷于脐处。也可与其他收敛止汗药配伍应用。

3. 久泻，久痢 本品酸涩入大肠经，有涩肠止泻之功。用治久泻久痢，可配伍诃子、五味子等。

4. 崩漏，便血，痔血，外伤出血 本品有收敛止血之效，治崩漏，单用即可获效，也可与棕榈炭、血余炭等配伍；治便血、痔血，可配伍槐花、地榆等，或煎汤熏洗患处。

5. 痈肿疮毒，皮肤湿烂 本品外用具收湿敛疮、解毒消肿之功，治湿疮流水、溃疡不敛、疮疖肿毒、肛脱不收、子宫下垂等，可单用本品，或配合枯矾研末外敷，或煎汤熏洗。

【用法用量】水煎服，3～6g；入丸、散剂，1～1.5g。外用适量，研末外敷或煎汤熏洗。

【使用注意】湿热泻痢者忌用。

【按语】五倍子酸涩性寒，为收敛降火药，取其酸敛生津之功用，可止汗、止血、止遗、止泻、止渴等，内服适宜于久咳、滑脱诸证而兼虚热者；外用可治各种湿热疮癣等。本品与五味子皆味酸收敛，功效相近，均具有敛肺止咳、敛汗止汗、固精止遗、涩肠止泻功用，可用治肺虚久咳、自汗盗汗、遗精滑精、久泻等。但五味子又能滋肾，故多用于肺肾两虚之虚喘及肾虚精关不固之遗精、滑精等；五倍子于敛肺之中又可清热降火、收敛止血，故又可用治肺热痰嗽，咳嗽咯血者。

罂粟壳《本草发挥》

【来源】为罂粟科植物罂粟 *Papaver somniferum* L. 的干燥成熟果壳。生用、蜜炙或醋炙用。

【药性】酸、涩，平；有毒。归肺、大肠、肾经。

【功效】敛肺，涩肠，止痛。

【应用】

1. 肺虚久咳 本品味酸收敛，入肺经，具敛肺气、止咳逆之功，常用于肺虚久咳不止，可单用本品蜜炙研末冲服，或与乌梅肉配伍。

2. 久泻，久痢，脱肛 本品味酸性平，功能固肠道，涩滑脱，治脾虚久泻不止，常配伍诃子、陈皮、砂仁等；治脾虚中寒，久痢不止，常与肉豆蔻配伍；治脾肾两虚，久泻不止，可与苍术、人参、乌梅等配伍。

3. 胃痛，腹痛，筋骨疼痛 本品有良好的止痛作用，可用治上述诸痛较剧者，单用或配入复方应用均有效。

【用法用量】水煎服，3～6g。止咳多蜜炙用，止血、止痛多醋炒用。

【使用注意】本品易成瘾，不宜常服；孕妇及儿童禁用；运动员慎用；咳嗽或泻痢初起邪实者忌用。

类方 真人养脏汤《太平惠民和剂局方》

【组成】人参 当归 白术各6g 肉豆蔻（面裹煨）8g 肉桂 炙甘草各6g 白芍12g 木香3g 诃子（去核）9g 罂粟壳（蜜炙）6g

【用法】水煎服。忌酒、面、生冷、鱼腥、油腻。

【功用】涩肠固脱，温补脾肾。

【主治】久泻久痢，脾肾虚寒证。大便滑脱不禁，甚或脱肛坠下，腹痛喜温喜按，或下痢赤白，或便脓血，里急后重，日夜无度，不思饮食，舌淡苔白，脉沉迟细。

【方义】本方所治久泻久痢虽以脾肾虚寒为本，但已至滑脱失禁，则非固涩而泻痢不能止，故当治标为先，宜涩肠固脱，配以温补脾肾之法。方中重用罂粟壳涩肠固脱止泻，为君药。诃子功专涩肠止泻；肉豆蔻温中散寒，涩肠止泻，两药共为臣药，增强君药涩肠固脱止泻之功。君臣药合用，体现了"急则治标"的原则。肉桂温肾暖脾，兼散阴寒；泻痢日久，气血亏虚，故用人参、白术益气健脾；当归、白芍养阴和营，共治其本，其中白芍又可治下痢腹痛；为防补涩太过致气机壅滞，伍用木香醒脾导滞，行气止痛，使补而不滞，共为佐药。炙甘草调和诸药，合白芍又能缓急止痛，是为佐使药。全方配合，补涩结合，标本兼顾，使滑脱得固，脏腑得养。

中药　　诃子《药性论》

【来源】为使君子科植物诃子 *Terminalia chebula* Retz. 或绒毛诃子 *Terminalia chebula* Retz. var. *tomentella* Kurt. 的干燥成熟果实。生用或煨用。若用果肉，则去核。

【药性】苦、酸、涩，平。归肺、大肠经。

【功效】涩肠止泻，敛肺止咳，降火利咽。

【应用】

1. 久泻久痢，便血脱肛　本品酸涩收敛，入大肠经，功能涩肠止泻，为治疗久泻、久痢之要药。治虚寒性久泻、久痢，常配伍干姜、罂粟壳、陈皮等；本品酸涩之性，又能涩肠固脱，涩肠止血，用治泻痢日久，中气下陷之脱肛，可配伍人参、黄芪、升麻等；治肠风下血，可配伍防风、秦艽、白芷等。

2. 肺虚喘咳，久嗽不止，咽痛喑哑　本品酸涩而苦，既收又降，功能敛肺下气止咳，清肺利咽开音，为治失音之要药。治肺虚久咳、失音，可配伍人参、五味子等；治痰热郁肺，久咳失音，常与桔梗、甘草等配伍；治久咳失音，咽喉肿痛，常配伍硼砂、青黛、冰片等蜜制为丸，噙化。

【用法用量】水煎服，3～10g。涩肠止泻宜煨用；敛肺清热，利咽开音宜生用。

【使用注意】凡外有表邪、内有湿热积滞者忌用。

类方　　九仙散《医学正传》

【组成】人参　款冬花　桔梗　桑白皮　五味子　阿胶　乌梅各3g　贝母　罂粟壳各6g

【用法】散剂，每次6g，温开水送服；亦可作汤剂，水煎服。

【功用】敛肺止咳，益气养阴。

【主治】久咳伤肺，气阴两伤证。咳嗽日久不已，咳甚则气喘自汗，痰少黏稠，脉虚数。

【方义】本方为久咳不愈，以致肺气耗散，肺阴亏损之证而设。治宜敛肺止咳，益气养阴，兼以降气化痰。方中罂粟壳味酸涩，功善敛肺止咳，为君药。乌梅、五味子酸涩，敛肺气，助君药敛肺止咳；人参补益肺气；阿胶滋养肺阴，气阴双补，共为臣药。款冬花化痰止咳，降气平喘；桑白皮清肺泄热，止咳平喘；贝母清热止咳化痰，共为佐药。桔梗宣肺祛痰，载药上行，为佐使药。全方合用，共奏敛肺止咳，益气养阴之功。

中药　　肉豆蔻《药性论》

【来源】为肉豆蔻科植物肉豆蔻 *Myristica fragrans* Houtt. 的干燥种仁。生用或麸皮煨用，用时捣碎。

【药性】辛，温。归脾、胃、大肠经。

【功效】温中行气，涩肠止泻。

【应用】

1. 虚泻，冷痢 本品辛温而涩，入中焦，具有暖脾胃，固大肠，止泻痢之功效，为治虚寒泻痢之常用药。治脾胃虚寒之久泻、久痢，多配伍肉桂、干姜、党参、白术、诃子等；治脾肾阳虚，五更泄泻，可配伍补骨脂、五味子、吴茱萸等。

2. 胃寒胀痛，食少呕吐 本品辛香温燥，功能温中理脾，行气止痛。治胃寒气滞、脘腹胀痛、食少呕吐等，常配伍木香、干姜、半夏等。

【用法用量】水煎服，3～10g；入丸、散服，每次0.5～1g。内服须煨用。

【使用注意】湿热泻痢者忌用。

第三节 固精缩尿止带类

本类药物酸涩收敛，主入肾、膀胱经。具有固精、缩尿、止带作用。某些药物还兼有补肾之功。适用于肾虚不固，膀胱失约所致之遗精、滑精、遗尿、尿频，以及带下清稀等证，组方应用时，常与补肾药配伍，以标本兼顾。

中药

山茱萸《神农本草经》

【来源】为山茱萸科植物山茱萸 *Cornus officinalis* Sieb. et Zucc. 的干燥成熟果肉。生用，或取净山萸肉照酒炖法，或酒蒸法制用。

【药性】酸、涩，微温。归肝、肾经。

【功效】补益肝肾，收敛固脱。

【应用】

1. 腰膝酸软，头晕耳鸣，阳痿 本品酸涩微温质润，温而不燥，补而不峻，既能益精，又可助阳，为平补阴阳之常用药。治肝肾阴虚之头晕目眩、腰酸耳鸣，常配伍熟地黄、山药等；治命门火衰之腰膝冷痛、小便不利，常与肉桂、附子等配伍；治肾虚阳痿，多配伍鹿茸、补骨脂、巴戟天、淫羊藿等。

2. 遗精滑精，遗尿尿频 本品功能补肾益精，固精缩尿，补益之中兼具封藏之功，为固精止遗之要药。治肾虚精关不固之遗精、滑精，常配伍熟地黄、山药等；治肾虚膀胱失约之遗尿、尿频，常配伍覆盆子、金樱子、沙苑子、桑螵蛸等。

3. 崩漏带下，月经过多 本品入下焦，功能补益肝肾，固冲止血。治妇女肝肾亏损，冲任不固之崩漏、月经过多，常配伍熟地黄、白芍、当归等；治脾气虚弱，冲任不固所致之漏下不止，常配伍龙骨、黄芪、白术、五味子等；若带下不止，则常配伍莲子、芡实、煅龙骨等。

4. 大汗不止，体虚欲脱 本品酸涩性温，功能收敛止汗，固涩滑脱，为防止元气虚脱之要药。治大汗欲脱或久病虚脱，常配伍人参、附子、龙骨等。

5. 内热消渴 本品能补益肝肾，治疗肝肾阴虚，内热消渴，多与生地黄、天花粉等配伍。

【用法用量】水煎服，6～12g；急救固脱可用至20～30g。

【使用注意】素有湿热而致小便淋涩者不宜应用。

类方 固冲汤《医学衷中参西录》

【组成】白术30g 生黄芪18g 煅龙骨 煅牡蛎 山萸肉各24g 生白芍 海螵蛸各12g 茜草9g 棕榈炭6g 五倍子1.5g

【用法】水煎服。

【功用】益气健脾，固冲摄血。

【主治】脾肾虚弱，冲脉不固证。血崩，或月经过多，或漏下不止，色淡质稀，心悸气短，神疲乏力，腰膝酸软，舌淡，脉细弱。

【方义】本方证由脾肾虚弱，冲脉不固所致。治当益气健脾固冲以治本、固涩止血以治标。方中重用白术、黄芪补气健脾，俾脾气健旺则统摄有权，为君药。山萸肉、白芍补益肝肾以调冲任，并能养血敛阴，共为臣药。煅龙骨、煅牡蛎、棕榈炭、五倍子收涩止血；海螵蛸、茜草化瘀止血，使血止而无留瘀之弊，共为佐药。诸药合为一剂，标本并治，共奏益气健脾，固冲止血之功效。

中药 覆盆子《名医别录》

【来源】为蔷薇科植物华东覆盆子 *Rubus chingii* Hu 的干燥果实。生用。

【药性】甘、酸，温。入肝、肾、膀胱经。

【功效】益肾固精缩尿，养肝明目。

【应用】

1. 遗精滑精，遗尿尿频，阳痿早泄 本品甘酸温，主入肝、肾经，有收涩固精缩尿，补益肝肾之功。用治肾虚所致之遗精、滑精、阳痿、不孕，常配伍枸杞子、菟丝子、五味子等；治肾虚所致之遗尿、尿频，常与桑螵蛸、益智仁、补骨脂等配伍。

2. 肝肾不足，目暗昏花 本品具益肝肾明目之功，用治肝肾不足所致之目暗不明，可单用久服，或配伍枸杞子、桑椹子、菟丝子等。

【用法用量】水煎服，6～12g。

类方 五子衍宗丸《医学入门》

【组成】菟丝子 枸杞子各250g 覆盆子125g 车前子60g 五味子30g

【用法】上为细末，炼蜜为丸，每服9g，日服3次，温水或黄酒送服。亦可水煎服。

【功用】补肾益精。

【主治】肾阴不足，阴损及阳。遗精，阳痿早泄，小便后余沥不尽，男女久不生育，及气血两虚，须发早白等症。

【方义】本方证由肾阴亏虚，阴损及阳，精关不固所致。治当补肾填精。方中重用菟丝子、枸杞子补肾益精，其中菟丝子既可益阴，又可扶阳，温而不燥，补而不滞，共为君药。覆盆子、五味子固肾涩精，用为臣药。车前子泄肾中虚火，用以为佐。诸药配合应用，共奏补肾益精，扶阳固涩之功效。

中药 桑螵蛸《神农本草经》

【来源】为螳螂科昆虫大刀螂 *Tenodera sinensis* Saussure、小刀螂 *Statilia maculata*（Thunberg）或巨斧螳螂 *Hierodul apatellifera*（Serville）的干燥卵鞘。深秋至次春收集，除去杂质，蒸至虫卵死后，干燥。用时剪碎。

【药性】甘、咸，平。归肝、肾经。

【功效】固精缩尿，补肾助阳。

【应用】

1. 遗精滑精，遗尿尿频，小便白浊　本品甘能补益，咸可入肾，性专收敛，具有补肾气，固精关，缩小便之功效，为治疗肾虚不固之遗精滑精、遗尿尿频、白浊之良药。治肾虚遗精、滑精，常配伍龙骨、五味子、制附子等；治小儿遗尿，可单以本品为末，米汤送服；治心神恍惚、小便频数、遗尿、白浊，可配伍远志、龙骨、石菖蒲等。

2. 阳痿　本品有补肾助阳之功效，用治肾虚阳痿，常配伍鹿茸、肉苁蓉、菟丝子等。

【用法用量】水煎服，5～10g。

【使用注意】本品助阳固涩，故阴虚多火，膀胱有热而小便频数者忌用。

类方

桑螵蛸散《本草衍义》

【组成】桑螵蛸　远志　石菖蒲　龙骨　人参　茯苓　当归　龟甲（酥炙）各10g

【用法】共研细末，每服6g，睡前以人参汤调下；亦可作汤剂，水煎服。

【功用】调补心肾，涩精止遗。

【主治】心肾两虚证。小便频数，或尿如米泔色，或遗尿，或滑精，心神恍惚，健忘，舌淡苔白，脉细弱。

【方义】本方证由肾虚不固，心虚不宁，心肾两虚，水火不交所致。治当调补心肾，涩精止遗。方中桑螵蛸甘咸平，功能温补肾阳，固精止遗，为君药。人参补益心气，安神定志；龙骨涩精止遗，镇心安神；龟板滋阴而补肾，桑螵蛸得龙骨则固涩止遗之力大增，得龟板则补肾益精之功更著，共为臣药。茯苓宁心安神，使心气下达于肾；石菖蒲开心窍，益心志；远志安神定志，且通肾气上达于心；当归调补心血，共为佐药。诸药合用，共奏交通心肾，涩精止遗之功效。

中药

金樱子《雷公炮炙论》

【来源】为蔷薇科植物金樱子 *Rosa laevigata* Michx. 的干燥成熟果实。干燥，除去毛、刺及核用。

【药性】酸、甘、涩，平。归肾、膀胱、大肠经。

【功效】固精缩尿，固崩止带，涩肠止泻。

【应用】

1. 遗精滑精，遗尿尿频，崩漏带下　本品酸涩固敛，具固精缩尿、固崩止带之功，用治肾虚精关不固之遗精滑精，膀胱失约之遗尿尿频，冲任不固之崩漏下血，带脉不束之带下过多，可单用本品熬膏服，或与芡实相须为用，或与菟丝子、补骨脂、海螵蛸等配伍。

2. 久泻，久痢　本品入大肠经，功能涩肠止泻，治脾虚之久泻、久痢，可单用本品浓煎服，或与党参、白术、芡实、五味子等配伍。

此外，取其收涩固敛之功，本品还可治脱肛、子宫脱垂等。

【用法用量】水煎服。6～12g。

海螵蛸《神农本草经》

【来源】为乌贼科动物无针乌贼 *Sepiella maindroni* de Rochebrune 或金乌贼 *Sepia esculenta* Hoyle 的干燥内壳。生用。

【药性】咸、涩，温。归脾、肾经。

【功效】收敛止血，涩精止带，制酸止痛，收湿敛疮。

【应用】

1. 崩漏便血，吐血衄血，外伤出血 本品功能收敛止血，治崩漏，常配伍茜草、棕榈炭、五倍子等；治吐血、便血，常与白及等分为末服；治外伤出血，可单用本品研末外敷。

2. 遗精滑精，赤白带下 本品温涩收敛，有固精止带之功，治肾失封藏之遗精、滑精，常配伍山茱萸、菟丝子、沙苑子等；治肾虚带脉不固之带下清稀，常配伍山药、芡实等；治赤白带下，多与白芷、血余炭等配伍。

3. 胃痛吐酸 本品味咸而涩，功能制酸止痛，为治疗胃脘痛、胃酸过多之常用药，常配伍延胡索、白及、贝母、瓦楞子等。

4. 湿疮，湿疹，溃疡不敛 本品外用能收湿敛疮，治湿疮、湿疹，多与黄柏、青黛、煅石膏等配伍研末外敷；治溃疡多脓，久不愈合，可单用本品研末外敷，或与煅石膏、枯矾、冰片等配伍，研末撒敷患处。

【用法用量】水煎服，5～10g。外用适量，研末敷患处。

【按语】海螵蛸味咸性温，质涩性燥，可用治遗精、带下、吐衄崩漏、胃痛吐酸、湿疹疮疡等。因多服、久服本品可致便秘发生，故应用时应酌情配伍润肠药物。用治外伤及湿疹疮疡等，内服、外用均有效。海螵蛸与桑螵蛸均具有固精止遗作用，均可用以治疗肾虚精关不固之遗精、滑精等证。海螵蛸固涩之力较强，又能收敛止血，制酸止痛，收湿敛疮；桑螵蛸则固涩之中又可补肾助阳。

莲子《神农本草经》

【来源】为睡莲科植物莲 *Nelumbo nucifera* Gaertn. 的干燥成熟种子。去心，生用。

【药性】甘、涩，平。归心、脾、肾经。

【功效】补脾止泻，止带，益肾涩精，养心安神。

【应用】

1. 脾虚泄泻 本品甘可补脾，涩能止泻，具有补益脾气，涩肠止泻之功效，治脾虚久泻，食欲不振，常配伍党参、茯苓、白术等。

2. 带下 本品功能补脾益肾，固涩止带，可谓补涩兼施，为治疗脾虚、肾虚带下之要药。治脾虚带下，常配伍茯苓、白术等；治脾肾两虚之带下清稀、腰膝酸软，常与山茱萸、山药、芡实等配伍。

3. 遗精，滑精 本品味甘而涩，有益肾固精之功，治肾虚精关不固之遗精、滑精，常配伍芡实、龙骨等。

4. 心悸，失眠 本品甘平，入心、肾经，能养心血，益肾气，交通心肾，安神，用治心肾不交之虚烦、心悸、失眠，常配伍酸枣仁、茯苓、远志等。

【用法用量】水煎服，6～15g。

【按语】莲子甘涩性平，功能固精止带，补脾止泻，益肾养心。又有“石莲子”，为老熟果实堕于淤泥，经久变黑，坚硬如石者。性味苦寒，功能清湿热，开胃进食，清心宁神，涩精止遗。主治噤口痢疾，呕吐不食，心烦失眠，遗精，尿浊等。应注意与豆科有刺藤本喙英文实的种子“苦石莲”相鉴别。

芡实《神农本草经》

【来源】为睡莲科植物芡 *Euryale ferox* Salisb. 的干燥成熟种仁。生用或麸炒用。

【药性】甘、涩，平。归脾、肾经。

【功效】益肾固精，补脾止泻，除湿止带。

【应用】

1. 遗精滑精，遗尿尿频　本品甘涩收敛，功能益肾固精。治肾虚不固之腰膝酸软、遗精滑精、遗尿尿频，常与金樱子相须而用，或配伍莲子、莲须、牡蛎等。

2. 脾虚久泻　本品具有健脾除湿，收敛止泻之功效。用治脾虚湿盛所致之久泻不愈，常配伍白术、茯苓、扁豆等。

3. 白浊，带下　本品功能益肾健脾，收敛固涩，除湿止带，为治疗妇人带下之常用药。治脾肾两虚之白浊带下，常配伍党参、白术、山药等；治湿热带下，多与黄柏、车前子等配伍。

【用法用量】水煎服，9～15g。

【按语】芡实功效与山药相近，药性平和，不腻不燥，但芡实涩性胜于山药，山药补力则强于芡实。芡实与莲子均甘涩平，主入脾、肾经，皆能补肾固精，补脾止泻，止带，均可用治肾虚不固之遗精遗尿，脾虚食少，泄泻及脾肾两虚之带下不止，两者临床常配伍使用。但芡实尚可除湿止带，为虚实带下证之常用药；而莲子补益之功胜于芡实。

类方

易黄汤《傅青主女科》

【组成】山药（炒）　芡实（炒）各30g　黄柏（盐水炒）6g　车前子（酒炒）3g　白果碎12g

【用法】水煎服。

【功用】补益脾肾，清热祛湿，收涩止带。

【主治】脾肾虚弱，湿热带下。带下黏稠量多，色黄如浓茶汁，其气腥秽，舌红，苔黄腻。

【方义】本方证由脾肾虚弱，湿热下注所致。治当补益脾肾，清热祛湿，收涩止带。方中重用炒山药、炒芡实补脾益肾，固涩止带，共为君药。白果收涩止带，为臣药。少量黄柏清热燥湿；车前子清热利湿，均为佐药。诸药合用，补中有涩，涩中寓清，重在补涩，辅以清利，脾肾得补，热清湿去，则带下自愈。

水陆二仙丹《洪氏集验方》

【组成】芡实　金樱子各30g

【用法】将金樱子熬膏，与芡实末和匀，制丸。每服9g，盐汤送服。亦可水煎服。

【功用】补肾涩精。

【主治】肾虚不摄之男子遗精、白浊，小便频数，女子带下。

【方义】本方二药皆甘平，入肾经，具收涩固肾之功，金樱子酸涩收敛，固精缩尿；芡实甘涩益肾，涩精止带。二药合用，益肾固精之力增强。

第二十五章 涌吐类

凡以诱发呕吐为主要作用，治疗毒物、宿食、痰涎等停滞于胃脘或胸膈以上所致病证的药物，称为涌吐药，又称催吐药；以涌吐药为主组方，具有涌吐痰涎、宿食、毒物等作用，治疗痰涎、食积以及胃中毒物的方剂，称为涌吐剂。

涌吐药味多酸苦辛，具有涌吐毒物、宿食、痰涎之功能。适用于误食毒物，停留胃中，未被吸收；或宿食停滞不化，尚未入肠，胃脘胀痛；或痰涎壅盛，阻于胸膈或咽喉，呼吸急促；或痰浊上涌，蒙蔽清窍，癫痫发狂等证。涌吐药的运用，旨在因势利导，驱邪外出，达到治疗疾病的目的。属于“八法”中的吐法。

涌吐药及以本类药物为主组方的涌吐剂作用强烈，多具毒性，易伤胃损正，故仅适用于形证俱实者。为确保临床用药的安全、有效，临床具体应用时，宜采用“小量渐增”的使用方法，切忌骤用大量；同时要“中病即止”，只可暂用，不能连服或久服，以防中毒或涌吐太过，导致不良反应发生。若用药后不吐或未达到必要的呕吐程度，可饮热开水以助药力，或用翎毛探喉以助涌吐。若药后呕吐不止，应立即停药，并采取相应措施，及时抢救。

涌吐后应适当休息，不宜马上进食。待胃肠功能恢复后，再进流质或易消化食物，以养胃气，忌食油腻辛辣及不易消化之物。凡年老体弱、小儿、妇女胎前产后，以及素体虚弱、失血、头晕、心悸、劳嗽喘咳等，均当忌用。

本类方药作用峻猛，药后患者反应强烈而痛苦不堪，故现今临床已较少应用。

中药

常山《神农本草经》

【来源】为虎耳草科植物常山 *Dichroa febrifuga* Lour. 的干燥根。生用或炒用。

【药性】苦、辛，寒；有毒。归肺、心、肝经。

【功效】涌吐痰涎，截疟。

【应用】

1. 胸中痰饮证 本品辛开苦泄，善开泄痰结，复因其性上行，故能引吐胸中痰饮，用治痰饮停聚，胸膈壅塞，不欲饮食，欲吐而不能吐者，常以本品配伍甘草，水煎和蜜温服。

2. 疟疾 古有“无痰不成疟”之说。本品善祛痰截疟，为治疟之要药。适用于各种疟疾，尤其适宜于治疗间日疟、三日疟。古方常单用本品浸酒或煎服治疟，亦可与其他药物配伍。若治一切疟疾，寒热往来，发作有时者，可以本品酒浸蒸焙，与槟榔共研末，糊丸服之；治疟疾寒热，或二三日一发者，可配伍厚朴、草豆蔻、肉豆蔻、槟榔等；治虚人久疟不止，可配伍黄芪、人参、乌梅等；治疟久不愈而成疟母者，可配伍鳖甲、三棱、莪术等。

【用法用量】水煎服，5～9g。涌吐可生用，截疟宜酒制用。治疗疟疾宜在寒热发作前半天或2小时服用。

【使用注意】本品有催吐的副作用，故用量不宜过大；体虚及孕妇慎用。

【按语】常山苦辛性寒，功能涌吐痰涎、截疟，为治疟疾之要药。本品除可用治各种疟疾外，还可用治痰饮证，因其既能吐胸中痰水，又可行胁下痰水，故对顽痰固饮，欲吐不能者尤为适宜。常山有毒，又可催吐，故临床用量不宜过大。

胆矾《神农本草经》

【来源】为胆矾的矿石，主含含水硫酸铜（$CuSO_4 \cdot 5H_2O$）。研末或煅后研末用。

【药性】酸、涩、辛，寒；有毒。归肝、胆经。

【功效】涌吐痰涎，解毒收湿，祛腐蚀疮。

【应用】

1. 喉痹，癫痫，误食毒物 本品酸涩而辛，其性上行，具有涌吐功效，可用以涌吐痰涎及毒物。用治喉痹，喉间痰壅闭塞，可与白僵蚕共为末，吹喉，使痰涎吐而喉痹开；用治风痰癫痫，可单用本品研末，温醋调下；若误食毒物，可单用本品取吐，以排出胃中毒物。

2. 风眼赤烂，口疮，牙疳 本品少量外用有解毒收湿之功效，临床以外用治疗口、眼诸窍火热之证为宜。可用本品煅研，泡汤洗眼，治风眼赤烂；或以本品与蟾皮共研末，外敷患处，治口疮；或以之研末，加麝香少许和匀外敷，治牙疳。

3. 胬肉，疮疡 本品外用有祛腐蚀疮之功效。临床以外用治疗皮肤疮疡为主。可用之煅研外敷，治胬肉疼痛；或以之研末点疮，治肿毒不溃。

【用法用量】温水化服，0.3~0.6g。外用适量，研末撒或调敷，或以水溶化后外洗。

【使用注意】体虚者忌用。

第二十六章 攻毒杀虫止痒类

凡以攻毒疗疮、杀虫止痒为主要作用的药物，称为攻毒杀虫止痒药。

本类药物多以外用为主，兼可内服。主要适用于外科、皮肤科、五官科某些病证，如疮痈疔毒、疥癣、湿疹、聤耳、梅毒及虫蛇咬伤、肿瘤等。

内服此类中药时，宜作丸散剂应用，使其能缓慢溶解吸收，且便于掌握剂量。本类药物及以其为主组成之方剂多具有不同程度的毒性，所谓“攻毒”即有以毒制毒之意，无论外用或内服，均应严格掌握剂量及用法，不可过量、久用，以防发生不良反应。制剂时应严格遵守炮制和制剂法度，以减低毒性，确保用药安全。

现代药理研究证明，攻毒杀虫止痒类方药大都具有杀菌消炎作用，可杀灭多种细菌、真菌及疥虫、螨虫、滴虫等。且在局部外用后能形成薄膜以保护创面，减轻炎症反应与刺激；部分药物有收敛作用，能凝固表面蛋白质，收缩局部血管，减少充血与渗出，促进伤口愈合。

中药

雄黄《神农本草经》

【来源】为硫化物类矿物雄黄族雄黄。主含二硫化二砷（As_2S_2）。生用，切忌火煅。

【药性】辛，温；有毒。归肝、大肠经。

【功效】解毒杀虫，燥湿祛痰，截疟。

【应用】

1. 痈肿疔疮，湿疹疥癣，蛇虫咬伤 雄黄温燥有毒，外用或内服均可以毒攻毒而解毒杀虫疗疮。治痈肿疔毒，多外用，可单用或入复方应用，如与白矾等分应用，或与乳香、没药、麝香等药配伍为丸，陈酒送服；治蛇虫咬伤，轻者可单用本品香油调涂患处，重者可与五灵脂共为细末，酒调灌服，同时外敷；治虫积腹痛，可与牵牛子、槟榔等配伍。

2. 惊痫，疟疾 本品内服能祛痰截疟。与朱砂同用可治癫痫；与杏仁、巴豆配伍，可治小儿喘满咳嗽。另外，古方还用雄黄截疟治疟疾，但今已少用。

【用法用量】0.05～0.1g，入丸、散用。外用适量，熏涂患处。

【使用注意】内服宜慎；不可久服；孕妇禁用。

硫黄《神农本草经》

【来源】为自然元素类矿物硫族自然硫。生用，或与豆腐同煮，至豆腐显黑绿色时，取出，漂净，阴干后用。

【药性】酸，温；有毒。归肾、大肠经。

【功效】外用解毒杀虫疗疮；内服补火助阳通便。

【应用】

1. 疥癣，湿疹，阴疽疮疡　本品性温而燥，功能解毒杀虫，燥湿止痒，为外治疥疮之要药。用治疥疮，可单以本品为末，麻油调涂，亦可配伍风化石灰、铅丹、腻粉研末，猪油调涂；治顽癣瘙痒，可与轻粉、斑蝥、冰片为末，入香油、面粉为膏，涂敷患处；治疮疽，可与荞麦面、白面为末，贴敷患处。

2. 阳痿，虚喘冷哮，虚寒便秘　硫黄纯阳入肾，可大补命门之火而助元阳，用治肾阳衰微，下元虚冷诸证。治肾虚阳痿，可配伍鹿茸、补骨脂、蛇床子等；治肾不纳气之喘促，可与附子、肉桂、沉香等配伍；治虚冷便秘，可以配伍半夏。因硫黄能补虚而暖肾与大肠，因而也可止泻而治冷泻腹痛。

【用法用量】外用适量，研末油调涂敷患处。内服1.5~3g，炮制后入丸、散服。

【使用注意】孕妇慎服；不宜与芒硝、玄明粉同用；阴虚火旺者忌服。

【按语】硫黄与雄黄二药均可解毒杀虫，外用治疗疥癣湿疹等症。雄黄疗疮力强，主治痈疽恶疮及虫蛇咬伤；内服又可杀虫、燥湿、祛痰、截疟，故用治虫积腹痛、哮喘、疟疾、惊痫等证。硫黄杀虫止痒力强，多用于疥癣、湿疹及皮肤瘙痒，并具补火助阳通便之效，内服可用治寒喘、阳痿、虚寒便秘等证。

白矾《神农本草经》

【来源】为硫酸盐类矿物明矾石经加工提炼制成，主含含水硫酸铝钾［$KAl(SO_4)_2 \cdot 12H_2O$］。生用或煅用。煅后称枯矾。

【药性】酸、涩，寒。归肺、脾、肝、大肠经。

【功效】外用解毒杀虫，燥湿止痒；内服止血止泻，祛除风痰。

【应用】

1. 湿疹，疥癣，脱肛，痔疮，聤耳流脓　本品性燥酸涩，长于收湿止痒，常外用于疮面湿烂或瘙痒等症。治痈疽，常与朴硝配伍研末外用；治口疮、聤耳、鼻息肉、酒齄鼻等，可与硫黄、乳香等配伍。另外，本品也是治疗痔疮、脱肛、子宫脱垂的常用药。

2. 出血证　本品性涩，能入肝经血分，有收敛止血作用，可用治多种出血证。治衄血不止，可以本品研末吹鼻；治崩漏，可与五倍子、地榆配伍；治金疮出血，可用生矾、煅矾配松香研末，外敷伤处。

3. 久泻久痢　本品具有涩肠止泻作用，治疗久泻久痢，可与煨诃子肉为散，粥饮调下。

4. 痰厥癫狂痫证　本品酸苦涌泄而能祛风痰，治疗痰壅心窍，癫痫发狂，可配伍郁金为末，薄荷糊丸服。

5. 湿热黄疸　本品具祛湿退黄之功，治女劳疸，可与硝石配伍。

【用法用量】内服，0.6~1.5g，入丸、散服。外用适量，研末敷或化水洗患处。

蛇床子《神农本草经》

【来源】为伞形科植物蛇床 *Cnidium monnieri*（L.）Cuss. 的干燥成熟果实。生用。

【药性】辛、苦，温；有小毒。归肾经。

【功效】燥湿祛风，杀虫止痒，温肾壮阳。

【应用】

1. 阴部湿痒，湿疹，疥癣　本品辛苦温燥，功能杀虫燥湿止痒，为皮肤科及妇科常用药。治阴部瘙痒，可以本品与白矾煎汤频洗；治疥癣瘙痒，可单以本品研末，猪脂调之外涂。

2. 寒湿带下，湿痹腰痛 本品温热可助阳散寒，辛苦能燥湿祛风。治带下、腰痛，尤宜于治疗寒湿兼肾虚所致者，常配伍山药、杜仲、牛膝等。

3. 肾虚阳痿，宫冷不孕 本品有较强的温肾壮阳之功效，内服、外用均可取效，常配伍淫羊藿、肉苁蓉、当归、枸杞子等。

【用法用量】水煎服，3～10g。外用适量，多煎汤熏洗或研末调敷。

【使用注意】阴虚火旺或下焦有湿热者不宜内服。

【按语】蛇床子辛苦性温，功能燥湿杀虫止痒，温肾壮阳，为皮肤科及妇科常用药。蛇床子与地肤子均可止痒，用治湿疮、湿疹、阴痒、带下。但蛇床子可散寒燥湿，杀虫止痒，宜于寒湿或虚寒所致者，并治疥癣；地肤子可清热利湿以止痒，适宜于湿热所致者。另，蛇床子又温肾壮阳，用治阳痿、宫冷不孕及湿痹腰痛；地肤子清热利湿又可治小便不利，热淋涩痛。临床应用有所不同。

蜂房《神农本草经》

【来源】为胡蜂科昆虫果马蜂 *Polistes olivaceous*（DeGeer）、日本长脚胡蜂 *Polistes japonicus* Saussure 或异腹胡蜂 *Parapolybia varia* Fabricius 的巢。生用。

【药性】甘，平。归胃经。

【功效】攻毒杀虫，祛风止痛。

【应用】

1. 疮疡肿毒，乳痈，瘰疬，顽癣瘙痒，癌肿 本品具攻毒杀虫，攻坚破积之功效，为外科常用药。虽可单用，但更常与解毒消肿生肌药配伍。治疮肿初发，可与胆南星、草乌、白矾、赤小豆等配伍，共为细末，淡醋调涂；治瘰疬，可配伍蛇蜕、黄芪、黄丹、玄参等为膏外用；治头上癣疮，可单以本品为末，调猪脂涂擦；治癌肿，可配伍莪术、全蝎、僵蚕等。

2. 风湿痹痛，牙痛，风疹瘙痒 本品质轻，性善走窜，功能祛风止痛、止痒。治风湿痹痛，可与川乌、草乌配伍，乙醇浸泡外涂；治关节炎、骨髓炎，可与全蝎、蜈蚣、土鳖虫各等分，研末为丸服；治牙痛，可以本品配伍细辛水煎漱口；治风疹瘙痒，常与蝉蜕等配伍。

【用法用量】水煎服，3～5g。外用适量，研末用油调敷患处，或煎水漱口，或洗患处。

大蒜《名医别录》

【来源】为百合科植物大蒜 *Allium sativum* L. 的鳞茎。生用。

【药性】辛，温。归肺、脾、胃经。

【功效】解毒消肿，杀虫，止痢。

【应用】

1. 痈肿疔毒，疥癣 本品外用、内服均有解毒、杀虫、消肿功效。治疮疖初发，可单以本品切片贴肿处治之；治皮肤或头癣瘙痒，民间常用大蒜切片外擦或捣烂外敷。

2. 痢疾，泄泻，肺痨，顿咳 可单独或配伍入复方中应用。治肺痨咯血，可以大蒜煮粥送服白及粉；治泻痢，可单用本品或以10%大蒜浸液保留灌肠。大蒜还可用于防治流感、流脑、乙脑等流行性传染病。

3. 钩虫病，蛲虫病　本品有杀虫作用。治蛲虫病，可将大蒜捣烂，加茶油少许，睡前涂于肛门周围；大蒜捣烂，涂抹四肢，可预防钩虫感染。

此外，大蒜还能健脾温胃，可用治脘腹冷痛、食欲减退或饮食不消。

【用法用量】水煎服，9～15g。外用适量，捣烂外敷，或切片外擦，或隔蒜灸。

【使用注意】外用可引起皮肤发红、灼热甚至起泡，故不可敷之过久。阴虚火旺及有目、舌、喉、口齿诸疾不宜服用。孕妇忌灌肠用。

【按语】大蒜味辛性热，功能消肿止痢，解毒杀虫，主治范围较为广泛，亦为药食两用之佳品。本品内服、外用均可，但外用可引起皮肤发红、灼热、起泡，故不可久用。

第二十七章 拔毒化腐生肌类

凡以拔毒化腐、生肌敛疮为主要作用的药物，称为拔毒化腐生肌药。

本类药物主要适用于痈疽疮疡溃后脓出不畅，或溃后腐肉不去，新肉难生，伤口难以生肌愈合，以及癌肿、梅毒。有些还常用于皮肤湿疹瘙痒，五官科的口疮、喉证、目赤翳障等。

此类药物主要以外用为主，可根据病情、用途酌情确定，如研末外撒，加油调敷，或制成药捻，或外用膏药敷贴，或点眼、吹喉、嗃鼻、滴耳等。

本类药物多为矿石重金属类，或经加工炼制而成。多数具有强烈毒性和刺激性，使用时应严格控制剂量和用法，外用亦不可过量或久用，有些药物不宜在头面及黏膜处应用，以防发生不良反应，确保用药安全。其中含砷、汞、铅类的药物不良反应甚强，更应严加注意。

中药

红粉《外科大成》

【来源】为红氧化汞（HgO）。由水银、火硝、白矾为原料加工而成的红色升华物。

【药性】辛，热；有大毒。归肺、脾经。

【功效】拔毒，除脓，去腐，生肌。

【应用】**痈疽溃后，脓出不畅，或腐肉不去，新肉难生**　本品功能拔毒祛腐排脓，为只供外用的外科常用药。常与具收湿敛疮功效之煅石膏配伍，可随病情不同，调整二药的用量比例，如红粉与煅石膏的用量比为1∶9者称九一丹，拔毒力较轻而收湿生肌力较强；2∶8者称八二丹、3∶7者称七三丹、1∶1者称五五丹、9∶1者称九转丹，依此顺序，拔毒提脓之力逐步增强。

此外，红粉也可用治湿疮、黄水疮、顽癣及梅毒等。

【用法用量】外用适量。研极细粉末单用或与其他药味配制成散剂或制成药捻。

【使用注意】本品有大毒，只可外用，不可内服；外用亦不宜久用；孕妇禁用。

【按语】红粉味辛性热，功能祛腐拔毒。可用治各种疮疡痈肿、湿疹顽癣及梅毒等。本品由矿物升华而成，辛热有大毒，故不可内服，只供适量外用，一般不单用纯品，多与煅石膏配用。红粉以陈久者效用最佳。

轻粉《本草拾遗》

【来源】为水银、白矾、食盐等经升华法制成的氯化亚汞（Hg_2Cl_2）。研细末用。

【药性】辛，寒；有毒。归大肠、小肠经。

【功效】外用杀虫，攻毒，敛疮；内服祛痰消积，逐水通便。

【应用】

1. 疮疡溃烂，疥癣瘙痒，湿疹，酒齄鼻，梅毒下疳　本品辛寒燥烈，具攻毒杀虫止痒，生肌敛疮之功效。治黄水疮痒痛，可配伍黄柏、蛤粉、煅石膏共为细末，凉水或麻油调涂；治臁疮不合，可与黄连配伍为末，猪胆汁调涂；治干湿癣，可配伍风化石灰、铅丹、硫黄为细末，生油调涂；治酒皶鼻、痤疮，可配伍大黄、硫黄，加凉水调涂。

2. 水肿胀满，二便不调　本品内服能通利二便，逐水退肿。治水肿、便秘实证，常与大黄、甘遂、大戟等药配伍。

【用法用量】外用适量，研末掺敷患处。内服每次0.1~0.2g，每日1~2次，多入丸剂或装入胶囊服，服后漱口。

【使用注意】本品有毒，不可过量；内服宜慎；孕妇禁服。

砒石《日华子本草》

【来源】为矿物砷华 Arsenolite 的矿石，或由毒砂（硫砷铁矿）、雄黄等含砷矿物的加工品，也称信石。

【药性】辛，大热；有大毒。归肺、脾、肝经。

【功效】外用攻毒杀虫，蚀疮去腐；内服劫痰平喘，攻毒抑癌。

【应用】

1. 腐肉不脱之恶疮、瘰疬、顽癣、牙疳、痔疮　本品外用可攻毒杀虫，蚀死肌、去腐肉。虽可单用贴敷，因易中毒并可引起剧烈疼痛，故多配伍其他药物以减缓其毒性。治恶疮日久，可与硫黄、苦参、附子、石蜡配伍，调油为膏，柳枝煎汤洗疮后外涂；治瘰疬、疔疮，可配伍明矾、雄黄、乳香为细末用。

2. 寒痰哮喘　本品味辛大热，内服能祛寒劫痰平喘。用治寒痰喘咳，久治不愈，可与淡豆豉配伍为丸服。

3. 癌症　本品有大毒，能“以毒攻毒”以抑癌，用治多种癌症。

【用法用量】外用适量，研末撒敷，宜作复方散剂或入膏药、药捻用。内服每次0.002~0.004g，入丸、散服。

【使用注意】本品剧毒，内服宜慎；外用亦应注意，以防局部吸收中毒。不可作酒剂服。孕妇禁服。不宜与水银同用。

【按语】砒石味辛有大热，功能解毒杀虫，蚀疮祛腐，平喘截疟。可用治恶疮、瘰疬、顽癣、牙疳、痔疮、寒痰哮喘、疟疾等。本品有大毒，内服宜慎，外用亦应防止吸收性中毒，应用时一般多配伍其他药物以减轻其毒性。不作酒剂应用，切忌火煅用之。

铅丹《神农本草经》

【来源】为纯铅加工制成的氧化物，也称红丹。主要含四氧化三铅（Pb_3O_4）。

【药性】辛、咸，寒；有毒。归心、脾、肝经。

【功效】外用拔毒生肌，杀虫止痒；内服坠痰镇惊。

【应用】

1. 疮疡溃烂，湿疹瘙痒，疥癣，狐臭，酒皶鼻　本品辛咸寒，功能拔毒化腐生肌，收湿杀虫止痒，常外用治疮疡、顽癣、湿疹等。疮疡初起红肿或脓成未溃，可以本品配伍黄明胶应用；痈疽溃后不敛，可配伍煅石膏、轻粉、冰片研细末，外掺疮上。本品还是制备外用膏药的原料，常与植物油及解毒、活血、生肌药熬制成外贴膏药应用。

2. 惊痫癫狂　本品质重，性沉降，能镇心安神，内服可用治惊痫癫狂，心神不宁。因其有毒，现已很少应用。

【用法用量】外用适量，研末撒布或熬膏贴敷。内服，0.3～0.6g，入丸、散服。

【使用注意】本品有毒，用之不当可引起铅中毒，宜慎用；不可持续使用以防蓄积中毒。

【按语】铅丹味辛咸性寒，质重性沉，主入血分，功能拔毒生肌，杀虫止痒，为外科常用药，可用治多种外科及皮肤科疾病。本品性寒有毒，易伤脾胃，故不可长期应用。

炉甘石《外丹本草》

【来源】为碳酸盐类矿物方解石族菱锌矿石，主含碳酸锌（$ZnCO_3$）。生用，或明煅后水飞用。

【药性】甘，平。归肝、脾经。

【功效】解毒明目退翳，收湿止痒敛疮。

【应用】

1. 目赤翳障，睑弦赤烂 本品甘平无毒，功能解毒明目退翳，收湿止痒，为眼科外用常用药。治目赤暴肿，可以本品与玄明粉各等分为末，点眼；治风眼流泪，可以本品与海螵蛸、冰片为细末，点眼；治眼眶破烂，畏日羞明，可与黄连、冰片等药配伍。

2. 溃疡不敛，湿疮，湿疹 本品具有生肌敛疮，收湿止痒，解毒等功效。多配伍煅石膏、龙骨、青黛、黄连等，以提高疗效。治疮疡不敛，可配伍龙骨同用，研极细末，干掺患处。

【用法用量】外用适量。

【使用注意】本品专供外用，不作内服。

硼砂《日华子本草》

【来源】为天然矿物硼砂经精制而成的结晶。捣碎生用或煅用。

【药性】甘、咸，凉。归肺、胃经。

【功效】外用清热解毒；内服清肺化痰。

【应用】

1. 咽喉肿痛，口舌生疮，目赤翳障 本品功能清热解毒，消肿防腐，为喉科及眼科常用药，多外用。治咽喉、口齿肿痛，可与冰片、玄明粉、朱砂等配伍；治火眼及翳障胬肉，可与冰片、炉甘石、玄明粉等配伍，共为细末，点眼。

2. 痰热咳嗽 本品味咸性寒凉，内服具清肺化痰之功效，适宜于痰热咳嗽并有咽喉肿痛者，可与沙参、玄参、贝母、瓜蒌、黄芩等配伍。

【用法用量】外用适量，研极细末干撒或调敷患处；或化水含漱。内服，1.5～3g，入丸、散用。

【使用注意】本品以外用为主，内服宜慎。

附录一

药名拼音索引

F

G

H

J

K

L

M

附录二

方剂分类笔画索引

一、解表剂

二、泻下剂

三、和解剂

四、清热剂

五、温里剂

六、补益剂

七、固涩剂

八、安神剂

九、开窍剂

十、理气剂

十一、理血剂

十二、治风剂

十三、治燥剂

十四、祛湿剂

十五、祛痰剂

十六、消食剂

十七、驱虫剂